DES
HÉMORROÏDES.

IMPRIMERIE DE LACHEVARDIERE,
RUE DU COLOMBIER, N° 30, A PARIS.

DES

HÉMORROÏDES,

OU

TRAITÉ ANALYTIQUE

DE TOUTES LES

AFFECTIONS HÉMORROÏDALES;

PAR

A.-J. DE MONTÈGRE,

MÉDECIN DE LA FACULTÉ DE PARIS;

DEUXIÈME ÉDITION,

PUBLIÉE PAR SA VEUVE.

> Difficile est, ut, qui homo sit, non in multis peccet, quædam videlicet penitùs ignorando, quædam verò malè judicando, et quædam tandem negligentiùs scriptis tradendo.
> (GALENUS, *de compos. medicament.*, lib. II, c. 8.)

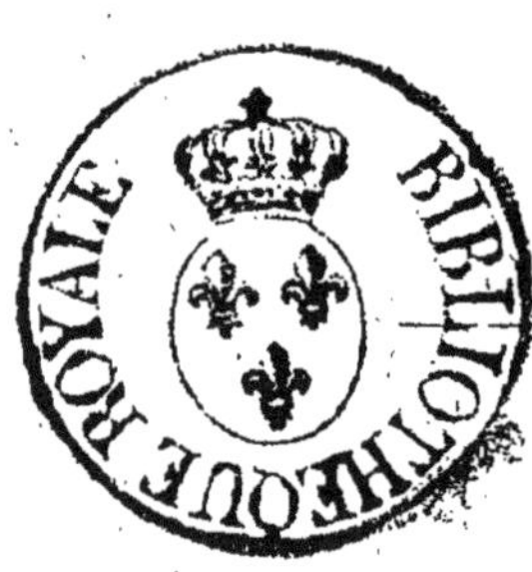

PARIS,
CHEZ Mlle DELAUNAY, LIBRAIRE,
PLACE ET VIS-A-VIS DE L'ÉCOLE DE MÉDECINE.

A BRUXELLES,
AU DÉPOT DE LA LIBRAIRIE MÉDICALE FRANÇAISE,
MARCHÉ AUX POULETS, N° 1213.

1830.

AUX MANES

D'ANTOINE-FRANÇOIS-JENIN

DE MONTEGRE,

DOCTEUR EN MÉDECINE

DE LA FACULTÉ DE PARIS,

NÉ A BELLEY, DÉPARTEMENT DE L'AIN,

Le 6 Mai 1779,

DÉCÉDÉ AU PORT AU PRINCE

Le 4 Septembre 1818.

UNE mort prématurée a frappé l'homme de bien, au milieu de sa philantropique carrière. Victime du plus noble dévouement, il allait répandre un bienfait nouveau sous un ciel étranger, et il succombe. On apprend à la fois et ses premiers succès et sa fin déplorable. De nombreux amis entourent sa Veuve désolée et ses jeunes enfants : on voit dans ce douloureux instant que de Montegre ne pouvait être aimé à demi. Tendre époux, bon père, ami dévoué, consolateur et soutien de l'infortune, associé à toutes les entreprises utiles, médecin distingué et bien connu du pauvre, écrivain remarquable par ses lumières comme par le but de ses travaux, Montegre a laissé des souvenirs à la reconnaissance, à l'amitié, et des monumens qui portent l'empreinte du génie et d'une ame ardente pour tout ce qui est grand et généreux.

En publiant de nouveau un écrit qui lui a valu les plus honorables suffrages, qui a été jugé par ses collègues éminemment utile ; nous pourrions offrir ici au lecteur l'histoire de la vie de Montegre ; car les exemples de vertu, de générosité, de désintéressement sont bien placés partout, et ne sont pas si communs qu'on ne doive les recueillir avec empressement. Ce serait à la fois un hommage rendu à la mémoire de l'homme de bien, et une belle leçon offerte aux jeunes lecteurs qui se disposent à suivre l'honorable carrière dans laquelle de Montegre s'est distingué ; mais cet hommage sera plus digne de lui ; cette leçon sera plus frappante et plus utile encore si nous laissons parler les hommes qui de toutes parts, depuis St-Domingue jusque chez nous, ont fait entendre des regrets, ont versé des pleurs sur la perte de cet ami de l'humanité. Son nom a retenti au milieu de toutes les assemblées réunies pour faire du bien aux hommes. Nous avons recueilli ces expressions éparses de douleur et d'honorables éloges ; puissent-elles être une consolation pour la Veuve d'un époux tendrement aimé, et un noble et respectable motif d'émulation pour ses enfants ! Puissent-elles surtout enseigner à d'autres à mériter de semblables témoignages, de semblables regrets !

NOTICE NÉCROLOGIQUE

SUR M. DE MONTEGRE, DOCTEUR-MÉDECIN;

Par M. COLOMBEL, *secretaire particulier de Son Excellence le Président d'Haïty.*

(Extrait de l'Abeille Haïtienne, imprimée au Port-au-Prince. – No. 5, IIe. année, le 1er. octobre 1818.)

L'HOMME qui, mû par un sentiment de philantropie, consacre ses veilles et ses talents à des travaux d'utilité publique, et qui n'attend d'autre récompense de ses peines que cette satisfaction intérieure qu'on ressent après avoir fait le bien, a des droits sans doute à l'estime et aux éloges de ses contemporains et de la postérité; mais combien n'en mérite pas celui qui, brûlant du désir de se rendre utile à ses semblables, n'écoutant que le zèle qui l'enflamme, quitte tout à coup sa patrie où des succès non-interrompus dans les sciences lui avaient acquis une juste célébrité, renonce à d'anciennes et douces habitudes, contractées dans un séjour plein de délices; s'arrache du sein d'une famille chérie, traverse les mers et expose ses jours pour satisfaire au besoin que son cœur éprouve d'atteindre ce louable but. Le désir de couronner d'honorables travaux par une aussi glorieuse entreprise, un si noble et si généreux dévouement sont assurément dignes d'admiration; et il est consolant de voir les lumières du siècle, de concert avec la philantropie, étendre chaque jour davantage l'empire de ces sentimens, et faire justice des doctrines absurdes qu'une odieuse cupidité a inventées pour dégrader l'homme.

S'il est consolant de voir que l'époque actuelle porte avec elle de grands sujets d'espérance pour l'avenir, il ne l'est pas moins, pour nous particulièrement, d'avoir à faire connaître que c'est dans ces mêmes sentimens que nous venons de retracer, que feu M. de deMontegre (de son vivant, membre de la faculté de médecine de Paris et de plusieurs sociétés savantes) était venu en ce pays. Jaloux d'associer son nom à ceux de ces philantropes éclairés à qui l'humanité est si redevable, par cela même qu'ils n'ont cessé de plaider au tribunal de la raison la cause sacrée des opprimés, son intention, en se rendant ici, était d'établir, sous les auspices du gouvernement, une école de médecine, et de contribuer, par tous les moyens qui auraient dépendu de lui, au perfectionnement de nos connaissances, tant dans les arts de l'esprit et de l'imagination que dans les arts industriels qui peuvent s'appliquer à nos localités et se concilier avec nos institutions. Mais, hélas! à peine arrivé parmi nous, il tombe malade; une fièvre maligne le saisit; peu de jours après la mort le ravit à nos espérances, et il ne nous reste plus de cet homme de bien que le souvenir reconnaissant de l'excellence de son âme et des services qu'il voulait rendre, en coopérant à répandre les lumières sur notre patrie, et à y nationaliser le goût de toutes espèces d'études. Ce savant estimable a vu la mort s'approcher avec toute la résignation et toute la fermeté que donnent la philosophie et le témoignage d'une conscience exempte de reproches. C'est dans ce calme de l'âme qui caractérise le juste, l'homme vertueux, qu'il a rendu le dernier soupir. Les sciences, qui lui sont redevables à tant d'égards, doivent déplorer sa perte. Nous sentons trop combien elle est grande pour nous, pour ne pas la déplorer aussi du fond de notre âme. Mais combien n'affligera-t-elle pas ses amis! ceux qui lui tiennent par les liens du sang, ceux qui ont pu jouir des agrémens de sa société et apprécier toutes les qualités qui le distinguaient! Puissent les larmes que nous mêlons aux leurs, et l'expression des regrets que nous déposons ici, leur offrir quelque consolation!

Nous n'avons voulu, dans cette courte notice sur feu M. de Montegre, que payer un dernier tribut d'admiration et de reconnaissance à sa mémoire, et consacrer les sentimens que ses vertus nous ont inspirés. Cette triste circonstance servira aussi à prouver que, si nous savons repousser les injustes agressions de nos détracteurs, et nous tenir en garde contre le charlatanisme de certains faux docteurs qui ont cru trouver en nous une puérile crédulité, nous savons aussi rendre hommage au véritable mérite et aux intentions pures.

Nous n'avons jamais eu l'avantage de connaître l'habile médecin qu'une mort prématurée vient d'enlever à la société et aux sciences, autrement que par quelques-uns de ses écrits : nous ne pourrons, par conséquent, rapporter ici les particularités intéressantes de sa vie. Tout ce que nous savons à cet égard, c'est que, jeune encore, il parcourut avec honneur la carrière des armes, et qu'il ne l'abandonna que pour se livrer à son goût dominant, à l'étude des sciences naturelles, et principalement à celle de la médecine. Les progrès qu'il fit dans cette carrière durent être rapides : car, avant l'âge de trente ans, il s'était fait connaître dans le monde savant par plusieurs ouvrages dans lesquels une vaste érudition est jointe à une critique judicieuse et à une finesse de tact et d'observations peu commune. A peu près à la même époque, il s'était chargé de la rédaction de la Gazette de santé de Paris, qu'il a continuée, du moins nous le pensons, jusqu'au moment où il a quitté sa patrie pour venir apporter ses lumières dans la nôtre. Étrangers à l'art de guérir, nous ne nous permettrons pas d'énoncer notre jugement sur le mérite médical des ouvrages de M. de Montegre; nous ferons remarquer seulement qu'ils sont rédigés dans un style clair, facile et élégant, et portent tous une teinte de philosophie qui fait oublier la sécheresse du sujet, et en rend la lecture instructive et agréable à tout le monde. Le traité que ce savant a donné sur le magnétisme animal, et les nombreux articles dont il a enrichi le Dictionnaire des Sciences médicales, nous semblent justifier plus particulièrement cette opinion.

Peu de jours avant de payer le tribut à la nature, M. de Montegre avait eu plusieurs entrevues avec S. E. le président d'Haïti, dans lesquelles il lui avait communiqué ses idées relativement à l'établissement qu'il se proposait de former au Port-au-Prince, et lui avait remis l'aperçu d'un plan à ce sujet. Ce plan, qui renferme les vues les plus sages, n'était que le préliminaire des mémoires détaillés qu'il voulait fournir sur ce sujet pour donner plus de développement à ses vues. Nous ne saurions trop regretter de ne pas avoir ces mémoires. De quelque utilité qu'ils eussent pu être pour nous, nous devons dire cependant qu'ils n'étaient pas nécessaires pour faire sentir au Président toute l'importance de l'établissement médical dont il s'agit : il en avait suffisamment reconnu les avantages dans les entretiens qu'il avait eus avec feu M. de Montegre, et il lui avait promis de lui faciliter de toute manière l'exécution de ses projets. Le mérite de ce savant n'avait pu échapper à la pénétration de S. E. ; l'accueil obligeant qu'elle s'était plu à lui faire, et les regrets sincères que la perte de cet homme recommandable lui a causés, prouvent qu'elle sait apprécier et honorer le savoir et la vertu. Espérons que le dévouement philantropique de feu M. de Montegre excitera celui de quelque autre ami de l'humanité, en possession comme lui de talens distingués, et qu'un jour nous aurons l'avantage d'avoir un établissement national, où la jeunesse haïtienne pourra s'instruire dans les différentes branches des connaissances humaines. Nous sommes du moins bien convaincus que le chef qui préside à nos destinées, toujours animé du désir de faire tout ce qui peut contribuer au bonheur et à la prospérité de son pays, et pensant que le plus prompt et le plus sûr moyen d'y parvenir est de faire fleurir les sciences et les arts sur notre sol, et d'adopter les institutions qui peuvent nous élever au niveau de la civilisation actuelle, ne négligera rien de ce qui pourra amener cet heureux état de choses.

NOTICE

Sur feu M. le docteur DE MONTEGRE, *lue au conseil d'administration de la société pour l'enseignement élémentaire, le* 23 *décembre* 1818,

Par M. JOMARD, *membre de l'institut, l'un des secrétaires du conseil.*

(Extrait du Journal d'Éducation. - Décembre 1818.)

A peine étions-nous occupés d'élever un monument de reconnaissance et de respect à la mémoire du respectable abbé Gaultier, qu'une calamité nouvelle est venue nous ravir un autre collègue, dont le dévouement et les services ont tant contribué au succès de notre institution. Quel homme fut plus généreux, plus chaud ami de l'humanité, que Félix Jenin de Montègre, docteur en médecine, qui vient d'être, à trente-neuf ans, enlevé à la société, aux sciences et à l'art médical? Quelle carrière de philantropie ne devait pas parcourir encore un homme, qui, à la fleur de l'âge, avait donné tant de preuves d'un zèle pur et ardent pour toutes les améliorations sociales? Sa fin malheureuse est une preuve de plus des sentimens généreux qui l'ont constamment animé. Il y a six mois, que méditant de nouveaux services en faveur de l'humanité souffrante, il prit congé de nous. Espérant mettre à profit les circonstances où il allait se placer, pour répandre les bienfaits de l'éducation populaire dans les anciennes possessions françaises du continent américain, et les fasse jouir des lumières de la médecine européenne, il reçut de nous des instructions et des lettres où étaient rappelés les services qu'il nous avait rendus. A peine avait-il touché Saint-Domingue, et déjà, précédé par une honorable réputation, il avait inspiré des sentimens de la plus haute confiance et d'une grande estime aux autorités du pays. Tout faisait présager que notre collègue réussirait dans son entrprise favorite, celle qui consistait à créer un établissement d'instruction; car il était, comme vous tous, Messieurs, profondément imbu de cette pensée, que l'instruction primaire est la base de toute organisation sociale; que c'est à la fois une obligation des gouvernemens envers les peuples, et une garantie réciproque des uns à l'égard des autres. S'il eût accompli ce généreux dessein, il rattachait les habitants de la partie française de Saint-Domingue à leur ancienne mère patrie. Qui sait l'influence qu'un pareil établissement eût pu exercer par la suite sur des relations naturelles, et qui se rouvriront tôt ou tard, à l'avantage commun de la colonie et de la métropole? Jénin de Montegre songeait surtout à transporter les pratiques d'une médecine éclairée dans une contrée qui n'est peut-être si meurtrière que parce qu'elle a manqué d'un assez grand nombre de médecins courageux pour observer les maladies régnantes et braver les périls de la contagion.

Qui n'applaudirait à ce noble dévouement de la part d'un homme fait pour jouir, au milieu de son pays et de sa famille, de tout le bonheur que l'on peut goûter ici-bas; la félicité domestique, les douceurs de l'amitié, les succès attachés à l'estime et à la considération publique? En effet, il avait cultivé la littérature comme les sciences. Des amis éclairés, juges de toutes les productions de l'esprit, avaient applaudi à ses essais littéraires, à la facilité de son imagination, tandis que d'un autre côté, l'Institut approuvait ses belles expériences physiologiques sur la digestion; expériences d'autant plus recommandables qu'il avait eu le courage de les faire sur lui-même, aux dépens de sa santé.

Il ne m'appartient pas d'apprécier la perte que fait la médecine dans la personne de M. de Montegre. Ses confrères sauront rappeler les titres qu'il possédait, soit comme collaborateur du *Dictionnaire des Sciences médicales*, soit comme rédacteur de la *Gazette de Santé*. Mais, ce dernier ouvrage n'est pas tellement étranger aux vues qui nous réunissent, que nous ne puissions exprimer ici le regret qu'un homme aussi vraiment bon, aussi dévoué à la cause du malheur et au soulagement de l'indigence, ne puisse plus concourir à cette utile entreprise. Combien de fois n'a-t-il pas montré dans cette publication périodique les nobles sentimens dont il était animé? Des observations médicales et en apparence purement scientifiques, prenaient sous sa plume un intérêt touchant. Il savait attacher à cette lecture tout être sensible et humain.

En parcourant ces pages dictées par une philantropie désintéressée, on n'est plus surpris de la chaleur avec laquelle il a embrassé, dès l'origine, la cause de l'instruction populaire. Son zèle pour cette grande entreprise avait reçu sa récompense; la société des écoles britanniques et étrangères venait de lui décerner le titre de membre associé étranger; mais il n'a pu en jouir. Ce sera pour nous tous un souvenir funeste que la perte de ce digne collègue, arrivée presque dans le même temps que la déplorable fin de l'abbé Gaultier, puisque tous deux ils ont dirigé ou partagé nos premiers efforts, et que tous deux étaient animés des mêmes sentimens d'humanité. Le trait qui a terminé la vie du malheureux ami que nous pleurons en est une nouvelle preuve: qu'il me soit permis de le citer dans ces courtes lignes consacrées à l'amitié. Montegre, en se rendant au Port-au-Prince, aperçoit dans une rivière une femme à cheval, entraînée par le courant, et près de se noyer. Sans délibérer, il se précipite, et parvient à sauver l'infortunée d'une mort certaine. Bientôt il tombe malade, et quatre jours après, le 5 septembre 1818, il avait cessé de vivre.

EXTRAIT *de la Gazette de santé rédigée pendant l'absence du docteur de* Montegre, *par M. le docteur* De Villeneuve.

A peine avions-nous tracé les dernières lignes de ce premier article, que nous avons été frappés par l'affreuse nouvelle de la mort de notre confrère qui, jusqu'à l'époque où il nous confia la rédaction de ce Journal, y avait répandu tant de lumières, et fait briller un esprit orné d'un savoir si étendu et si varié.

Sa famille le pleure; ses nombreux amis sont profondément affligés de sa perte; ses confrères, oui, tous ses confrères le regrettent sincérement, ce qui fait à la fois l'éloge de son cœur, de son mérite et de ses connaissances.

Depuis le moment où il quitta la capitale, jusqu'à celui où le bruit de sa mort est venu faire couler tant de larmes, et causer tant de regrets, on a formé d'autant plus de conjectures sur son voyage secret, qu'aucun motif apparent n'en laissait entrevoir, ni la direction ni le but. Nous ne récapitulerons point, ici, ces conjectures, ni les ridicules suppositions auxquelles a donné lieu son silence dans cette circonstance, nous nous hâterons de dévoiler le mystère; de Montegre voulut aller servir en grand la cause de l'humanité, et cela par sa seule profession.

Depuis long-temps notre malheureux collègue, affligé des ravages que tant de funestes maladies exercent sur le continent américain, conçut le hardi et noble projet de porter dans cette vaste et précieuse partie du monde les lumières de la médecine européenne ; d'y former un collége de médecine, et d'y établir une sorte de colonie de médecins. A l'aide du concours des lumières qui en seraient résultées, les localités étant mieux connues, les maladies endémiques et épidémiques mieux étudiées, les moyens de s'en préserver et de les combattre mieux déterminés, il espérait voir bannis de ces contrées lointaines les fléaux sous lesquels succombent tant d'indigènes, tant d'européens, victimes surtout de la fièvre jaune, cette affreuse rivale de la peste.

Déjà son noble projet est accueilli de ceux qui commandent à St-Domingue où il avait débarqué. A ce premier succès, sa belle âme s'épanouit délicieusement, et c'est avec l'enthousiasme d'un vainqueur, mêlé aux accents de la tendre amitié qu'il rend compte de ses premières tentatives à ceux qui avaient tant de titres pour s'opposer à son entreprise (1).

Jaloux de connaître promptement le pays qu'il se flatte en quelque sorte d'envahir sur la mort,

(1) M. de Montègre était père de trois enfants, deux fils et une fille. C'est dans les devoirs qu'impose cette famille à la plus vertueuse des mères, qu'elle a trouvé la force de survivre à un époux adoré. Ses enfants groupés sur le sein de leur mère, l'ont entendu mêler aux expressions de sa vive douleur, cette promesse solennelle : *Non, mes enfants, je ne mourrai pas!....* Vertueuse épouse, tendre mère, que le ciel accomplisse ton engagement sacré !

il excède la mesure des forces humaines, et ne tarde pas à contracter une maladie inflammatoire à laquelle il succombe dans les bras des nouveaux amis, que lui avaient attirés son dévouement et son zèle infatigable.

Ainsi mourut, dans sa trente-huitième année, le médecin, le philantrope dont le nom se rattache à la plus grande entreprise et à la plus belle invention du siècle, nous voulons dire au dictionnaire des sciences médicales et à l'enseignement mutuel; celui dont le nom est dans la bouche de tant de malheureux dont il se glorifiait d'être le médecin, et qui trouvèrent toujours en lui un consolateur et souvent un ami bienfaisant.

Mais, ce n'est point à nous de faire à la hâte l'éloge de celui dont la vaste conception fixe en ce moment l'attention, non seulement du monde médical, mais encore de l'universalité de ceux qui sont doués de quelque sentiment d'humanité. Espérons qu'un confrère mieux informé et infailliblement plus habile que nous, fera connaître plus intimement celui qui voulait fixer la santé dans un monde où tant d'autres ont porté la mort.

Post-scriptum. Le nom de Montegre appartient désormais aux fastes de l'humanité; elle réclame tous les traits d'une vie remplie par les nobles inspirations d'un cœur grand et généreux. En attendant qu'ils puissent être recueillis, nous sentons l'obligation de transmettre aux nombreux amis du docteur Montegre tout ce que nous avons appris sur un événement qui excite de toutes parts de si vifs regrets. Voici quelques détails parvenus trop tard à notre connaissance, pour qu'ils aient pu être communiqués à M. de Villeneuve.

Nous transcrivons, autant que le permet l'espace qui nous reste, différents passages des lettres qui nous ont été adressées par un homme devenu l'ami de Montegre, et avec lequel sa famille et ses amis ont contracté les plus hautes obligations. Arrivé au Hâvre depuis peu de jours et près d'en partir, il a consacré tout le temps dont il peut disposer à honorer la mémoire de l'ami dont il a reçu le dernier soupir et les dernières volontés.

Du Hâvre, le 20 décembre. — « J'exécute les dernières volontés de M. de Montegre, en vous adressant les pièces ci-jointes, parmi lesquelles se trouve son extrait mortuaire. Dans peu de jours il a disparu comme un rayon lumineux; il n'a laissé après lui que des traces brillantes......

Du 27 décembre — Le docteur de Montègre était un des chefs-d'œuvre de la nature... Il est tombé, je l'ai pleuré, et mes pleurs ne sauraient cesser en vous traçant ceci. Aussitôt que sa maladie a commencé, je ne l'ai plus quitté......... Il a vu sa mort inévitable........ Il ne cessait de me nommer son épouse et ses enfants, et de m'entretenir de sa famille.....

Du 28 décembre— M. de Montegre a débarqué à Jacquemel, où se trouvait le Président de la république. On a coutume de lui présenter tous les étrangers qui arrivent. De Montegre lui plut beaucoup. Il l'entretint long-temps de ses projets et des institutions bienfaisantes dont il avait conçu le plan. Le Président, alors en tournée, finit par le prier de se rendre à la capitale. Il prit des chevaux avec deux autres individus. A moitié de la route, il fut en danger de se noyer en passant un fleuve. Un cheval très-chargé, avec une femme par-dessus le butin, était entraîné par le courant : il l'aperçoit, se jette à la nage, et après beaucoup de peine, il parvient à amener le tout au rivage.... Il faut peu de chose dans nos climats pour causer la mort; et peut être cet acte d'humanité en a-t-il été le prélude pour lui.

Aussitôt qu'il se vit à ses derniers momens, c'est à vous qu'il m'ordonna d'écrire....

Le Président envoyait tous les jours son premier aide-de-camp pour connaître son état.

J'ai effectué tout ce qu'il m'a ordonné. Je l'aimais comme mon père. Son cœur est déposé dans un vase rempli d'esprit de vin....

J'ai écrit sous sa dictée, peu avant sa mort, une lettre au Président, dans laquelle il le remercie du bon accueil qu'il a reçu, et lui exprime ses regrets d'être arrêté par la mort dans l'exécution des projets qu'il avait conçus pour le bien de l'humanité. Cette lettre il l'a signée...... »

Nous n'ajouterons rien à ces détails affligeants, mais chers à l'amitié. Il était dans la destinée de l'ami que nous pleurons, d'être aimé partout et de marquer partout sa présence par des bienfaits. En mourant, il a trouvé dans les témoignages d'une conscience pure, le prix d'une vie généreusement employée à faire tout le bien dont il était capable. Dans ses derniers momens, sa pensée s'est fixée sur sa famille, mais sans effroi; s'il a vu avec douleur ce qui manquerait après sa mort à une épouse adorée, il a vu avec confiance quelle mère il restait à ses enfans. L. D. C.

EXTRAIT *du Journal des Débats, du 2 janvier 1819; par M.* CH. NODIER.

LES journaux annoncent depuis quelques jours la mort de M. Jenin de Montegre, que nous venons de perdre à l'île de St-Domingue, où il s'était rendu dans le dessein de fonder une école de médecine. Ainsi, sa dernière démarche, celle qui lui a coûté la vie, était encore une action généreuse, un titre à l'estime et à la reconnaissance des hommes.

Le nom de Montegre sera honorablement consacré par l'histoire littéraire. La rédaction longtemps continuée de la *Gazette de Santé*, une coopération active et distinguée au *Dictionnaire des Sciences médicales*, et d'excellentes dissertations sur différentes questions de physiologie, recommanderont sa mémoire à tous ceux qui savent apprécier les services que le talent a rendus à l'humanité. Il ne peut pas être de mon intention d'entrer dans ces détails sur Montegre. Je les laisse à une plume plus habile, et surtout à un cœur moins préoccupé de sa perte.

Montegre était dans la force, dans l'éclat de son âge. Son âme ardente était ouverte à toutes les émotions généreuses. Son esprit vif, entreprenant et mobile était propre à tous les genres d'étude et l'appelait à tous les genres de gloire. Personne n'avait reçu de la nature une sensibilité plus profonde, et ne s'était acquis par le travail des connaissances plus nombreuses et plus variées. Brillant dans le monde de tous les avantages que donne le hazard, et parmi les savants de tous ceux que donne l'instruction, c'était à la fois un homme aimable, un homme éminent, qui promettait peut-être un grand homme, et un homme excellent dont le cœur valait mieux encore que le génie.

Sa vie a été courte. Elle laissera un long souvenir à ceux qui l'ont connu. Elle ne laissera à personne un souvenir plus amer qu'à moi, qui ai eu le malheur de le perdre deux fois. Séparé de lui par de misérables différends indignes d'altérer un moment l'intelligence de deux êtres raisonnables, j'éprouve l'affreux regret de me sentir éloigné de son tombeau de tout le diamètre de la terre sans avoir confondu mes regrets avec les siens, et recueilli ses derniers adieux.

Puissent du moins ceux que je lui adresse, parvenir jusqu'à lui, et me réconcilier sa tendresse dans un meilleur monde! CH. NODIER.

EXTRAIT *du Journal du Commerce du 2 janvier 1819.*

ENTRAINÉ par le désir d'avancer son art par les plus nobles sentimens, M. de Montegre, docteur en médecine, s'était rendu l'été dernier en Amérique. Il avait le projet d'observer de nouveau la fièvre jaune, et il se préparait à faire une abondante récolte d'observations de médecine, de physiologie et d'histoire naturelle. Tous ceux qui l'ont connu savent avec quel enthousiasme il embrassait les améliorations en tout genre, et combien son imagination ardente aimait à devancer les progrès des sciences. On devait attendre d'un homme aussi éclairé, aussi entreprenant, et dans toute la force de l'âge, plus d'une découverte, plus d'un résultat grand et utile; mais une courte maladie l'a moissonné avant l'âge, peu de temps après son arrivée au Port-au-Prince.

Il n'avait pas 36 ans, et déjà il s'était fait connaître par ses belles expériences physiologiques sur la digestion, expériences qu'il eut le courage de faire sur lui-même, et qui obtinrent le suffrage de l'Institut; par la *Gazette de Santé* qu'il rédigeait depuis 1810; par ses Mémoires pour la société philomatique ; par une foule d'articles importants du *Dictionnaire des Sciences médicales*, et notamment par un *Traité des Hémorroïdes* ; enfin par d'autres écrits qu'il appartient aux médecins de recommander à l'attention publique. Ennemi irréconciliable et inflexible des préjugés et des erreurs, il avait livré une guerre implacable au magnétisme, et dans des articles pleins de force et d'esprit, il avait porté en effet des coups mortels à ce prétendu système, qu'il regardait comme une rêverie de visionnaire; aussi les magnétiseurs ne l'ont-ils pas ménagé.

Comme il était passionné pour les entreprises généreuses, et sincère ami de son pays, il entra l'un des premiers dans l'association formée en 1815 pour régénérer l'instruction populaire par la méthode de l'enseignement mutuel, et qui a triomphé de tous les obstacles.

M. de Montegre avait l'esprit tres-orné, et la mémoire pleine de morceaux choisis de nos prosateurs et de nos poètes les plus fameux ; il faisait même des vers qui ne manquaient ni de force, ni de grâce, et il avait commencé un poëme de longue haleine. Personne n'a été ni plus généreux bienfaiteur, ni ami plus dévoué, ni plus ardent défenseur des droits de l'humanité. La perte que fait sa famille est déplorable; les savants et le public regretteront aussi un homme qui a péri victime d'un rare dévouement pour les progrès de l'art médical.

NOTICE NÉCROLOGIQUE

Sur feu De Montegre, *par M.* De Jouy, *membre de l'Institut Royal de France.*

(Extrait de la Minerve Française. — Janvier 1819.)

Un homme de bien, doué de grands talens, un philosophe ami de l'humanité mourant à la fleur de l'âge sur un rivage étranger où l'avait conduit la plus noble des ambitions, celle d'être utile à ses semblables ; un tel homme est digne des regrets publics dont l'amitié se rend l'interprète. L'un des collaborateurs les plus distingués du *Dictionnaire des Sciences médicales*, M. de Montegre, à peine âgé de trente-huit ans, est mort au Port-au-Prince, dans l'île de Saint-Domingue, le 4 septembre dernier. Heureux et considéré dans sa patrie, ce médecin philantrope était profondément affligé des ravages que l'épidémie connue sous le nom de *fièvre jaune*, exerçait en Amérique. Frappé de l'idée qu'en étudiant sur les lieux mêmes le caractère et les symptômes de cette terrible maladie, on pourrait en trouver le remède, ou du moins en affaiblir la contagion, rien ne put le détourner d'un projet de voyage médité depuis deux ans, et qui avait pour but de former des institutions propres à perpétuer sur une terre ennemie le bien qu'il avait l'espoir d'y faire. A la voix impérieuse de la science et de l'humanité, le meilleur des pères et des époux quitte son épouse et sa famille ; à peine a-t-il touché le sol fatal de Saint-Domingue; à peine a-t-il fait part de ses généreux desseins au chef de l'Etat, qui l'accueille avec intérêt et distinction, qu'une fièvre inflammatoire termine en peu de jours une carrière où il entrait avec de si nobles et de si justes espérances.

Il est des hommes dont les pensées et les sentimens ne s'étendent point au-delà du petit cercle d'affections dont ils se font le centre; ceux-là s'élèveront sans doute contre une entreprise conçue dans des vues aussi élevées; qu'importe! ce n'est point pour mériter l'estime de pareils hommes que le docteur Montegre a vécu, et sa mémoire n'a pas besoin de leurs regrets. E. J.

EXTRAIT *du journal du Commerce, du* 15 *février* 1819.

C'est un noble spectacle que celui d'un homme de bien qui conçoit et se détermine à exécuter, au prix de tant de dangers une résolution semblable à celle du docteur de Montegre. C'est en même temps un sujet de réflexions profondes pour l'observateur attentif que l'accueil fait à un savant par le Président d'Haïty, par le chef d'une population si en arrière des connaissances humaines. Ainsi donc, ceux mêmes qui commandent en maîtres absolus à des hommes encore barbares sous tant de rapports, sentent qu'il faut penser à la prospérité des peuples pour retenir le pouvoir, et que les bienfaits de la civilisation sont la sauve-garde la plus sûre de ceux qui gouvernent.

NOTICE NÉCROLOGIQUE

Sur le docteur De Montegre, *par M.* J-J. Virey.

(Journal de Pharmacie. — Mars 1819.)

Antoine-Francois-Jénin Montegre était né en 1779, à Beley, dans l'ancien Bugey, aujourd'hui le département de l'Ain. Une jeunesse vive et ardente, un caractère généreux, firent éclore dans son âme, surtout à l'aurore de la liberté française, des sentimens élevés, l'espoir de s'illustrer par son propre mérite et les dons naturels de l'esprit et du corps. Il avait reçu une merveilleuse facilité pour apprendre presque tout sans effort; et quelque carrière qu'il eût parcourue, il s'y serait créé une renommée.

Après ses études, ses jeunes années furent consacrées aux armes; car il ne manqua jamais où l'honneur appelait les Français à soutenir l'indépendance de leur patrie. Toutefois les brillantes dispositions de son esprit pour l'étude et l'observation lui traçaient une destinée; il convenait plus à son cœur d'apprendre l'art de conserver les hommes que celui de les détruire.

Honoré du titre de médecin, et digne de l'être par son savoir, on le vit préférer de soulager le pauvre, au riche, par ce noble instinct des belles âmes qui placent toujours la générosité où d'autres ne cherchent que la fortune. Il méritait une femme capable de s'associer à de tels sentimens; il obtint avec elle le bonheur, assez de fortune et des enfants.

Ses travaux littéraires sont nombreux, mais épars. Rédacteur de la Gazette de Santé, depuis 1810, auteur de belles expériences sur la digestion, répétées sur lui-même; de Recherches anatomiques sur les vers; d'une multitude d'articles savants dans le Dictionnaire des Sciences médicales, le docteur Montegre marchait à la réputation, à la gloire. Ardent ami de son pays, comme de l'humanité, il s'enflammait surtout d'enthousiasme pour les découvertes qui tendent au bonheur du genre humain: c'est ainsi qu'il se montra un zélé propagateur de l'enseignement mutuel et de toutes les connaissances utiles. Son cœur, avide de satisfaire au besoin de la bienfaisance, lui inspira son propre malheur. Le Docteur Montegre voulut voir ces beaux climats où la renommée publiait qu'une nouvelle génération d'hommes naissait à la civilisation comme à la liberté. Il voulait aussi tendre une main secourable à cette race si maltraitée des nègres et si calomniée, que la philosophie en avait presque désespéré. Il leur portait, avec les lumières de la vieille Europe, l'espoir de les soustraire au fléau des plus terribles maladies. Déjà le président de la république d'Haïti (ou d'une partie de Saint-Domingue), Boyer, avait accueilli de si honorables projets, lorsque des fatigues excessives causées par le desir de voir et de connaître, jointes à la chaleur meurtrière du climat, causèrent au docteur de Montegre une fièvre violente et maligne. Moissonné en peu de jours, au milieu des plus brillantes espérances, abandonnant à jamais sa famille et sa patrie, il leur légua son cœur et ses derniers soupirs. Il mourut, le cinq septembre 1818, au Port-au-Prince, et sa perte y fut publiquement déplorée (1). Le coup douloureux en a été ressenti en France, par ses nombreux amis; car la mémoire d'un homme aussi estimable que bon et généreux ne sera pas oubliée.

---

(1) Dans le Journal, *l'Abeille Haïtienne*, no. 5, IIe. année, le 1er. octobr 1818. Par M. Colombel, secrétaire particulier de S. Exc. le président d'Haïti.

NÉCROLOGIE *sur le docteur* De Montegre, *par M.* Broussais.

(Extrait du Journal Universel des Sciences Médicales, n°. 39. — Mars 1819.)

Antoine François Jénin de Montegre, natif de Belley, département de l'Ain, vient de terminer une carrière qui promettait à la science et à l'humanité des services importants dont elles avaient déjà des gages assurés. Né avec une facilité prodigieuse pour tout apprendre, il était aussi doué d'une âme ardente animée par les sentiments de la plus pure philantropie. Ce fut moins le désir de s'illustrer, que l'espoir de concourir au bien public, qui le porta, jeune encore, et tout-à-fait inconnu dans le monde littéraire, à se charger de la gazette de santé : ce journal, entièrement dégénéré, n'était plus qu'un arsenal de recettes populaires, un répertoire de cosmétiques, un fatras d'explications ridicules et de théories humorales dans le genre des femmelettes et des demi-savants qui se piquent de notions médicales. Notre jeune auteur entreprend de le rendre au bon goût ; il y parle le langage sévère des sciences naturelles, il y discute avec supériorité les questions les plus importantes de médecine, de physique, d'économie rurale domestique, et le nombre des abonnés s'accroît de jour en jour. L'auteur a bientôt la satisfaction d'y voir souscrire une foule de savants et d'hommes de lettres les plus distingués ; mais ce qui flatte le plus agréablement son amour-propre, c'est d'y compter un nombre encore plus considérable de ses confrères ; alors des rapports mutuels s'établissent entre de Montegre et les personnages les plus respectables ; la confiance du public s'annonce par des consultations qui lui arrivent de toutes parts, les sociétés savantes s'empressent d'ouvrir leur sein au médecin instruit, à l'homme actif et laborieux, à l'ami de tout ce qui est bon et utile. En un mot de de Montegre a déjà pris place au rang des médecins distingués de notre siècle.

Néanmoins la rédaction de son journal était loin d'absorber tous ses instants ; il fallait d'autres aliments à son activité, et la flexibilité de son talent le rendait propre à plus d'un genre de travail. Nous lui devons des expériences curieuses, et dont il fut lui-même le sujet, sur les altérations que subissent les aliments aux différentes époques de la digestion. Il a composé, sur les lombrics terrestres, un mémoire dont nos savants naturalistes ont tiré parti, en rendant à l'auteur la justice qu'il méritait ; mais c'est surtout dans le Dictionnaire des Sciences médicales que sont déposés les titres qui donnent au docteur de Montegre les droits les plus assurés à l'estime de la postérité.

En général, tous les articles qu'il a fournis à ce recueil se distinguent par une diction naturelle, facile, harmonieuse et pleine de traits saillants qui soutiennent l'attention du lecteur : mais l'article *Convulsionnaires* réunit à ces avantages le développement d'une pensée profonde et son influence sur les opinions des hommes sensés ne saurait être douteuse. Certes, je n'hésite pas à l'avancer, par les rapprochemens lumineux dont cet article est rempli, par l'habileté avec laquelle l'auteur a su conduire ses lecteurs aux conclusions, il a fixé pour jamais nos idées sur le magnétisme, sur les prétendues possessions démoniaques, et sur les convulsions des fanatiques de toute espèce.

On vante, avec raison, l'article de notre confrère sur les hémorroïdes. On peut dire, sans crainte d'être accusé d'exagération, que c'est encore le traité le plus complet et le plus satisfaisant que l'on possède sur ce sujet. Notre auteur est, sans contredit, le premier qui, dans un traité ex-professo sur cette matière, ait fait une juste application de la physiologie à l'affection hémorroïdale, puisqu'il considère l'irritation locale des capillaires sanguins comme le phénomène fondamental de cette maladie, en lui subordonnant la tuméfaction, le suintement muqueux, l'hémorragie, la suppuration et toutes les dégénérescences qui peuvent survenir à la marge de l'anus par suite de la fluxion hémorroïdale.

Je n'ai pu qu'éprouver une bien vive satisfaction en retrouvant dans cette théorie de mon savant ami le développement de l'idée que j'avais exprimée dans l'*Examen de la doctrine médi-*

cale: les hémorroïdes sont considérées par l'auteur, sous tous les rapports qu'elles peuvent présenter, et l'on doit cette justice à Montègre, qu'en faisant à ces maladies l'application de la doctrine généralement adoptée dans la célèbre école qui l'a formé, il a eu le bonheur d'y ajouter des vues nouvelles puisées dans la plus saine physiologie.

Déjà placé au rang des médecins célèbres de la France avant d'avoir accompli son huitième lustre; jouissant d'une honnête aisance, environné de la confiance de ses concitoyens comme praticien éclairé; chéri de ses amis comme le meilleur des hommes; adoré de sa famille, le plus tendre des pères, comme le plus sensible des époux; entouré des bénédictions d'une foule de malheureux qu'il a soustraits aux horreurs de l'indigence, que manque-t-il désormais à Montègre pour goûter une félicité parfaite? Chacun dira qu'il ne lui reste plus qu'à continuer d'être toujours lui-même, et à terminer dans l'état de santé que lui promettait sa bonne constitution une carrière si heureusement commencée. Cependant son cœur n'est pas rempli: assez d'autres, à son avis, pourront concourir à l'illustration de sa patrie. Il veut étendre ses bienfaits sur un peuple étranger, encore privé des influences salutaires des sciences naturelles: la république d'Haïti fait appel aux savants de toutes les classes. Notre philantrope conçoit le projet d'y porter les lumières de la partie la plus éclairée de l'ancien monde. Il renonce au bonheur domestique; il s'arrache aux éloges les plus flatteurs, à ceux des hommes capables de l'apprécier; il ne voit plus dans les Haïtiens que des frères auxquels il doit le sacrifice de sa propre félicité.

De Montègre s'est éloigné, il a laissé sa famille en pleurs : à peine a-t-il respiré l'air embrâsé de ces dangereux climats, qu'il tombe comme frappé de la foudre : mais le destin lui devait de mourir comme il avait vécu. C'est en effet au milieu des préparatifs trop hâtés d'un établissement qui devait illustrer la patrie que son cœur généreux venait d'associer à la sienne; c'est en se précipitant au milieu d'un torrent qui allait engloutir une infortunée privée de tout secours et qu'il a eu le bonheur de soustraire à la mort, que Montègre a puisé le germe de la sienne. Il a rendu le dernier soupir, entouré des nouveaux amis qu'il s'était faits en un petit nombre de jours, et la sincérité de leurs regrets prouve assez qu'il est de l'essence de l'homme de bien d'être connu et apprécié presque aussitôt qu'on a le bonheur de le rencontrer.

De Montègre laisse une veuve inconsolable que le ciel, qui voulait sa félicité, semblait avoir créée sur son modèle; il laisse trois enfants en bas âge, mais pourtant assez avancés pour se faire une idée de la perte qu'ils viennent de faire : enfants dignes d'un tel père, ils donnent à ses amis l'espoir de retrouver en eux les talens qui le distinguèrent, et les vertus dont ils ont reçu les préceptes avec l'exemple.

Puisse le dévouement de mon ami trouver quelques imitateurs parmi les jeunes docteurs qui honorent aujourd'hui la médecine physiologique de l'école française ! Il en est qui sont dignes de marcher sur ses traces; avertis par son désastre, ils seront sans doute plus heureux; ils apprendront à modérer cette ardeur impétueuse qui s'empare avec tant de facilité des Européens nouvellement arrivés dans les pays équatoriaux et qui n'est pas toujours exempte du blâme, lors même qu'elle a pour objet le bien de l'humanité, puisqu'elle peut nous ôter les moyens de satisfaire une si noble passion.

NOTICE *lue à l'Assemblée Générale de la Société pour l'Enseignement Élémentaire, tenue le* 28 *Avril* 1819, *par M.* De Jussieu.

Tandis que le respectable abbé Gaultier terminait, sous nos yeux, sa bienfaisante carrière, un autre de nos collègues nous était, au même instant, ravi sous un ciel étranger. Montègre! homme excellent! ami précieux! âme ardente et généreuse! quelles bonnes qualités ne furent point ton partage! Distingué à l'âge de trente-huit ans dans une profession honorable que nul n'exerça d'une manière plus libérale et plus désintéressée, c'était parmi ses intimes amis et parmi les pauvres qu'il rencontrait ceux auxquels il avait sauvé la vie. Non content de servir l'humanité par une seule voie, son nom venait s'associer à toutes les entreprises utiles, et vous savez avec quelle ardeur il partagea nos travaux. Il faisait le bonheur d'une épouse digne de lui; il élevait trois enfants, auxquels il donnait, avec sa compagne, l'exemple de toutes les vertus domestiques et sociales. Entraîné par un zèle ardent, par un besoin impérieux d'être utile aux hommes, il part, il arrive sous le ciel brûlant de Saint-Domingue; il court affronter et combattre ce fléau, cette fièvre dépopulatrice dont il espère détruire les effets, en en recherchant les causes. Il veut plus: il a conçu le généreux projet de porter de nouvelles lumières, des institutions durables à des hommes qui naissent à la civilisation ; il veut leur apprendre à aimer une ancienne patrie qu'ils ont méconnue, et du sein de laquelle leur arrive un bienfaiteur. Déjà le gouvernement d'Haïti avait approuvé ses plans, et l'avait environné d'honneurs et de marques de reconnaissance. Montègre revenait de Jacquemel à Port-au-Prince : tout en sueur et sous un soleil brûlant, il traversait un fleuve : un femme entraînée par le courant frappe ses regards : est-ce Montègre qui eût balancé ? Il se jette à la nage, sauve cette malheureuse.... Une bonne action serait-elle la cause de sa perte !...... dix jours après il n'était plus.

A peine deux semaines s'étaient écoulées depuis son arrivée dans l'île, et déjà il y comptait des amis qui ont versé sur sa tombe des larmes sincères. On n'avait point encore vu, à Saint-Domingue, de funérailles qui présentassent un spectacle si honorable et si touchant. Eh ! dans quel lieu Montègre n'eût-il pas été aimé ? Quel est celui qui l'a connu et qui n'a pas désiré l'estime de cet homme de bien, l'amitié de ce cœur excellent ?

Déjà, dans cette enceinte, une voix plus éloquente que la mienne a fait entendre des regrets amers sur cette perte déchirante. O Montègre ! reçois aujourd'hui ce nouvel hommage ! mon cœur avait aussi quelques droits à te l'offrir !

A MONSIEUR
LE COMTE FRANÇAIS,

ANCIEN DIRECTEUR-GÉNÉRAL DES DROITS RÉUNIS.

Monsieur le comte,

Plus d'autels ont été dressés par l'espérance que par la reconnaissance ; peut-être parce qu'il y a eu en tout temps et en tous lieux plus de bienfaits attendus qu'obtenus. Recevez mes actions de grâces de ce que vous avez fait pour moi en un temps où vous pouviez beaucoup : dans votre retraite des affaires et presque du monde, jouissez de ma reconnaissance et de celle de ma famille, c'est un bien que la fortune n'a pu vous ravir.

Je ne suis pas le seul, M. le Comte, qui

vous doive de tels sentimens, et qui les proclame pour s'en honorer : la capitale de la France, et la France entière, savent que l'administration *des droits réunis*, lorsque vous en étiez le chef, était *un hospice pour les blessés de tous les partis*, comme le salon de cette femme illustre à laquelle plusieurs nations de l'Europe qui la perdent, doivent et donnent des larmes.

Votre bienveillance cherchait surtout les talens, M. le Comte, et cette préférence, ces choix de votre goût, étaient approuvés par la sévère équité : il est rare que les talens sachent lutter contre les besoins et les malheurs avec autant de succès que contre les erreurs ; et leurs lumières, si nécessaires aux grands empires, s'éteignent ou s'obscurcissent dans tout ce qui gêne leur indépendance : vous leur rendiez chers les sacrifices qu'ils vous en faisaient, parce que vous ne leur demandiez jamais que ce qu'exigeaient rigoureusement les places qu'ils tenaient de vous.

L'hommage que je vous rends aujourd'hui, M. le Comte, s'il a quelque prix pour votre cœur, en aura davantage encore en le partageant avec l'honorable Pariset, votre ami comme le mien, à qui j'ai dû d'être connu de vous: lui, que ses qualités personnelles rendent aussi cher à ses amis, que ses grands talens, comme écrivain et comme praticien, le rendent utile à l'art que nous exerçons tous deux.

L'ouvrage de médecine, dont j'ose vous prier d'accepter la dédicace, ne peut être totalement étranger à celui qui porte dans toutes ses idées et dans leur expression ces vues philosophiques qui embrassent aisément toutes les connaissances, et qui devraient toujours les diriger toutes. Les médecins ne trouvaient naguère, dans un monde poli, qu'une confiance, qui était la faiblesse de la maladie, ou une incrédulité et des plaisanteries qui n'étaient la force que de la santé: tout a changé, et tout changera encore: les doutes, les questions, les réponses de ce monde, qui a fait entrer l'instruction dans ses besoins, et les études dans ses jouissances, éclairent aujourd'hui les médecins et la médecine. Molière, qui faisait très-bien son cours de médecine, pour s'en moquer, pourrait étudier maintenant pour être médecin comme Sydenham, Bordeu et Pinel: il n'aurait rien de mieux à faire, si ce n'est le *Tartuffe* ou le *Misantrope*.

Vous, M. le Comte, vous avez dans la variété de vos talens, et dans la douceur de votre repos honorable, le choix de beaucoup de genres d'ouvrage, et les personnes qui vous ont vu et entendu, savent que ce choix sera dirigé vers les objets les plus utiles à l'humanité.

Je suis avec respect,

MONSIEUR LE COMTE,

Votre très-humble, très-obéissant et très-reconnaissant serviteur,

A. J. DE MONTÈGRE.

Paris, le 21 août 1817.

AVERTISSEMENT
DE L'AUTEUR.

Entreprendre un ouvrage *neuf* sur les hémorroïdes doit paraître un projet téméraire ; aucun sujet n'a fixé plus long-temps les méditations des hommes instruits ; aucun, sans exception, n'a fourni matière à tant de traités ou de dissertations : j'ose croire néanmoins que ce sujet est seulement *fatigué*, mais non *épuisé*. De l'aveu de tous les bons praticiens, après tant de travaux, rien n'est encore plus obscur que l'œtiologie générale, et plus difficile que le traitement des hémorroïdes.

Voici, je pense, la cause principale de ces obscurités : par une erreur continuelle, par une confusion dont les suites sont fort graves, on a toujours compris sous un nom commun des affections tout-à-fait différentes, dont l'affection hémorroïdale est sujette à se compliquer. Le mot *hémorroïde*, qui signifie *écoulement de sang*, a été composé lorsqu'on ne pouvait encore connaître la nature du mal qu'on voulait désigner, et, parce que l'*écoulement de sang* étant un phénomène commun dans cette affection, on n'y voyait et l'on n'y supposait alors nulle autre chose. Ce nom, consacré par l'adoption de tous les écrivains, et passé dans le langage ordinaire, ne peut être changé ; mais, en l'employant, on en doit oublier la signification primitive et ne le faire servir qu'à désigner l'affection essentielle, qui n'est ni un écoulement de sang, ni des tumeurs, mais uniquement *une fluxion* de nature bien caractérisée, à laquelle viennent se joindre, comme des conséquences plus ou moins directes, tous ces phénomènes, dont la longue série est habituellement confondue avec l'affection principale. Quelques médecins, spécialement dans ces derniers temps, frappés de l'inconvenance des dénominations appliquées à cette maladie, et reconnaissant la sagesse des aperçus du célèbre Stahl, sur les mouvemens fluxionnaires qui la constituent, ont habilement distingué, par exemple, ce qui appartient à l'hémorragie de ce qui dépend des tumeurs, et ainsi du reste : mais nul n'a considéré l'affection dans son état de simplicité, afin de la juger abstraction faite des variations innombrables qu'elle reçoit de ses complications : personne, en un mot, n'avait, d'une manière générale, appliqué l'*analyse* à l'un des cas de la médecine où elle est le plus nécessaire. C'est ce que j'ai tenté de faire dans ce travail, destiné d'abord au *Dictionnaire des Sciences médicales*. Désirant le perfectionner, et le rendre moins indigne de l'illustre école à laquelle j'ai l'honneur d'appartenir, j'en fais tirer à part quelques exemplaires, pour les adresser à ceux de mes confrères de qui j'attends les conseils les plus utiles ; je les prie donc de vouloir bien me communiquer leurs remarques, relatives, soit à des indications ou additions, soit à des corrections ou changemens. Cet ouvrage peut aussi offrir une place convenable pour des observations curieuses, mais isolées, et qui seraient perdues, parce que leurs auteurs ne jugeraient pas devoir en faire l'objet d'une publication spéciale. J'aurai soin, d'ailleurs, de rapporter les faits nouveaux ou importants sous le nom des personnes qui me les auront fait connaître (1).

---

(1) Nous avons sous les yeux la correspondance à laquelle cet envoi a donné lieu ; elle était connue du docteur Montègre avant son départ pour S.-Domingue. Il y a recueilli les plus honorables suffrages ; mais elle ne contient aucune observation, aucune critique, et nous exécutons la volonté de l'auteur en publiant cet ouvrage tel que nous le donnons aujourd'hui.

TRAITÉ

DES

HÉMORROÏDES.

PREMIÈRE PARTIE.

CHAPITRE Ier.

HÉMORROÏDES, *αἱμοῤῥοΐς des Grecs*, hœmorrhois *des Latins*.

Généralités. Les hémorroïdes sont une des incommodités les plus fréquentes et les plus douloureuses dont puisse être affligée l'espèce humaine : c'est aussi l'une de celles qui ont le plus souvent servi de texte aux écrivains, ou même attiré les méditations des praticiens ; et cependant, j'ose le dire, après tant de recherches, après tant d'écrits, dont la collection seule composerait une vaste bibliothèque, l'affection hémorroïdale est encore généralement mal connue dans sa nature et dans le traitement qu'on lui doit appliquer.

Cela vient de ce que les causes des hémorroïdes sont extrêmement diversifiées, étant tantôt générales, tantôt locales, ce qui les produit dans de certaines conditions, pouvant les guérir dans d'autres ; de ce que leurs symptômes, et par conséquent leurs signes, ne présentent pas moins de différences que leurs causes ; enfin, de ce qu'il est fort souvent très-difficile de se rendre raison des moyens par lesquels elles ont guéri ; et qu'au surplus, les moyens de guérison ne diffèrent pas moins entre eux que ne font les causes ou les symptômes.

Je vais essayer de porter quelque jour dans ces obscurités ; mais la nature d'un dictionnaire ne comportant pas un traité didactique et complet, je réserverai les développemens pour un ouvrage spécial sur les hémorroïdes, où je compte incessamment publier le résultat de longues recherches et d'observations particulières.

Le mot grec αἱμοῤῥοΐς est formé d'αἷμα, sang ; et ῥόος dérivé de ῥέω, je coule : il signifie, conséquemment, *écoulement de sang ;* et les anciens, spécialement jusqu'à Galien, ont assez souvent employé cette expression, comme synonyme du mot *hémorragie.* Toutefois, Hippocrate, en plusieurs endroits de ses ouvrages, réserve ce nom à l'écoulement de sang fourni par les veines de l'anus. *Excretiones, per ora venarum quæ sunt in ano hœmorrhoidas vocant.* (*De alimento, liber*). Il a consacré un traité spécial à cette affection, ΠΕΡΙ ΑΙΜΟΡΡΟΙΔΩΝ (*De hæmorrhoïdibus*), et n'en parle que comme d'une maladie de l'anus. Aristote (*De partib. animal.*, lib. 2.) parle d'hémorroïdes de la bouche. Celse, Moschion, Aëtius, Paul d'Egine, ont parlé d'hémorroïdes de l'utérus : un passage d'Aspasie, rapporté par Aëtius, en contient une description fort exacte (*Tetrabibl.* 4, *serm.* 4, *cap.* 97). Arétée et Cœlius Aurelianus traitent encore des hémorroïdes du col de la matrice et de la vessie urinaire. Galien désigne généralement comme Hippocrate, sous le nom d'hémorroïdes, un écoulement de sang par les veines de l'intestin rectum, *lesquelles*, dit-il, *sont garnies, à leurs extrémités, de cotylédons, comme celles de la matrice durant la grossesse ;* il ajoute même qu'il a appris cette dernière particularité du médecin Praxagoras. Ailleurs cependant, Galien dit que l'hémorragie diffère de l'hémorroïde en ce que la première est *une effusion abondante de sang, tandis que l'autre n'est qu'un écoulement qui se fait par suintement et peu-à-peu* (*Galen., Ascriptæ finit. medic. in fine Isagog. lib.*)

Les écrivains modernes ont partagé, sur ce point, les vacillations des anciens ; plusieurs ont employé le nom d'hémorroïdes dans un sens général et comme synonyme d'hémorragie. Valescus de Tarente (*Philonium pharmaceuticum et chirurgicum*, etc., lib. 2, c. 56), et après lui Marc-Aurèle Severini (*De recondità abscessuum causâ*), ont donné le nom d'hémorroïdes à des excroissances formées dans les narines. Helwich, médecin du commencement du dix-neuvième siècle, rapporte, sous le nom d'hémorroïdes de la bouche, deux cas qu'il avait observés (*Historia morborum Wratislaviæ, edente Haller*, pag. 239). Un assez grand nombre d'autres auteurs parlent, dans des dissertations, d'hémorroïdes du col de la matrice ou de la vessie. Le laborieux Trnka a publié une histoire spéciale des hémorroïdes de la vessie, faisant suite à l'Histoire des hémorroïdes.

Quoi qu'il en soit, l'usage a maintenant prévalu de réserver le nom d'hémorroïdes à une affection de l'anus, et même, négligeant totalement l'étymologie, on a désigné sous le nom d'*hémorroïdaux* les vaisseaux sanguins de cette partie. La dénomination de vaisseaux du rectum, proposée par M. le professeur Chaussier, est assurément bien préférable ; mais, jusqu'à ce qu'elle soit adoptée, il sera convenable de se servir de l'autre, et même, pour varier les formes du langage, je pense qu'on ne doit pas craindre d'employer les expressions : *sang hémorroïdal*, *flux hémorroïdal*, *tumeurs*, *tubercules*, *congestions ou douleurs hémorroïdales*, et de faire un pléonasme en les employant, puisque la signification primitive de ces adjectifs est entièrement changée. En écrivant, aujourd'hui, nous sommes obligés d'employer les mots consacrés par l'usage, et de leur conserver la signification qu'ils ont généralement, sous peine d'être inintelligibles, ou du moins de porter dans les discussions des obscurités rebutantes. On ne peut user avec avantage du droit de réformer les noms anciens et d'en créer de nouveaux, que dans les ouvrages spécialement consacrés à la nomenclature. Il doit être ici question des choses plus que des noms. Je vais donc, sans égard pour le sens propre du mot *hémorroïdes*, expliquer ce que l'on doit entendre par-là.

CHAPITRE II.

Description et définition. Tous les auteurs, sans aucune exception à moi connue, se sont attachés à une ou à deux des complications de l'affection dont il s'agit, et les ont présentées comme l'affection elle-même; ils ont fait, d'ailleurs, ce choix assez malheureusement, et il était impossible qu'il n'en fût pas ainsi, puisque ces complications les plus remarquables n'existent souvent à aucune époque de l'affection. Ainsi, les uns disent que *les hémorroïdes sont un écoulement de sang par l'anus*; et toutefois, une moitié, peut-être, des personnes affectées d'hémorroïdes n'ont jamais rendu de sang par l'anus; les autres au contraire, prétendent que *les hémorroïdes sont des tumeurs formées vers l'extrémité de l'intestin rectum*, *etc.*; quoique ces tumeurs n'existent pas toujours, qu'elles ne se développent presque jamais dans les premières attaques d'hémorroïdes, et ne puissent en conséquence servir à les caractériser.

Pour éviter ces erreurs, qui sont la source d'une foule

d'autres; pour arriver à une définition exacte, propre à jeter quelque clarté sur la nature de cette affection, je vais tracer la marche qu'elle a coutume de suivre.

Par l'effet de causes qu'il est souvent impossible de reconnaître, il s'établit, à de certaines époques, sur l'extrémité de l'intestin rectum, une fluxion sanguine, de laquelle résulte d'abord un simple sentiment de tension et de pesanteur. Cet état, qui n'a rien de douloureux, et que souvent on distingue à peine, cesse graduellement après trois ou quatre jours; puis se renouvelle à des intervalles assez éloignés; fréquemment, mais non toujours, il se termine par l'écoulement d'un sang pur et vermeil, qui s'épanche et sort quand on rend les matières fécales et les recouvre sans y être mêlé. Ce sang est ordinairement produit par une exhalation vitale de la membrane muqueuse du rectum, sans que cette membrane présente la moindre trace d'érosion.

Lorsque les symptômes de cette fluxion se sont renouvelés à diverses reprises, quelquefois aussi dès leur première apparition, et surtout quand aucun écoulement de sang ne vient leur servir de crise, il arrive que dans ce mouvement fluxionnaire se forment des tumeurs particulières plus ou moins volumineuses, accompagnées de douleurs tantôt obtuses et tantôt très-vives. La nature de ces tumeurs a donné lieu encore à beaucoup d'erreurs, que je crois pouvoir dissiper; mais, avant tout, je ferai remarquer que ces tumeurs, ne se développant que par une conséquence de l'affection, ne la constituent pas, qu'elles n'en doivent être considérées, non plus que l'hémorragie, qui n'existe pas toujours, que comme un résultat plus ou moins direct.

Il n'est qu'un seul symptôme de constant dans les hémorroïdes, c'est une tension, une pesanteur plus ou moins douloureuse du siége et des parties environnantes, produites par la fluxion qui s'y est formée ; cette fluxion est l'affection essentielle, tout le reste ne doit être considéré que comme accessoire ou accidentel.

L'importance ou l'intensité de la fluxion donne plus ou moins de force et d'évidence aux phénomènes qui peuvent la rendre sensible. Je viens de décrire ces phénomènes, lorsque l'affection est légère ; mais lorsqu'elle est très-prononcée, elle est annoncée par des signes généraux, et se compose d'un ensemble de symptômes, que le vénérable auteur de la Nosographie philosophique a tracés avec une grande exactitude.

Légères horripilations du dos et des lombes, quelquefois engourdissement des extrémités inférieures ; pouls dur et serré ; visage pâle, yeux cernés et plombés ; sécheresse de l'intérieur de la bouche ; urines peu abondantes et décolorées ; débilité de l'estomac ; flatuosités dans les intestins ; fréquentes envies d'uriner et d'aller à la selle ; sentiment d'une sorte de pression depuis l'anus jusqu'au périnée, quelquefois avec écoulement d'une mucosité blanche (*Nosograph. philosoph.*, tom. 2, cinquième édit.).

On reconnaît, à cette énumération, tous les symptômes d'un grand mouvement fluxionnaire, et c'est là effectivement ce qui constitue, à proprement parler, l'affection hémorroïdaire.

Je ne dois pas laisser ignorer, cependant, que le mouvement fluxionnaire s'exécute quelquefois avec une telle facilité, qu'il n'est nullement apparent, et que l'on ne peut le reconnaître qu'en voyant sortir le sang du rectum. Le célèbre professeur Pierre Franck en cite un exemple remarquable : « Un jeune homme, très-bien organisé, rendit par l'anus, durant son sommeil, une telle quantité de sang, qu'il y nageait, en quelque sorte, quand il s'éveilla ; et comme il ignorait les caractères de cette affection, il lui fut impossible d'indiquer par où il avait perdu tout ce sang, dont l'aspect l'effrayait, quoiqu'il ne fût pas affaibli (*De curandis hominum morbis*, §. 621). » Un cas semblable est trop rare pour tirer à conséquence; il arrive, d'ailleurs, quelquefois la même chose, soit aux hémorragies naturelles, comme celle des menstrues, soit aux hémorragies accidentelles, telles que l'hématémèse, l'hémoptysie, etc., et même l'apoplexie.

Pour considérer l'affection hémorroïdaire dans toute sa simplicité, il a fallu écarter et le sens direct du nom qu'on lui donne, et toutes les définitions que les auteurs en ont présentées jusqu'à ce jour; toutefois, le parti que je prends ne me semble pas difficile à justifier.

1°. Le nom est évidemment propre à induire fréquemment en erreur, puisqu'il signifie *écoulement de sang*, et que les hémorroïdes qui répandent du sang, ne sont peut-être pas les plus communes.

2°. Quant aux définitions que donnent les auteurs, elles se rapportent toutes à un seul symptôme, qui fort souvent n'existe pas; ainsi les uns, avec Foès, disent que les *Hémorroïdes* sont des tumeurs internes ou externes de l'extrémité du rectum, avec ou sans écoulement de sang; les autres, comme Chartier, entendent toujours par ce nom, un écoulement de sang, abstraction faite des tumeurs. Il peut arriver cependant que les tumeurs existent sans écoulement : d'autre part, l'écoulement a souvent lieu sans tumeurs; enfin la fluxion peut aussi se former sans tumeur ni écoulement, et c'est même toujours ainsi qu'elle a lieu dans le commencement.

Considérant donc cette affection indépendamment des accidens qu'elle entraîne à sa suite, nous n'entendrons par le mot *hémorroïdes*, *qu'une fluxion sanguine établie à l'extrémité du rectum*; et nous traiterons à part de toutes les espèces d'accidens, qui sont la suite plus ou moins naturelle de cette fluxion.

Dégagés ainsi, dès les premiers pas, de toute opinion qui ne serait pas suffisamment exacte, nous pourrons avancer avec sécurité, et l'on verra les obscurités de ce sujet s'éclaircir de moment en moment.

Ce principe solidement établi, que les hémorroïdes ne sont autre chose qu'une fluxion sanguine, on reconnaît sur-le-champ la similitude qui se trouve entre cette fluxion et celle qui, chez les femmes, se fixe sur la matrice. Sans m'engager dans l'examen des causes qui pourraient avoir amené la fluxion utérine à devenir régulièrement périodique, tandis que celle des hémorroïdes le devient moins souvent, je ferai remarquer que l'une et l'autre se concilient fort bien avec l'état de santé, et que la nécessité de ces fluxions étant une condition de la vie, ce qui est une chose de fait qu'il faut se contenter de remarquer, il n'est point difficile d'assigner l'ensemble des causes qui les déterminent vers l'utérus ou vers le rectum.

La matrice, après la puberté, est un centre toujours actif de sensibilité et de grande vitalité; elle appelle par conséquent ces fluxions, dont les dispositions se trouvent alors dans la constitution de la femme : l'influence de l'habitude, une fois que le cours en sera établi, favorisera singulièrement le renouvellement au même lieu, des phénomènes qui s'y sont produits; et cet état de choses subsistera tant que la matrice conservera son action sur tout le reste du système; mais cette époque étant passée, la femme se trouvera, sous certains rapports, dans les mêmes conditions que l'homme.

Chez celui-ci les organes sexuels n'ont point sur le reste de l'économie la même influence qu'ils ont chez la femme ; leur structure et leurs dimensions ne se prêtent point à les rendre le siége d'une fluxion sanguine ; leurs fonctions ne servent pas à l'appeler : au lieu de cela, l'intestin rectum occupant aussi la partie la plus déclive du corps ; fourni de vaisseaux nombreux, dans lesquels le sang circule difficilement, soit à cause de leurs flexuosités, soit en raison des compressions fréquentes qu'ils éprouvent, soit même par l'effet de leur structure particulière ; par-dessus tout, cet intestin étant sans cesse agacé par le séjour des impuretés qui s'y accumulent et y séjournent avant d'être expulsées, étant exposé à des irritations violentes par le passage de ces matières acrimonieuses ou endurcies : tout enfin favorise l'établissement d'une fluxion sur ce point, lorsque nul autre organe ne l'emporte par une sensibilité plus vive, ou qui soit plus en rapport avec cet état fluxionnaire.

Pour donner au lecteur une idée de tout ce qui favorise l'établissement des fluxions sanguines sur l'extrémité inférieure de l'intestin rectum ; pour parvenir à reconnaître les causes de la marche que suivent ces fluxions ; pour comprendre l'influence qu'elles peuvent avoir sur la totalité de l'économie, et spécialement sur certains organes ou systèmes d'organes, il est nécessaire d'exposer la structure de l'intestin rectum, de faire connaître les sources desquelles il reçoit de nombreux vaisseaux sanguins, et les nerfs qui, le douant d'une vive sensibilité, le mettent en communauté d'affection avec les viscères les plus importans, et notamment avec ceux qui remplissent la cavité abdominale.

L'intestin *rectum*, ainsi nommé de sa direction parallèle à l'axe vertical du corps, termine en bas les voies digestives. Il est situé à la partie postérieure et inférieure du bassin, s'étend depuis le côté gauche de l'articulation vertébrale du sacrum où finit l'S. iliaque du colon, jusqu'au sommet du coccyx, et s'ouvre en formant l'anus.

Assujetti dans tout son trajet, les rapports de cet intestin sont invariables, mais ils diffèrent suivant les sexes.

Dans l'homme, il répond, par sa partie antérieure en bas, au bas-fond de la vessie, à la glande prostate, et aux vésicules séminales. Dans la femme, cette partie antérieure du rectum correspond au vagin, et lui est unie par un entrelacement très-considérable de vaisseaux, au point de ne faire qu'une seule membrane, qu'on nomme cloison *recto-vaginale*. Plus haut, le péritoine recouvre la partie antérieure de cet intestin, et la sépare, chez l'homme, du corps de la vessie, et, dans la femme, de l'utérus : la cavité que forme dans ce lieu le péritoine, en passant d'un de ces viscères à l'autre, est ordinairement occupée par une ou deux anses d'intestin grêle.

En arrière, dans les deux sexes, le rectum est appliqué contre le sacrum et le coccyx, et répond aux vaisseaux et nerfs hypogastriques renfermés dans un repli du péritoine nommé *meso-rectum*. En bas et sur les côtés, cet intestin est en contact avec les muscles releveurs de l'anus et une grande abondance de tissu cellulaire graisseux au milieu duquel il est plongé.

La surface extérieure du rectum laisse voir dans toute son étendue, mais principalement vers le bas, des stries longitudinales uniformément placées sur tout son contour, et produites par des fibres charnues fort apparentes : on y voit encore les nombreux vaisseaux qui parcourent toute l'épaisseur de l'intestin, et s'y entrelacent en s'unissant de mille manières.

La surface intérieure du rectum est tapissée, comme

tout le reste du canal alimentaire, par une membrane muqueuse plus dense néanmoins et plus épaisse. Dans ce lieu, elle présente quelques rides longitudinales et parallèles, qu'on nomme les *colonnes du rectum*, elles dépendent de ce que la membrane muqueuse, après avoir été plusieurs fois dilatée avec le reste de l'intestin, n'est pas revenue sur elle-même aussi complètement que la tunique musculaire sous-jacente, et permettent à cette membrane de se dilater rapidement, pour céder à l'ampliation qu'exige l'accumulation journalière des matières fécales. La membrane muqueuse forme encore transversalement des replis semi-lunaires, dont le rebord est flottant dans l'intestin. On aperçoit aussi sur cette membrane des villosités rougeâtres, et l'orifice des follicules, par lesquels suinte la mucosité qui humecte tout le tissu muqueux.

L'extrémité supérieure du rectum s'abouche avec la fin du colon : son extrémité inférieure se termine à l'anus, orifice arrondi et plissé, où la membrane muqueuse se continue avec la peau, qui dans cet endroit est d'un rouge brunâtre, et douée d'une extrême délicatesse. Cet orifice est entouré d'un muscle ovalaire destiné à le resserrer à volonté; on le nomme *sphincter de l'anus* (coccygio-anal, Ch.); il est soutenu et fortifié par deux autres, qu'on nomme les *releveurs de l'anus* (sous-pubio-coccygien, Ch.).

Comme je l'ai déjà dit, la membrane muqueuse de l'intestin rectum est beaucoup plus épaisse que celle des autres parties du canal alimentaire. Les fibres qui la composent sont disposées en deux plans, l'un superficiel et longitudinal, l'autre profond et circulaire. Ce dernier est presque le seul qui existe en bas, où il forme une sorte de bourrelet qui fortifie encore le muscle sphincter.

Les nerfs de l'intestin rectum lui viennent de deux troncs : les uns, sous le nom de nerfs *hémorroïdaux*, naissent surtout des troisième et quatrième nerfs du plexus sciatique ou sacré : ils pénètrent dans les parois de l'intestin, vers sa partie inférieure et postérieure, se perdent dans les deux membranes, et se subdivisent en rameaux ascendans qui remontent jusqu'à l'S iliaque du colon, et en rameaux descendans, qui vont jusqu'au sphincter de l'anus. Les autres nerfs du rectum sont fournis par le plexus hypogastrique, et mettent par conséquent cet intestin en communauté de sensibilité avec la vessie, les vésicules séminales, l'utérus, le vagin et les parties postérieures de la cuisse, auxquelles ce plexus va se distribuer.

Mais c'est surtout par l'abondance des vaisseaux sanguins que l'intestin rectum diffère des autres intestins. Il reçoit de trois sources différentes des artères que l'on nomme *hémorroïdales*, distinguées en *supérieures*, *moyennes* et *inférieures*. Les premières forment deux troncs, qui sont le prolongement de l'artère colique gauche inférieure ; elles pénètrent dans l'intestin par sa partie postérieure, et s'y perdent en s'anastomosant, soit entre elles, soit avec les autres hémorroïdales, soit même avec quelques branches des artères sacrées latérales.

L'artère hémorroïdale moyenne manque quelquefois, et plus souvent dans l'homme que dans la femme ; elle provient tantôt de l'ischiatique et tantôt de la honteuse interne, et pénètre dans l'épaisseur du rectum par devant.

Enfin les artères hémorroïdales inférieures sont envoyées à la partie la plus basse du rectum par la branche inférieure de l'artère honteuse interne. Il en arrive encore de la plupart des vaisseaux qui passent dans le voisinage, en sorte que l'extrémité inférieure de cet intestin peut être regardée comme le centre d'un lacis très-serré de vaisseaux sanguins.

Des veines, les unes vont se rendre dans la veine hypogastrique ou iliaque interne, qui définitivement conduit le sang dans la veine cave inférieure ou abdominale; les autres se réunissent à la veine mésentérique inférieure ou petite mésaraïque, laquelle aboutit à l'hypogastrique, l'une des deux premières divisions de la veine-porte chargée de transmettre au foie le sang qui a lentement circulé dans le tissu du mésentère des intestins et de tous les organes abdominaux, à l'exception des reins et de la vessie, et de l'utérus.

Tout ce que l'on a écrit sur le rapport immédiat des hémorroïdes avec le système circulatoire de la veine-porte, m'oblige à dire quelques mots de ce système de vaisseaux.

Les vaisseaux des viscères du bas-ventre sont naturellement disposés de manière que la circulation y soit fort ralentie et que le sang s'y trouve retenu beaucoup plus long-temps que dans les autres parties du corps; tous ces vaisseaux sont très-flexueux et s'anastomosent par arcades, ce qui tend à augmenter les frottemens du liquide contre leurs parois; de plus, les viscères abdominaux, par la nature de leurs fonctions, sont tantôt affaissés sur eux-mêmes et tantôt distendus. Enfin, la veine-porte, tronc principal formé par la réunion de tous ces vaisseaux, étant arrivée au foie, se divise en deux grosses branches dont le calibre total l'emporte de beaucoup sur celui du vaisseau qui leur a donné naissance, en sorte que le sang passant d'un lieu plus étroit dans un autre plus évasé, doit être encore ralenti dans son cours. Il ne faut point omettre de dire que tous ces vaisseaux sont dépourvus des valvules qui garnissent les autres veines et y facilitent le cours du sang, en l'empêchant de rétrograder.

On ne peut guère douter que le sang amené dans le foie par tous ces vaisseaux, ne fournisse à ce viscère les matériaux de la sécrétion de la bile, et l'on pense qu'il s'en est chargé durant son séjour dans la rate et les intestins. Peut-être aussi des vaisseaux absorbans y ont-ils versé directement quelques produits retirés des matières alimentaires.

Quoi qu'il en soit, le sang qui remplit ces vaisseaux, et notamment celui qui a séjourné dans la rate, est plus noir que celui des autres veines, plus chargé des principes huileux qui forment la bile. C'est au sang de la rate ou à la bile qui en est tirée, que les anciens avaient donné le nom d'*atrabile*, humeur à laquelle ils font jouer un si grand rôle dans la théorie des hémorroïdes.

D'après tout ce qui précède, on peut juger combien la disposition organique des parties inférieures du tronc, favorise l'établissement des fluxions sanguines; chez la femme, les organes sexuels jouissent d'une activité vitale qui doit, dans l'état naturel, attirer sur eux ces fluxions; la préférence est encore décidée par l'exercice habituel de leurs fonctions. Dans l'homme, au contraire, nulle influence ne pouvant balancer celle de la partie inférieure du rectum, ce viscère devient naturellement le siége des fluxions sanguines, moins communes cependant chez lui que chez la femme; ce qui dépend sans doute de l'organisation particulière à chaque sexe: lorsque les progrès de l'âge ont mis un terme à l'influence que l'utérus et ses dépendances exercent sur le reste de l'économie, cet organe cesse alors d'être le but des fluxions sanguines, et les vaisseaux hémorroïdaux le deviennent à leur tour, à moins qu'une action vitale contre nature ne soit établie sur un autre organe et ne se trouve assez puissante pour contrebalancer les dispositions naturelles. Cette dernière particularité peut arriver dans l'homme à toutes les époques de sa vie, et rendre ainsi quelque viscère important le siége d'un mouvement fluxionnaire qui, dans l'état naturel des choses, se serait porté sur le rectum.

Une fluxion sanguine s'établissant sur l'utérus ou sur le rectum, peut avoir la même influence sur la totalité de l'économie; mais les effets locaux en seront fort différens. Pour comprendre les motifs de cette différence, il suffit de comparer la structure de ces deux parties entre elles.

La matrice est composée d'un tissu épais, perméable, susceptible de se prêter sans peine à l'ampliation et à la turgescence des vaisseaux nombreux dont il est parcouru; les extrémités de ces vaisseaux s'ouvrent à l'intérieur de ce viscère par des bouches très-multipliées, dont la dilatation se fait avec facilité et tout naturellement, comme on le voit arriver durant la grossesse, qu'ils forment les cotylédons, en s'abouchant aux vaisseaux du placenta. On conçoit donc que le sang, porté en abondance dans les vaisseaux d'un semblable viscère, y soit reçu sans peine, et s'épanche de même par les ouvertures béantes de toute la surface.

Il n'en est point de même de l'intestin rectum: le tissu en est musculeux, dense, et bien moins épais que celui de la matrice. La membrane muqueuse, dont il est tapissé, est tout autrement forte et résistante que celle de la matrice, où l'on est réduit à en supposer l'existence, tant elle est ténue. Il en résulte, qu'en devena it le siége d'une fluxion, les parois du rectum céderont et se distendront difficilement, ce qui devra produire de la douleur: en outre, les vaisseaux n'étant pas disposés pour évacuer le sang qui s'y accumule, seront dilatés outre mesure et de manière à ne plus reprendre leur calibre ordinaire ; enfin, les extrémités capillaires de ces vaisseaux étant vivement irritées, il se formera fréquemment dans le tissu sous-muqueux, un léger épanchement ou des dilatations qui deviendront le principe de tumeurs douloureuses, au moment de leur formation ; telle est, en effet, la marche que suivent les phénomènes de cette sorte de fluxion.

Les symptômes que j'ai fait connaître précédemment, se dissipent insensiblement à mesure que s'accomplit le mouvement fluxionnaire qui les produit, et dans l'état de simplicité, après six ou huit jours, on se trouve dans un état de bien-être extrêmement marqué.

Dans cet état, la fluxion hémorroïdale est un acte vital auquel ne saurait convenir le nom de maladie, car non-seulement il n'empêche ou ne gêne l'exercice d'aucune fonction, mais au contraire, sans causer de douleur ni d'incommodité notable, il assure, en quelque sorte la conservation de la santé ; tout-à-fait comparable, sous ce rapport, à la fluxion menstruelle des personnes du sexe. Pour désigner donc cet état, je continuerai à me servir du mot *affection*, équivalant à *manière d'être* (1). Je réserverai le nom de maladie pour les cas qui se trouvent aggravés par des complications.

La médecine n'est guère appelée à s'occuper des hémorroïdes que lorsqu'elles ont perdu ce caractère de simplicité. Plus qu'aucun autre mouvement fluxion-

(1) Affection, *affectus, affectio, ab afficiendo, vel ad faciendum* (agissant en dedans). Les Latins employaient cette expression dans le même sens. *Firma corporis affectio*, Cicéron : (bonne constitution du corps). *Affectum malis medicamentis corpus*, Celse : un corps affecté par de méchans remèdes. *Hæc tamen* (*color, lævor, mollities, durities, etc.*), *metû, dolore, inediâ, cruditate, lassitudine et mille aliis mediocribus affectibus sæpè mutantur* (*Id., lib.* 1, *præfat.*).

naire, celui-ci est disposé à se renouveler périodiquement. L'altération qu'il porte dans des parties dont l'organisation n'était point favorablement disposée, contribue à le rappeler, et, s'augmentant à chaque récidive, il devient une cause progressive d'intensité dans les symptômes.

Tant que ces symptômes sont modérés, les personnes qui s'y trouvent soumises peuvent à peine s'en apercevoir ; mais quand ils acquièrent de l'intensité, il s'y joint presque toujours des phénomènes accessoires qui, d'une affection bénigne en elle-même, et compatible avec la meilleure santé, font une maladie des plus fâcheuses.

Nota. J'ai marqué toutes les dissertations qui se trouvent dans la collection des thèses de la Faculté de Paris, des deux lettres C. P., suivies du numéro du volume de la collection et de celui de la dissertation dans ce volume.

BARLANDUS (Hubertus); *Epistola medica de aquarum destillatarum facultatibus et hæmorrhoïdum generibus. Antwerpiæ*, 1536.

ALBERTI, *Dissertatio* (*Resp. Behrens*) *de hæmorrhoïdibus anomalis. Halæ*, 1717. C. P., t. 166, n. 10.

— *Dissertatio* (*Resp. Ganzland*) *de hæmorroïdum insolitis viis. Halæ Magd.*, 1718. C. P., t. 166, n. 17.

— *Dissertatio de hæmorroïdum et mensium consensu. Halæ*, 1719.

— *Dissertatio* (*Resp. Groschupff*) *de hæmorroïdum differentiâ ab aliis cruentis alvi fluxibus. Halæ Magd.*, 1727. C. P., t. 167, n. 22.

— *Dissertatio de consensu calculi cum hæmorroïdibus externis. Halæ Magd.*, 1739.

STAHL, *Dissertatio de hæmorroïdalis motûs et fluxuum hæmorroïdum diversitate. Offenbach*, 1731.

THEBESIUS, *Dissertatio de vasis hæmorroïdalibus. Halæ Magd.*, 1760. C. P., t. 166, n. 15.

LANGGUTH, *Dissertatio de venâ fonte hæmorrhoïdum non satis limpido. Witteb.*, 1768.

— *Dissertatio de hæmorrhoïdum venosarum vindicatione. Wittebergæ*, 1768.

— *Pr. de arteriâ fonte hæmorrhoïdum limpidissimo. Witteb.*, 1773.

BOEHMER, *Dissertatio de hæmorr. externis. Halæ*, 1770.

BAUMER, *Pr. de hæmorrhoïdibus symptomaticis*, *Giess.*, 1788.

— *Pr. de hæmorrhoïdibus arteriosis. Giess.*, 1788.

DE OBERKAMP, *Dissertatio, ætiologia hæmorrhoïdum. Heidelb.*, 1789.
TITIUS, *Dissertatio de hæmorrhoïdum divisione atque curâ. Witteb.*, 1799.
BIRKHOLZ, *Dissertatio sistens naturæ morbi hæmorrhoïdalis propriè sic dicti imaginem. Lips.*, 1803.

CHAPITRE III.

Des phénomènes accessoires où complications naturelles de l'affection hémorroïdale. Ces phénomènes, qu'on a jusqu'à présent confondus avec l'affection elle-même, sont de deux sortes, *immédiats* et *consécutifs*.

Les premiers résultent immédiatement des récidives ou de l'intensité des mouvemens fluxionnaires ; ce sont : les hémorragies ou écoulemens de sang ; les tubercules, tumeurs et marisques ; l'inflammation et la douleur qu'elle produit ; la leucorrhée ou écoulement blanchâtre.

Les phénomènes consécutifs sont eux-mêmes la suite des précédens ; ce sont : les fissures, rhagades et crevasses ; les douleurs fixes et nerveuses ou la proctalgie ; la constriction et le rétrécissement de l'anus ; les ulcérations, abcès et fistules ; le ténesme, le relâchement et la chute du rectum ; l'endurcissement du tissu cellulaire, le squirre et le cancer ; l'irritation et l'inflammation de la vessie et des organes environnans.

§. I. *Hémorragies.* Un des premiers accidens que produisent les fluxions hémorroïdales, c'est un écoulement de sang plus ou moins abondant. Ce phénomène étant le premier qu'on ait aperçu dans l'affection dont il s'agit, est ce qui lui a valu le nom qu'elle porte.

Cet écoulement peut avoir lieu de plusieurs manières : la plus commune est une exhalation ou *exsudation* par l'extrémité des vaisseaux capillaires, telle qu'elle se fait à l'intérieur de l'utérus à l'époque des règles, et telle qu'il en arrive par la surface de toutes les membranes muqueuses. Le sang, dans ce cas, coule pur et vermeil; il enduit les matières excrémentielles et n'y est point mêlé.

Quelquefois le sang sort par un jet unique extrêmement fin et continu qui paraît chaque fois qu'on fait un effort, et résulte de la dilatation d'un des pores de la membrane muqueuse. Lorsque le jet s'arrête et qu'on essuie la partie d'où il sortait, on n'y peut apercevoir aucune solution de continuité. M. Delatour, dans son Histoire philosophique des causes des hémorragies, rapporte un exemple de flux hémorroïdal qui avait lieu par jets. « Un de mes malades, dit-il, avait plusieurs de ces tumeurs très-grosses qui rendaient le sang par jets, lorsqu'il con[illegible]ait le sphincter de l'anus. J'ai observé qu'au mo[illegible] de cette contraction les veines hémorroïdales étaie[illegible] tellement comprimées, que le sang sortait par saccades et par de petites crevasses très-apparentes. J'ai cru voir qu'il s'en évacuait par les ouvertures forcées des pores cutanés ou muqueux, mais je n'oserais assurer ce fait » (observ. 212e).

J'ai pu deux fois observer ce fait, que je ne crois pas très-rare; seulement le sang venait évidemment d'un pore dilaté dont on n'apercevait plus l'ouverture dès que le jet s'arrêtait. De plus, ce jet était continu et non *saccadé,* comme dans le cas rapporté par M. Delatour.

Il est à présumer que le vieillard dont parle Panaroli se trouvait dans le même cas. Ce vieillard, toutes les fois qu'il sentait le besoin d'une évacuation sanguine, se la procurait à telle mesure qu'il le jugeait convenable.

M. le professeur Richerand en donne pareillement un exemple que je crois analogue, dans sa Nosographie chirurgicale, tom. IV, *lésions vitales des artères capillaires.* « Un négociant (dit ce savant professeur), parvenu sans infirmité à la quatre-vingt-neuvième année de son âge, n'a dû la santé constante dont il a joui, qu'au flux hémorroïdal établi depuis plus de cinquante ans, régulier et si considérable que le sang jaillit de l'anus à une certaine distance, comme d'une veine ouverte par l'instrument du phlébotomiste. »

Le sang provient ici de la même source que le cas précédent, et les résultats de cette évacuation sont absolument les mêmes : seulement, lorsqu'elle devient excessive ou qu'elle est entretenue par un état de faiblesse générale ou locale, comme l'extrémité dilatée du tuyau capillaire est presque toujours placée sur un tubercule, il est plus facile de s'en rendre maître que lorsque l'hémorragie se fait par suintement sur toute la surface de la membrane muqueuse.

L'hémorragie hémorroïdale peut être, comme toutes les autres, *active* ou *passive*.

1°. La première est le résultat d'un mouvement vital toujours salutaire quand il est modéré. On reconnaît qu'une hémorragie a ce caractère, à l'élévation, à la force du pouls, à l'accroissement de la chaleur, au soulagement constant qu'on en reçoit. Le flux hémorroïdal actif n'a lieu en général qu'au moment des efforts que l'on fait pour aller à la garderobe, ou pour satisfaire au sentiment d'un faux besoin excité par l'afflux du sang dans les environs du siége. Le sang n'est point versé en d'autres temps dans l'intestin, ne s'y amasse point, et paraît toujours pur et riche en couleur. Cet écoulement est une des crises les plus communes et les plus salutaires des fluxions hémorroïdales : à mesure que le sang coule, la pesanteur des reins se dissipe, et le bien-être général se fait sentir.

On pourrait se faire néanmoins, sur cette description, une fausse idée de la violence avec laquelle le sang est, en quelques cas, porté vers ces parties. Il y afflue quelquefois tout entier, au point de ruisseler de toute la surface de l'intestin, et de sortir en quelques minutes à la quantité de plusieurs livres. Une telle hémorragie peut être fort dangereuse; elle affaiblit rapidement, et le caractère *passif* est bientôt substitué au caractère *actif* qu'elle avait d'abord. Alors, si le mouvement n'est pas interrompu, soit par les ressources de la nature, soit par les efforts de l'art, le sang continuant à couler dans l'intestin, le malade peut périr en peu de temps. C'est ce qui arriverait lorsque l'hémorragie provient d'une solution de continuité, si la chirurgie ne prêtait pas à propos ses secours.

Tout ce qui peut augmenter la fluxion hémorroïdale peut devenir cause d'hémorragie, et parmi les moyens le plus communément usités dans cette affection, il en est un surtout dont l'emploi inconsidéré peut rendre l'hémorragie excessive, en attirant le sang de toutes les parties du système, je veut parler des sangsues au fondement, que quelques médecins font souvent appliquer, dans l'espoir assez mal fondé de diminuer un paroxysme violent.

Le flux hémorroïdal actif sert quelquefois de crise à des maladies aiguës, ce qui n'arrive guère qu'aux personnes qui ont déjà eu des attaques d'hémorroïdes. Je n'en citerai qu'un seul exemple.

Un jeune homme fort vigoureux, d'un tempérament bilioso-sanguin, né de parens hémorroïdaires, et sujet dans son enfance à cette affection, est transporté à vingt-deux ans dans un pays chaud : à la suite de fatigues violentes, il est atteint d'un *causus* ou fièvre ardente; les sept et huitième jours il est transporté, couché à la renverse dans un chariot fort rude : le neuvième jour, la maladie est jugée par une hémorragie extrêmement abondante par l'anus : en moins d'une demi-heure deux vases de nuit se trouvent presque remplis. Dès ce moment, convalescence franche : le rétablissement fut rapide.

Lorsque la fluxion hémorroïdale existe avec beaucoup d'intensité, comme l'écoulement sanguin en est la crise naturelle, on doit le regarder alors comme un événement heureux : cependant, s'il devient excessif ou se prolonge indéfiniment, alors, « chute des forces, marasme, pesanteur des cuisses, sommeil laborieux, sentiment de pression dans la région précordiale, gonflement du ventre avec des borborygmes, pouls faible. Si cette évacuation continue d'être immodérée, enflure des pieds, du visage et des yeux, couleur de la face livide et plombée, respiration gênée, hydropisie, fièvre lente, dépérissement ; présage encore plus funeste si le foie ou la rate sont tuméfiés ; s'il y a constipation, cachexie commençante, hydropisie (*Nosographie philosophique*, hémorroïdes, §. MCXIII). » Toutefois cet accident ne survient guère que par suite d'un flux hémorroïdal passif, ou qui dépend de l'affection grave de quelque viscère abdominal, ou enfin produit par l'ulcération et la rupture de varices. *Voyez* ci-après ce qui est relatif aux tumeurs hémorroïdales.

Lepecq de la Clôture rapporte qu'un homme bilieux non encore sexagénaire, atteint d'un squirre au foie, mourut après deux mois d'un flux hémorroïdal immense. Les veines de l'anus versaient à flots un sang noirâtre semblable aux sucs atrabilaires. Sa mort fut précédée d'angoisses, d'oppression, de bouffissure des extrémités, de l'œdème de la face, de l'enflure du ventre, de syncopes répétées avec différens mouvemens convulsifs (tom. 3, p. 375). Il est probable que, dans ce cas, l'hémorragie était produite par la rupture des varices.

2°. *Écoulement passif.* Celui-ci peut dépendre de dispositions générales ou locales. Dans les premiers cas, il est caractérisé par la débilité qu'il augmente encore, par la faiblesse du pouls, la langueur de toutes les fonctions. Qu'il résulte d'une débilité générale ou locale, il a toujours lieu sans fluxion préliminaire, et par conséquent sans la tension, la chaleur, les démangeaisons et les autres symptômes qui précèdent ce flux lorsqu'il est actif. De plus, le flux passif est continu et ne s'arrête que par l'action des moyens appropriés; tel est celui qui survient dans quelques cas d'épuisement absolu, de cachexie cancéreuse ou scorbutique.

Les causes locales qui le produisent sont l'affaissement qui succède à des distensions violentes, à des engorgemens répétés, ou qui suit une hémorragie abondante; la laxité des vaisseaux exhalans trop souvent traversés par le sang auquel ils ne donnent pas naturellement passage; ou enfin la rupture des vaisseaux qui pouvaient former quelque tumeur intérieure ou se trouver compris dans une ulcération.

Les causes générales sont la débilité universelle qui résulte d'une maladie aiguë, comme les fièvres adynamiques; d'une maladie chronique, comme le scorbut; ou qui succède quelquefois à des fièvres intermittentes, à de grandes déperditions de toute espèce.

3°. *Maladies qui peuvent être confondues avec le flux hémorroïdal.* A. *Flux de sang essentiel.* Le flux de sang proprement dit est un symptôme de la dyssenterie ou inflammation aiguë de l'intérieur des intestins; il est toujours précédé de fièvre, de chaleur vive, et accompagné de coliques ou douleurs plus ou moins intenses dans le ventre, qui ne permettent pas de le confondre avec le flux hémorroïdal. Quelquefois néanmoins l'irritation produite par le passage des matières, ou transmise sympathiquement d'une portion du canal à l'autre, fait coexister la fluxion hémorroïdale avec la dyssenterie; mais il est encore possible, même dans ce cas, de reconnaître si le sang provient des vaisseaux hémorroïdaux ou des parties plus éloignées du canal enflammé: celui-ci serait sanieux et mêlé aux mucosités ou autres matières rendues, tandis que le sang hémorroïdal est toujours pur et sans mélange.

Exemple. Un homme de cinquante-cinq ans, bilieux et nerveux, après de longs chagrins et beaucoup de souffrances produites par la misère, est pris d'une dyssenterie avec fièvre: douleur violente dans la région du colon transverse, ténesme et épreintes continuelles: boissons calmantes et adoucissantes; lavemens émollieus et légèrement narcotiques; dix sangsues à l'anus. Durant les premiers jours le malade rend, avec beaucoup de douleurs, d'assez grandes quantités de glaires sanguinolentes et de matières semblables à de la lavure de chair: vers le trois ou quatrième jour, tuméfaction très-forte des hémorroïdes avec douleurs excessives, écoulement d'un peu de sang, non mêlé aux déjections, mais les teignant à la surface: la dyssenterie dure environ un mois, et paraît avoir été remplacée par les hémorroïdes qui persistent encore quinze à vingt jours après.

B. *Hémorragie scorbutique.* Celle qui se ferait par l'anus pourrait en imposer pour un flux hémorroïdal passif; mais elle ne peut guère arriver dans le scorbut qu'à une époque déjà si avancée de la maladie, qu'il ne resterait plus d'équivoque. D'ailleurs cette hémorragie étant essentiellement passive, le praticien n'aurait point à balancer pour recourir aux moyens de l'arrêter, sans avoir besoin de reconnaître si la source en est dans les vaisseaux hémorroïdaux ou ailleurs. Ce que je dis du scorbut peut s'appliquer aux hémorragies passives produites par toute autre cachexie.

C. *Flux hépatique.* Ce que j'ai dit du flux de sang essentiel convient encore, à plus forte raison, au flux hépatique, puisque, dans cette dernière maladie, le sang est toujours mêlé assez intimement aux matières évacuées. Quelquefois néanmoins ce sang arrive abondant et pur, et lorsque l'évacuation en est salutaire, on doit le regarder comme le résultat d'une fluxion analogue à celle des hémorroïdes du rectum, mais qui s'est faite plus haut. Rien n'empêche en effet qu'une fluxion semblable puisse avoir lieu. Le célèbre médecin allemand Richter (*Observations médicinales et chirurgicales*; Goettingue, 1793) pense que le flux hépatique n'est autre chose qu'un flux hemorroïdal des intestins grêles; et le professeur Hildebrandt déclare que des observations réitérées le portent à partager cette opinion. La théorie généralement admise aujourd'hui dans l'école de Paris, donne de tous ces phénomènes une explication très-satisfaisante, et je me crois suffisamment autorisé à comparer toutes ces hémorragies entre elles, avec cette seule différence que les causes qui les rendent plus fréquentes dans le rectum, n'existent pas ailleurs, non plus que celles d'où naissent toutes les complications qui nous restent à examiner.

D. *Hématémèse et hémorragie intestinale.* Le sang versé dans l'estomac et dans les parties supérieures du canal intestinal, n'arrive à l'anus qu'après avoir séjourné dans ce conduit; il est alors décomposé, et forme des grumeaux fétides et noirs qu'il n'est pas possible de confondre avec le sang hémorroïdal.

4°. *De la nature du sang hémorroïdal.* Cette question a perdu beaucoup de son importance depuis qu'on ne croit plus que ce sang possède des qualités particulières.

Elle s'est réduite dès-lors à reconnaître par quel ordre de vaisseaux ce flux était fourni.

Les anciens pensaient que les hémorroïdes étaient un émonctoire par lequel s'échappaient la bile, la pituite âcre et surtout l'atrabile. *In profluvio hemorroïdum, velut quidam atrabili affine effluit* (Hippoc., *De morb. vulg*,, l. VI). Hippocrate et Galien, en vingt endroits de leurs ouvrages, attribuent aux hémorroïdes la faculté d'évacuer *la mélancolie*, *le sang* ou *l'humeur mélancolique*, *l'atrabile*, *la bile noire*, etc. Cette idée était générale et servait à expliquer tout le bien qu'on retirait ou qu'on attendait des hémorroïdes.

Jusque vers la fin du siècle dernier, les médecins qui regardaient le sang hémorroïdal comme fourni par les veines, s'éloignaient assez peu, sur ce point, de l'opinion des anciens; puisque le sang de la veine-porte qui, suivant eux, était évacué par les hémorroïdes, se trouvait spécialement chargé des élémens de la bile, et possédait des caractères qui le rapprochaient de ce que les anciens nommaient atrabile.

Des recherches exactes d'anatomie ont détruit cette opinion, en faisant voir que dans les évacuations ordinaires, le sang sortait par les extrémités des vaisseaux capillaires: cette vérité est démontrée par les expériences dans lesquelles on fait arriver sous forme de rosée, à la surface de la membrane muqueuse, de l'eau colorée que l'on injecte dans les artères: ce fait d'ailleurs est analogue à tous ceux que les anatomistes et les physiologistes modernes ont rendus évidens, en sorte qu'il n'est pas nécessaire d'en donner d'autres preuves.

Les discussions élevées dans ces derniers temps pour faire admettre que le flux hémorroïdal provenait des artères, n'étaient donc pas plus fondées que l'opinion qui plaçait dans les veines la source de ce flux; elle n'est, ni dans l'un, ni dans l'autre de ces deux ordres de vaisseaux, mais dans l'*ordre intermédiaire*, puisque le système capillaire forme en effet la transition de l'un à l'autre.

Cependant, en quelques cas accidentels, comme celui d'une ulcération, ou de la rupture d'une varice, le sang veineux est seul épanché, puisqu'il est fourni par des vaisseaux qui n'en contiennent pas d'autre (*Voyez* ci-après).

5°. *De la quantité du flux hémorroïdal.* Il existe, sous ce rapport, des différences prodigieuses entre les divers sujets. On trouve des exemples nombreux de personnes qui ont rendu depuis quelques gouttes jusqu'à une ou même deux livres de sang par jour, et cela pendant long-temps. Ainsi Montanus, au rapport de H. Schwevcher (*Append. consilior. Montani.* Basil., 1583, p. 59), dit avoir vu un hémorroïdaire qui, durant quarante-cinq jours, rendit deux livres de sang et plus par jour, sans qu'on pût l'arrêter. Il guérit enfin. Cornarius (*Observ. med.*, 26) rapporte qu'un gentilhomme qui buvait largement du vin de Hongrie, rendit en un seul jour environ deux livres de sang par les narines, et dans les quatre jours suivans eut par les selles un flux de sang évalué à-peu-près à six livres, après quoi l'hémorragie s'arrêta sans remède. Pomme (*Traités des maladies vaporeuses*, etc.) fait mention d'un homme de trente-six ans, atrabilaire, sujet depuis long-temps à un flux hémorroïdaire excessif, pour lequel il faisait vainement beaucoup de remèdes. On imagina que ce flux dépendait d'une maladie syphilitique, et on fit subir au malade un traitement soigneux à la suite duquel le flux s'apaisa : mais ayant eu alors un violent accès de colère, le flux reparut au point d'être chaque jour, durant un mois entier, presque d'une livre de sang. Il en résulta des coliques avec enflure des pieds et du visage : un régime analeptique et humectant, joint à des lavemens rafraîchissans et des bains froids, arrêtèrent cette hémorragie : l'usage du cheval fit disparaître l'enflure, et le malade fut bientôt en convalescence. Lanzoni (*Consult. med.*, 97 Oper., t. 2, p. 203) cite un prêtre qui tous les jours rendait une livre de sang ; Ferdinand (*Hist. med.*, 16, p. 40) une fille de vingt ans, sanguine, sédentaire, vivant dans la bonne chère, qui, par suite d'un violent chagrin causé par la jalousie, eut des tumeurs hémorroïdales, puis, durant plusieurs mois, un écoulement d'environ une demi-livre de sang sortant chaque jour avec les excrémens, mais sans leur être mêlé. Les règles cependant fluaient régulièrement chaque mois. Une si grande perte de sang occasionna la pâleur de la face, la bouffissure, et une faiblesse qui permettait à peine de marcher. La malade guérit par l'emploi d'un grand nombre de remèdes internes et externes. D. Panarola (*Observ. med. pentec.*, 2, obs. 46) raconte qu'il a connu un noble espagnol qui, depuis quatre ans, rendait tous les jours une livre de sang, et jouissait néanmoins d'une parfaite santé. « Que l'on imagine, dit-il, d'où pouvait venir une telle quantité de sang, puisqu'il en avait déjà coulé plus de mille livres. » Il me paraît inutile de présenter un plus grand nombre d'exemples d'écoulemens prolongés avec une telle profusion ; mais j'en vais offrir quelques-uns d'hémorragies hémorroïdales soudaines qui, pour être excessives, n'ont pas été mortelles.

G. Harris (*De morbis aliq. gravior.*, obs. 10) rapporte qu'une veuve, maigre et bilieuse, rendit en peu d'heures, durant la nuit, plus de quatre livres de sang par les hémorroïdes. Comme la faiblesse extrême où elle était plongée la faisait croire mourante, l'hémorragie fut arrêtée par l'application sur l'anus d'une étoffe chaude imbibée d'esprit-de-vin rectifié. P. Borelli dit qu'un tailleur avait un flux hémorroïdal si abondant, qu'il en rendait comme des torrens et jusqu'à dix livres à la fois. Cet homme était néanmoins vigoureux et d'un caractère jovial. Borelli diminua ce flux au moyen du sirop de roses.

P. Spindler (*Observ. med.*, 44) a vu un potier qui, après avoir souffert toute une semaine d'une douleur excessive des lombes, fut pris d'une violente colique et de vomissemens continuels : on lui fit prendre une boisson laxative qui le soulagea, mais lui fit rendre une telle quantité de sang vermeil, qu'elle fut de douze à quatorze livres en vingt-quatre heures : chaque éjection était précédée d'une colique peu violente. Beaucoup de remèdes administrés ayant été inutiles, l'hémorragie fut arrêtée par un lavement excitant.

F. Hoffmann dit avoir vu une veuve de cinquante ans, grasse et pleine d'humeurs, qui, par suite d'une vie oisive et d'une nourriture trop succulente, fut durant huit ans sujette encore aux hémorroïdes, en même temps qu'aux règles : ces évacuations ayant cessé, elle ne se fit saigner qu'une fois, vers l'équinoxe d'automne, éprouva des lassitudes, des langueurs, et tomba dans un assoupissement avec abolition des sens, d'où rien ne pouvait la tirer. Cependant elle fut saignée du pied, et on lui fit boire abondamment de l'eau de fontaine froide ; au bout de deux jours, ayant pris un lavement stimulant, elle eut un flux excessif de sang, d'abord épais, puis pur, dont elle rendit, en vingt-quatre heures, *plus de vingt livres;* elle revint aussitôt à elle, l'assoupissement fut dissipé, les forces se rétablirent graduellement par l'emploi des analeptiques doucement astringens; on donna aussi un lavement d'eau fraîche ; la convalescence fut rapide.

H. Smetius (*Miscell. med.*, l. 4, epistol. 9, pag. 222) écrit qu'un homme de quarante ans, à peine guéri de plusieurs maladies très-graves, rendit par l'anus au moins trente livres de sang en deux ou trois jours. Il fut guéri par un emplâtre tonique.

C. Pezold (*Obs. méd. chir.*, 51) raconte qu'un chevalier saxon perdit, en un seul accès, jusqu'à *soixante-quatre livres de sang.*

J'ai rapporté précédemment l'exemple d'un flux hémorroïdal critique, dans lequel un jeune homme, à la suite d'une fièvre bilieuse inflammatoire, rendit en peu de minutes, et avec un soulagement complet, assez de sang pour remplir deux vases de nuit.

Il est difficile d'ajouter foi aux récits qui parlent d'évacuations subites de quantités aussi énormes de sang, que l'on vient d'en lire ; mais du moins on ne peut douter que cette quantité ne soit quelquefois prodigieuse, sans devenir mortelle.

SCHROETER, *Dissertatio de fluxu hæmorrhoïdum secundum naturam. Lipsiæ*, 1612.

— *Dissertatio de fluxu hæmorrhoïdum præter naturam. Basil.*, 1614.

SCHILLING, *Dissertatio de hæmorrhoïdibus earumque nimio fluxu. Argent.*, 1652.

FRIDERICH, *Dissertatio de hæmorrhoïdibus immodicis. Lips.*, 1658

BELL A BELFORD, *Dissertatio de hæmorrhoïdum fluxu immodico. Basileæ*; 1698.

DE BERGER, *Dissertatio de hæmorrhoïdibus ultrà modum profusis et cæcis. Ienæ*, 1700.

RUCHLER, *Dissertatio de hæmorrhoïdibus apertis Lips.*, 1709. C. P., t. 167, n. 7.

RIVIUS, *Dissertatio de hæmorrhoïdibus apertis. Lips*, 1709.

BRANDT, *Dissertatio. Casus de nimio hæmorrhoïdico mensium fluxu in virgine observato.*, 1710, C. P., t. 166, n. 29.

CARMANN, *Dissertatio de fluxu hæmorrhoïdali. Bas.*, 1715, C. P., t., 166, n. 14.

FISCH, *Dissertatio* (*præs.* Alberti) *de hæmorrhoïdibus excedentibus. Hallæ*, 1718, C. P., t. 167, n. 11.

PLATTENHARDT, *Dissertatio de alvo hæmorrhoussâ. Tubing.*, 1721. C. P., t. 166, n. 12.

AVENARIUS, *Dissertatio de fluxu hæmorrhoïdali, etc. Erfort.*, 1726. C. P., t. 166, n. 27.

HOFFMANN (Fred.), *Dissertatio de immoderatâ hæmorrhoïdum fluxione. Halæ*, 1730.

PRÆGER, *Dissertatio de hæmorrhoïdum fluxu nunc salutari nunc autem noxio. Viteb.*, 1764.

NICOLAÏ, *Dissertatio de fluxu hæmorrhoïdali nimio cum nimiâ diarrhœâ. Ienæ*, 1776.

§. II. *Tumeurs et marisques.* Un autre résultat des fluxions hémorroïdales, non moins fréquent peut-être que les hémorragies, c'est la formation de tumeurs ou excroissances d'une nature particulière.

Ces tumeurs avaient attiré l'attention des médecins anciens, au point que plusieurs d'entre eux leur ont exclusivement attribué le nom d'hémorroïdes, que d'autres appliquaient exclusivement aussi à l'écoulement de sang; mais l'un et l'autre parti sont également blâmables, puisqu'il est des affections hémorroïdales dans lesquelles on n'observe ni hémorragie ni tumeur.

La nature, la position, le nombre, la forme, la couleur des tumeurs hémorroïdales mettent entre elles des différences plus ou moins importantes; elles diffèrent aussi sous d'autres rapports, les unes étant sèches, les autres étant le siége d'une hémorragie ou d'un écoulement blanchâtre; elles sont encore inégalement exposées à s'enflammer, à s'ulcérer, et par conséquent à dégénérer en squirre et en cancer.

1°. *La nature de ces tumeurs* est demeurée longtemps inconnue : maintenant que des recherches exactes d'anatomie pathologique ont éclairé ce point de médecine, on ne peut en parler sans établir entre elles des distinctions.

Celse, conformément aux opinions d'Hippocrate, dit que *les hémorroïdes sont un gonflement de l'orifice des veines de l'anus, formant des granulations, et laissant souvent échapper du sang* (*De re med.*, l. VI, c. 9, s. III). Cette phrase, qui semble indiquer des varices, a servi de règle à presque tous les hommes de l'art, jusqu'au siècle dernier, que plusieurs médecins ou chirurgiens se firent sur ce point des idées plus exactes. Ledran, dans ses OEuvres chirurgicales, les compare à des tumeurs spongieuses. Cullen (*Élém. de méd. prat.*, n°. 932) annonça plus tard que *ces tumeurs sont formées par un épanchement de sang dans le tissu cellulaire de l'intestin, près de son extrémité.* Dans ces derniers temps M. le professeur Chaussier, adoptant cette opinion, pense « qu'elles sont dues à la rupture de quelque ramuscule capillaire situé dans l'épaisseur ou entre les membranes qui constituent les parois de l'intestin. Le sang alors exprimé de ses vaisseaux soulève la membrane interne et forme sur-le-champ une petite tumeur obronde violacée ou brunâtre. De même (ajoute-t-il) que nous voyons souvent, à la suite d'une chute, d'une percussion sur le crâne, survenir presque dans l'instant même une bosse ou tumeur sanguine plus ou moins volumineuse, ainsi les tumeurs hémorroïdales ne sont dans les premiers temps qu'une ecchymose ou effusion de sang fournie par la rupture de quelques ramuscules capillaires, et qui est accumulée, circonscrite, retenue, sous la membrane qui tapisse l'extrémité de l'intestin rectum sous la marge de l'anus. Si les causes qui ont déterminé l'extravasation du sang cessent et ne se renouvellent plus, la résolution se fait spontanément, et la tumeur disparaît. Au contraire, si la constipation persiste, si les efforts de l'éjection se répètent, s'il y a en même temps pléthore ou disposition particulière, la tumeur reste; elle s'accroît et il s'en forme de nouvelles, soit à l'intérieur, soit à l'extérieur de l'anus, et ces tumeurs, en devenant habituelles, acquièrent avec le temps une texture, une organisation particulières. En effet, si l'on examine quelques-unes de ces tumeurs anciennes, on voit que le sang est renfermé dans une sorte de kyste mince, membraneux, formé sans doute par l'accollement, l'adossement du tissu lamineux qui se trouve entre la membrane interne du rectum et la membrane musculeuse. Le plus ordinairement, l'intérieur de ce kyste est lisse, mais quelquefois il paraît hérissé de villosités: d'autres fois il paraît celluleux, spongieux, formé par une sorte de parenchyme ou tissu mollasse et fongueux; et lorsque l'on recherche d'où provient le sang qui remplit ces sortes de tumeurs, au lieu de trouver des vaisseaux dilatés, on n'aperçoit que l'orifice de quelques petits vaisseaux très-fins. Aussi Morgagni, en rendant compte des observations qu'il avait faites à la dissection d'un homme qui avait à l'anus une tumeur hémorroïdale contenant beaucoup de sang coagulé, remarque expressément que ce sang n'était fourni que par des vaisseaux très-déliés : *non nisi tenuissima sanguifera vascula :* et il était surpris qu'un si petit vaisseau eût pu fournir à une telle dilatation. Enfin, pour dissiper toute incertitude sur ce point, et démontrer d'une manière positive la nature et la disposition des vaisseaux qui fournissent le sang; si (comme l'a fait M. le professeur Chaussier) on injecte dans les artères qui se distribuent à l'intestin rectum, de l'eau tiède colorée avec du sang, on voit le liquide emplir, distendre la tumeur hémorroïdale; et lorsqu'on l'ouvre et qu'en même temps on continue l'injection, on voit le liquide que l'on injecte suinter et sortir par des orifices très-ténus : *non nisi*

3

tenuissima vascula (M. le professeur Chaussier, *Dissertation sur les hémorroïdes*, soutenue par J. B. Lavedan ; Paris, 1814, p. 12 et 13) ».

M. le docteur Recamier a eu beaucoup de part à la découverte de la véritable structure des tumeurs hémorroïdales ; c'est lui qui a reconnu que ces tubercules formaient quelquefois de petits kystes situés au milieu du tissu cellulaire dense qui unit la membrane muqueuse à celle qui est au-dessous : qu'intimement unis au tissu cellulaire par leur face extérieure, ils sont lisses au-dedans, et présentent une cavité que l'on trouve fréquemment remplie par un petit caillot.

En adoptant l'opinion du savant professeur Chaussier sur la nature des tumeurs hémorroïdales, je conçois néanmoins autrement la formation de ces tumeurs. Du sang épanché tout à coup dans le tissu cellulaire, par la rupture d'un vaisseau, au lieu de s'y ramasser en boule, se répandrait dans les mailles du tissu voisin, et s'étendrait en surface à la manière des ecchymoses ; car si le tissu cellulaire n'a pu retenir le sang dans les vaisseaux qu'il entourait, comment aurait-il assez de force pour l'empêcher de se répandre lorsque le vaisseau se trouverait rompu ? D'ailleurs le sang épanché dans le tissu cellulaire, ou serait résorbé, ou formerait un abcès, et rien de cela n'arrive.

Il me semble plus naturel et plus conforme aux lois ordinaires de la vie, qu'il se fasse dans un des points d'un vaisseau capillaire une dilatation sans rupture, au moyen de laquelle un petit kyste se forme aux dépens des parois du vaisseau, *tanquàm ex capitulis quibusdam ;* ce qui explique encore comment la communication entre ce kyste et le petit vaisseau qui lui fournit du sang, n'est pas interrompue par l'inflammation, comme il arriverait selon toutes les apparences, si le sang était versé immédiatement dans le tissu cellulaire.

Quant à la cause qui déterminerait cette dilatation subite du vaisseau capillaire, il n'en faut pas chercher d'autre que le mouvement fluxionnaire, le *raptus* qui constitue l'affection hémorroïdale. M. le professeur Chaussier l'attribue à la compression exercée par les matières fécales endurcies, dans les efforts réitérés que nécessite l'expulsion de ces matières (ouvrage cité); mais je ne saurais être encore de cet avis, d'après ce que j'ai plus d'une fois observé dans la formation de ces tumeurs à la marge de l'anus, seul lieu où l'on puisse en suivre les progrès. Souvent, et sans qu'il existe de constipation, et en l'absence de tout effort, les personnes sujettes aux hémorroïdes, ressentent tout-à-coup, en quelque point de la marge de l'anus, un petit pincement qui les avertit que, dans ce point, va se former une tumeur; bientôt cette tumeur fait une légère saillie, devient douloureuse, et communément en vingt-quatre heures a pris tout son accroissement : elle est rouge, très-enflammée; on y sent des battemens, et le passage des matières, comme tout autre attouchement, y redouble les douleurs. Cependant, après cinq à six jours, l'inflammation diminue progressivement et cesse, quand aucune cause ne tend à la renouveler ou à l'entretenir. Le plus ordinairement, néanmoins, une seconde tumeur, pareille à la première, se développe de l'autre côté de la marge de l'anus, et le même cercle de douleurs recommence. On peut concevoir comment, un semblable mode de vitalité une fois établi dans ces tumeurs, elles croissent par le gonflement de leurs parois bien plus que par la dilatation de leur cavité intérieure : le tissu alors en devient celluleux, et fréquemment distendu et engorgé par l'afflux du sang et des autres humeurs; elles acquièrent progressivement de fort grandes dimensions sans que le petit vaisseau, primitivement dilaté, fasse les frais de cette ampliation. Ces tumeurs, en cessant d'être enflammées, s'affaissent, se ramollissent et quelquefois même disparaissent en totalité, surtout quand on parvient à les comprimer.

Cette marche, que l'on observe facilement dans les tumeurs hémorroïdales externes, peut donner l'idée de celle que suivent ces tumeurs, développées en dedans de l'intestin.

Mais les tumeurs de la nature de celles que je viens de décrire, ne sont pas les seules qu'on trouve chez les personnes affectées d'hémorroïdes; il se développe aussi des *varices* plus ou moins volumineuses; et cette particularité, qui avait trompé les anciens, en leur donnant à penser que toutes les tumeurs hémorroïdales étaient variqueuses, n'a point échappé à la sagacité de M. le professeur Chaussier, quoique d'autres observateurs modernes l'aient méconnue.

On trouve dans la Nosographie philosophique des détails très-positifs et parfaitement circonstanciés sur l'existence des varices hémorroïdaires. Voici comment s'exprime le vénérable auteur de cet ouvrage: « Lors de l'inspection cadavérique d'une femme anciennement hémorroïdaire, je remarquai quelques tumeurs vers l'anus, et des bosselures d'un rouge foncé dans la membrane muqueuse. On enleva avec soin cette membrane et on trouva au-dessous des tumeurs remplies d'un sang caillé. L'intérieur de ces petites tumeurs se continuait dans des portions de vaisseaux qui avaient leur calibre ordinaire, ce qu'on reconnaissait en introduisant un stylet. Ces vaisseaux, qui avaient toute l'apparence des veines, présentaient alternativement un état de dilatation et leur calibre habituel. La direction de ces vaisseaux se continuait dans tous les sens, ce qui formait un vrai lacis vasculaire. Ces petites tumeurs étaient plus ou moins rapprochées les unes des autres, et adhérentes à l'aide d'un tissu cellulaire très-fin et facile à enlever. Il me paraît donc que ces tumeurs hémorroïdales n'étaient que des assemblages de varices on des dilatations partielles de différentes portions (*Nosograph. philosop.*, tome II, p. 566, 2e édition).

Les varices du rectum existent principalement chez les personnes dont le système veineux est très-développé, chez celles qui sont habituellement constipées et surtout qui ont souffert long-temps des hémorroïdes, en sorte que l'anus ait été fréquemment le siége de fluxions sanguines plus ou moins prolongées.

Elles sont placées en dedans de l'anus, pour l'ordinaire immédiatement au-dessus du sphincter : il est assez facile de les distinguer à leur forme arrondie, souvent bosselée, à leur couleur bleuâtre, à leur mollesse; tandis que les véritables tumeurs hémorroïdales sont communément allongées, terminées plus ou moins en pointe, et qu'elles ne sont bleuâtres que lorsqu'elles se trouvent fortement enflammées : celles-ci, d'ailleurs, étant formées d'un tissu dense et celluleux, ne se remplissent et ne se distendent que lentement; lorsqu'elles sont distendues, la pression ne les vide que peu-à-peu. Les tumeurs variqueuses, au contraire, recevant le sang par un assez gros vaisseau, se gonflent tout-à-coup, mais la compression les fait aussi tout-à-coup disparaître; les varices ne sont guère pédiculées comme les autres tumeurs; enfin, les varices se forment par une dilatation lente, progressive et sans douleur, et ne reviennent plus ensuite sur elles-mêmes.

La distinction de ces deux sortes de tumeurs, n'est pas, comme on le pourrait croire, un simple objet de curiosité : on en tire des règles importantes pour le pronostic et pour le traitement. C'est pour les avoir confondues et pour avoir cru qu'on pouvait emporter les unes comme les autres, qu'on a vu survenir des hémorragies mortelles dans des cas où l'on s'attendait à n'avoir qu'un écoulement, perte de sang facile à contenir. Ce sont les varices, et non les tumeurs d'une autre nature, qui sont susceptibles de se rompre à force d'être distendues, et d'occasionner ainsi spontanément des hémorragies terribles, tandis que les autres tumeurs ne s'ouvrent que par suite de l'inflammation.

Puisqu'il existe dans les affections hémorroïdales, deux espèces de tumeurs, il est nécessaire de les désigner par des noms différens. Celles qui dépendent de la dilatation des veines ont, de tout temps, porté le nom de *varices*, et ne doivent pas en changer ; quant à celles qui sont formées d'une expansion celluleuse et paraissent ne se développer en aucun autre lieu qu'à l'extrémité du rectum, les anciens (Hippocrate, Galien, Aëtius) les ont désignées sous les noms de *ficus*, de *thymus*, de *condyloma*. Le poëte Martial a fort bien défini le premier de ces termes dans l'épigramme 33e ou 66e de son Ier livre.

Cum dixi ficus, rides quasi barbara verba !
Et dici ficos, Cœciliane, jubes.
Dicemus ficus quas scimus in arbore nasci :
Dicemus ficos, Cœciliane, tuos.

Le nom de *marisca*, dont la signification est la même que celui de *ficus*, ne se trouve pas dans les écrits des médecins de cet âge; il était néanmoins employé dans ce sens, témoin ces vers de Juvénal :

> .... *Podice lævi,*
> *Cæduntur tumidæ, medico ridente, mariscæ.*
> (Sat. 11, vers 11 et 12.)

Au sujet de quoi, je transcrirai cette note judicieuse de M. Chaussier : « Plusieurs écrivains, en citant ces vers, ont cru y trouver une preuve de l'ancienneté des maladies vénériennes ; mais ils nous paraissent indiquer clairement les tumeurs sanguines de l'anus, qui sont produites par la distension et le frottement de cette partie ; et cette interprétation, en faisant entrevoir la cause de ces sortes de marisques, adoucit un peu l'inhumanité du médecin qui rit de la douleur qu'il cause en les coupant » (*Dissert. citée*, page 5.).

Le nom de marisque, sorte de figue sauvage insipide, a donc été employé par les anciens et par leurs traducteurs ; l'illustre Sauvages a cru devoir l'adopter et le remettre en usage. Je m'en servirai dans la suite de cet article, en opposition avec celui de varice, et je désignerai sous le nom de tubercules hémorroïdaux ou tumeurs hémorroïdales ces productions, lorsque je voudrai en parler d'une manière générale et sans distinction des deux espèces.

Avant de passer à un autre objet, il est nécessaire de dire encore un mot de l'aspect que présentent les marisques : ces excroissances, au moment qu'elles se forment, sont dures et enflammées ; mais, lorsque l'inflammation est dissipée, la turgescence dont elles étaient le siége se dissipe, elles s'affaissent, se flétrissent et sont ridées ; elles ressemblent alors à une sorte de mamelon alongé, ou à cet appendice rougeâtre qui pend du sommet de la tête du coq d'Inde. Elles sont revêtues en dehors par la membrane muqueuse distendue ou ridée : quelquefois le sang suinte de leur surface, ou même un pore suffisamment dilaté lui donne issue lorsque l'on fait effort pour expulser les excrémens. A l'intérieur, le tissn des marisques est le plus souvent entiérement celluleux; quelquefois, néanmoins, comme je l'ai dit, on y trouve dans le centre une cavité, un kiste rempli de sang.

Les marisques, à leur première formation, n'ont que quelques lignes de longueur, mais des récidives fréquentes de turgescence leur font acquérir un grand accroissement; alors, quelle que soit leur position dans le rectum, elles viennent jusqu'au sphincter de l'anus et s'y engagent au moment du passage des matières; bientôt, comprimées par le resserrement naturel de cet anneau musculeux, elles s'engorgent, s'enflamment, et de plus en plus tiraillées, en viennent au point d'occasionner les plus vives douleurs. Je parlerai, à l'article du traitement, de ce qu'il convient de faire dans ce cas.

DIETERICHS, *Dissertatio de hæmorrhoïdibus cristatis. Altdorfii*, 1764. C. P., t. 167, n. 10.
SCHÆFFER, Dissertation sur les tumeurs hémorroïdales. Strasbourg, 1802.
BAILLIE, *Series of engravings*, *fasc.* IV, *tab.* 5.

2°. *La position.* Elles sont tantôt externes et tantôt internes; c'est-à-dire, tantôt placées à la marge de l'anus en dehors du sphincter, et tantôt à l'intérieur de l'intestin. On a, pendant long-temps, attribué une fort grande importance à ce caractère, en supposant que les externes étaient produites par la dilatation des veines qui aboutissent par l'hypogastrique à la veine cave, tandis que les internes étaient en communication immédiate avec la splénique et la grande mésaraïque, branches de la veine porte. Cette opinion a même engagé De Haen à établir comme deux axiômes, que l'écoulement de sang par les vaisseaux hémorroïdaux externes, produit directement et promptement la déplétion du système sanguin en général, tandis que le flux des hémorroïdes internes dégorge, au contraire, directement et promptement le système de la veine porte. *Fluxu hæmorrhoïdum externarum fit directa, cita ac generalis totius systematis vasorum (præter systema venæ-portæ quod tunc et lentiùs et parciùs depletur), depletio, id est imminutio plethoræ universalis. Et contrà : fluxu hemorrhoidum internarum fit directa, cita et copiosa depletio systematis venæ-portæ; lenta verò, ac parca totius reliqui systematis vasorum; ut proindè hoc fluxu, plethora totius non adeò imminuatur* (De Haen, *Thes. pathol. de hœmorrhoidib.*, c. 1, §. 3). Mais ce que j'ai dit précédemment de l'entrecroisement et des anastomoses nombreuses de tous les vaisseaux qui se rendent à la partie inférieure du rectum, ne permet pas d'adopter cette opinion; démentie encore par les effets également heureux que l'on voit produire aux hémorroïdes, en quelque lieu qu'elles soient placées. D'ailleurs, les tumeurs qui s'étaient d'abord développées dans l'intestin, viennent assez souvent, par l'effet du boursouflement de la membrane muqueuse, ou seulement en prenant de l'extension, se placer au dehors, en sorte que, d'internes qu'elles étaient, elles deviennent externes. La position des tumeurs ne mérite donc d'attention que par la nature des accidens qu'elles peuvent entraîner. Ludwig rapporte qu'il en a vu occuper toute la longueur du rectum et remonter jusqu'on colon (*Adversar. med, pract.*, vol. II, page 5; Dissert. 1, page 392).

STAHL, *De motu sanguinis hœmorrhoïdali et hæmorrhoïdibus externis. Halœ*, 1722.

— *Dissertatio de hæmorrhoïdum internarum motu, et ileo hæmatite Hippocratis. Halæ*, 1722.

3°. *Le nombre* des tumeurs hémorroïdales est très-variable ; il en existe tantôt une seule et tantôt un grand nombre qui, suivant la place qu'elles occupent, gênent ou même quelquefois rendent impossible le passage des excrémens. Les tumeurs situées dans l'intestin peuvent être détruites par la suppuration et peut-être encore par d'autres causes, telles qu'une compression accidentelle ou quelque mouvement intérieur ; du moins j'ai vu plus d'une fois des tubercules extérieurs, disparaître complétement par une des deux causes que je viens d'indiquer, d'où il résulte que le nombre des tumeurs hémorroïdales peut être moindre qu'il n'était.

4°. *La force* des tumeurs : les différences qu'on observe dans leurs formes, dépendent de plusieurs causes et fournissent conséquemment des indices différens que nous allons examiner.

A. *Différence de formes résultante de leur nature.* J'ai dit que de ces tumeurs, les unes étaient variqueuses et les autres celluleuses ; celles-ci, qui d'abord sont demi-ovalaires et semblables à un petit mamelon, prennent ensuite une forme alongée ; elles sont quelquefois pédiculées et pendantes, ce qui dépend presque toujours des constrictions qu'elles ont éprouvées par le sphincter de l'anus. Les autres, au contraire, sont arrondies, bosselées et parfois groupées de manière à représenter une grappe de raisin.

B. *De leurs dimensions.* Selon qu'elles sont plus ou moins développées, elles sont aussi plus ou moins arrondies ; les marisques, en s'étendant, s'alongent sans beaucoup augmenter en ampleur ; tandis que les varices, au contraire, croissent dans toutes leurs dimensions. On en trouve qui ont le volume et la forme arrondie d'un pois ; d'autres ressemblent à des cerises ; il en est enfin de grosses comme un œuf ou comme le poing.

P. Franck dit en avoir vu de la grosseur d'un œuf d'oie (*Epit. de morb. curand.*, t. V).

C. *De leur position.* Plus elles sont élevées dans l'intestin et plus elles sont disposées à s'alonger. Les varices, dans ce cas, forment un cordon de granulations qui descend jusqu'à l'anus.

Ces différences de forme ont fait donner aux excroissances hémorroïdales des dénominations variées, empruntées des objets avec lesquels on leur trouvait de la ressemblance ; on les a en conséquence nommées *condylomes*, *crêtes*, *fics*, *thyms*, *vésicales*, *verruqueuses*, en *raisins*, en *mures*, en *sac*, etc.

5°. *La couleur.* En général, les *marisques* sont d'un rouge plus ou moins pâle ; et les *varices*, violettes et noirâtres : cependant les premières prennent une couleur très-foncée lorsqu'elles sont vivement enflammées, et principalement quand elles sont étranglées par le sphincter. La surface des premières est parfois saignante ; les autres ne peuvent l'être que lorsqu'elles sont ulcérées.

6°. Les tumeurs hémorroïdales peuvent être *sèches* ou *fluentes*.

Les premières constituent ce que l'on a nommé hémorroïdes aveugles (*hæmorroïdes cæcæ*).

Les tumeurs fluentes fournissent tantôt un sang pur et vermeil, provenant des vaisseaux capillaires qui sont l'origine des *marisques* ; tantôt un sang noir et épais produit par la rupture d'une varice ; enfin la surface de ces tumeurs devient encore, comme le reste de la membrane muqueuse du rectum, le siége d'un écoulement blanchâtre. *Voyez* ci-après LEUCORRHÉE.

Cette distinction de *sèches* ou *fluentes*, offre de l'intérêt sous les rapports de la quantité de sang épanché, de l'habitude qui en avait été précédemment contractée, enfin comme moyen de dégorgement dans l'inflammation.

A. *Sous le rapport de la quantité de sang épanché.* On doit porter un jugement bien différent sur deux affections dans l'une desquelles il n'existe pas d'écoulement, tandis que dans l'autre, la vie de l'individu se trouve compromise par des récidives fréquentes d'hémorragie (*Voyez* ci-dessus le §. *hémorragie*).

B. *Quant à l'habitude*, il faut remarquer que si, dans le principe, la simple fluxion a pu suffire aux besoins de la constitution, en sorte qu'il importait peu qu'il y eut ou non écoulement de sang; il n'en est plus de même lorsque cet écoulement a été renouvelé plusieurs fois : il devient alors nécessaire, et ce n'est point sans inconvéniens ou du moins sans précaution, qu'on pourrait le supprimer; ces deux ordres de considérations seront repris et développés un peu plus loin.

C. Enfin, lorsque les tumeurs sont fort enflammées et que les douleurs dépendent de cette cause aussi bien que de la tension de toutes les parties voisines, l'évacuation sanguine a l'avantage d'apaiser ces douleurs; mais lorsque les douleurs ne dépendent pas de l'inflammation et sont de la nature de celles que je décrirai ci-après (*accidens consécutifs*, §. II), l'écoulement sanguin n'y apporte aucun changement, et il importe peu, sous ce rapport, que les marisques soient sèches ou fluentes.

MOEBIUS, *Dissertatio de hæmorrhoïdibus cæcis et apertis. Ienæ*, 1662.

BOHN, *Dissertatio* (*resp. Hering*) *de hæmorrhoïdibus cæcis. Lips.*, 1694. C. P., t. 167, n. 9.

CRAUSIUS, *Dissertatio de hæmorrhoïdibus cæcis. Ienæ*, 1710.

WEDEL, *Dissertatio* (*resp. Dieler.*) *de hæmorrhoïdibus cæcis. Ienæ*, 1732. C. P. t. 167, n. 8.

KALTSCHMIED, *Dissertatio* (*præs. Hermann.*) *de hæmorrhoïdibus cæcis in ulcus vesicæ urinariæ mutatis. Ienæ*, 1757. C. P. t. 167, n. 25 et 26.

— *Dissertatio de hœmorrhoïdibus cœcis. Ienœ*, 1760.
LANGGUTH, *Dissertatio de hœmorrhoïdibus morbo cœco. Witteb.*, 1766.
FUNCCIUS, *Dissertatio de hœmorrhoïdibus nimiùm conniventibus et cœcis. Altdorfii*, 1767.
HILDEBRANDT (Fred.). Des hémorroïdes fermées, brochure in-8°. traduite par T. C. H. Marc. Paris, 1804.

Les affections que l'on pourrait confondre avec des tumeurs hémorroïdales, sont : 1°. un polype ou une tumeur fongueuse du rectum; 2°. des excroissances et végétations vénériennes ou d'une autre nature.

1°. *Un polype ou tumeur fongueuse.* Parmi les caractères particuliers de cette affection, ce qui la distingue spécialement des tumeurs hémorroïdales, c'est un accroissement progressif et indéterminé, puis l'indolence constante de ses surfaces, qui peuvent sans doute devenir ulcéreuses naturellement ou par l'action de quelque cause irritante, mais ne sont jamais assujetties à ces paroxysmes réguliers et périodiques d'inflammation qu'on remarque dans les marisques. Ce n'est point avec les varices qu'on pourrait confondre un polype ; les apparences de ces deux affections diffèrent assez pour qu'on ne soit pas exposé à cette méprise.

2°. *Des excroissances vénériennes, ou d'autre nature.* Nulle partie du corps n'est plus sujette que les environs de l'anus, au développement de ces végétations, qu'on a quelquefois beaucoup de peine à distinguer des tubercules hémorroïdaux. Le père de la médecine luimême a confondu diverses excroissances avec cette dernière affection, lorsqu'il parle de tumeurs hémorroïdales qu'on arrache avec les ongles et qu'on guérit ensuite par des abstersions de vin rouge (*De hœmorr. lib.*).

Les moyens principaux qu'on a pour distinguer la nature de ces affections, sont ceux qui servent à reconnaître la maladie vénérienne, dont il existe ordinairement d'autres signes : un caractère qui distingue encore ces productions étrangères aux hémorroïdes, c'est qu'elles se développement seulement en dehors de l'anus, tout au plus à la partie intérieure du sphincter, et qu'il ne paraît point qu'elles prennent jamais naissance à l'intérieur du rectum. D'ailleurs, la surface en est presque toujours altérée, tandis qu'elle est constamment lisse dans les marisques non ulcérées; on peut voir, à ce sujet, les distinctions lumineuses établies dans l'article *excroissance* de ce Dictionnaire.

7°. Tous les tubercules hémorroïdaux peuvent s'enflammer, mais l'inflammation ne se développe spontanément que dans les marisques; c'est consécutivement, par communication et par la compression, que la surface des tumeurs variqueuses vient à s'enflammer. Cependant les répétitions fréquentes d'inflammation produisent également l'ulcération des tumeurs des deux espèces, et les exposent pareillement aux dégénérations squirreuses et cancéreuses.

§. III. *Inflammation* : elle accompagne toujours ou plutôt donne lieu à la formation des tumeurs; elle est caractérisée par le gonflement et la vive rougeur des parties, par une sensibilité qui rend douloureux le moindre attouchement ou le passage des matières les moins consistantes, enfin par les battemens que l'on ressent au siége du mal. C'est d'après ce genre d'accident que l'on peut surtout juger de la différence que l'organisation des parties met dans les suites de phénomènes analogues : le mouvement fluxionnaire établi sur l'utérus, est facilement jugé par l'écoulement de sang, pour lequel tout est disposé dans la structure de l'organe; au lieu que les mêmes facilités ne se rencontrant pas dans l'organisation du rectum, l'écoulement de sang qui pourrait former la crise de cette sorte de fluxion, ne se fait point ou n'a lieu qu'avec peine, d'où résulte la formation des tumeurs de deux espèces dont j'ai parlé, et l'inflammation avec tous ses inconvéniens.

En général, lorsque l'écoulement sanguin a lieu, l'inflammation n'est ni grande, ni de longue durée; dans tous les cas, elle sert elle-même de crise au mouvement fluxionnaire et l'épuise; mais lorsqu'elle s'est emparé de toute l'épaisseur des marisques, il peut en résulter des abcès qui entraînent presque toujours la fonte de la tumeur.

Quelquefois l'inflammation est très-violente, et s'empare non-seulement du tissu cellulaire adjacent, mais encore des organes voisins; quelques malades éprouvent alors une vive douleur dans la région du sacrum, pareille à celle qui résulterait d'un coup violent; chez l'homme, elle se propage quelquefois à la vessie, il en résulte des accidens plus ou moins graves, des dysuries, des stranguries; et lorsque ces accidens se renouvellent, ils tendent à produire un catarrhe de la vessie, l'une des maladies les plus fâcheuses dont on puisse être attaqué; ils peuvent encore exciter l'ensemble des symptômes qu'on a nommés hémorroïdes de la vessie (*Voyez* ci-après ce mot). Chez la femme, l'irritation se porte à la matrice et à ses annexes, mais, en général, avec moins de gravité, parce qu'il arrive rarement que la matrice ne soit pas en état de fournir un écoulement sanguin qui la délivre. L'état inflammatoire acquiert ce degré d'intensité, non-seulement lorsqu'il n'y a pas d'évacuation sanguine, mais encore lorsque cette évacuation n'est pas proportionnée à l'intensité de la fluxion: elle est surtout augmentée, cette fluxion, quand une cause locale vient s'ajouter aux causes générales; par exemple, lorsque des tumeurs poussées au dehors par la tuméfaction de tout l'intestin, ne peuvent plus être réduites, et restent exposées à la pression du sphincter, qui les étreint comme une corde; lorsqu'une constipation cruelle donne aux matières fécales une dureté qui fait qu'elles déchirent tout au passage, et qu'elles ne peuvent être expulsées sans des efforts qui font de plus en plus renverser la surface interne de l'intestin, et augmentent ainsi le volume du bourrelet compris dans l'étranglement.

Indépendamment de la cause naturelle d'inflammation, qui se trouve dans l'existence même de la fluxion et dans le mode de formation des tumeurs ou marisques, soit que ces marisques proviennent de la rupture d'un vaisseau et de l'épanchement de sang dans le tissu cellulaire, soit qu'elles reconnaissent pour cause une simple dilatation de ce vaisseau et la formation d'un tissu celluleux particulier, plusieurs autres causes peuvent exciter l'inflammation des hémorroïdes; ainsi, la dureté des matières, la peine qu'elles ont à franchir le passage, l'obstacle que peut leur offrir la réunion d'un grand nombre de tumeurs, peuvent exciter cet accident et le rendre très-redoutable. Des causes extérieures agissent quelquefois dans le même sens; un coup à l'anus, une chute, l'équitation sur un cheval très-rude, les applications et injections irritantes, mais surtout l'étranglement des tumeurs qui ont franchi l'anus, ou d'une portion d'intestin tombée. Dans ces cas, l'inflammation peut aller jusqu'à produire la gangrène de toute la portion des tumeurs et de l'intestin qui se trouvent en dehors; ou bien donner lieu à des abcès dans le tissu cellulaire qui environne le rectum, d'où résulteront ensuite des fistules plus ou moins profondes. Je parlerai, à l'article du traitement, des moyens par lesquels on peut prévenir des suites si fâcheuses, et je dirai ce que l'expérience m'a fait connaître sur l'emploi des moyens les plus propres à produire le dégorgement.

§. IV. *Leucorrhée ou écoulement blanc; catarrhe du rectum (hémorroïdes blanches, muqueuses, séreuses, etc., des auteurs).*

Le caractère particulier de l'inflammation des membranes muqueuses est de fournir, dès que cette inflammation cesse d'être fort intense, un écoulement qui d'abord est séreux et irritant, au point que les parties en sont comme brûlées : peu à peu cet écoulement change d'apparence, devient plus consistant, plus semblable au mucus sécrété naturellement par les membranes muqueuses, et il continue de couler plus ou moins abondamment, soit en un suintement continu, qui tache habituellement le linge du malade, soit par flocons qui sortent tout-à-coup lorsqu'on va à la garde-robe, ou même lorsqu'on veut laisser échapper une flatuosité; le mucus alors paraît quelquefois clair et blanchâtre, semblable à de l'eau gommeuse, du blanc d'œuf, ou, comme le rapportent les auteurs, à du frai de grenouille.

Tous les symptômes du catarrhe caractérisent ordinairement l'établissement de cet état : souvent une cuisson habituelle est le seul témoignage de l'existence de cette maladie ; et même, quand elle est devenue chronique, cette cuisson ne se fait plus sentir qu'à des intervalles éloignés, et lorsqu'un redoublement d'irritation a lieu.

La leucorrhée existe quelquefois seule, permanente, ou sujette à des interruptions plus ou moins longues ; quelquefois elle coïncide avec l'écoulement sanguin, c'est-à-dire, qu'elle le précède et le suit de quelques jours. On peut supposer qu'elle ne disparaît pendant la durée de l'écoulement sanguin, que parce que le sang empêche d'apercevoir les mucosités qu'il entraîne, et auxquelles il se trouve mêlé.

On ne peut méconnaître l'analogie parfaite de cet écoulement, avec celui qui constitue les *flueurs blanches* chez les femmes. Ces deux *leucorrhées* dépendent de la même cause, savoir d'un catarrhe de la membrane muqueuse, qui revêt d'une part le vagin et l'utérus, de l'autre, l'intestin rectum. Le catarrhe peut, ici comme là, être passager ou habituel, aigu ou chronique, et la similitude de ces affections me dispense d'en parler plus longuement, parce que je crois, par ce rapprochement, en avoir rendu la démonstration assez claire.

Les causes qui peuvent exposer le rectum à un catarrhe, ne sont ni moins nombreuses, ni moins faciles à déterminer, que celles du catarrhe utérin. La seule existence des hémorroïdes, le renouvellement fréquent et la durée de l'irritation qu'elles produisent, suffiraient pour exciter l'inflammation catarrhale de la membrane muqueuse du rectum. Il est à remarquer que les individus dont les hémorroïdes rendent abondamment du sang, sont moins souvent affectées de leucorrhée que les autres, ce qui est une analogie de plus avec les *flueurs blanches* dont les femmes n'ont communément à se plaindre que lorsqu'elles sont mal réglées. Cet écoulement blanchâtre de l'intestin, peut dépendre d'une cause syphilitique; le diagnostic en est alors fort difficile; quand il existe d'anciennes hémorroïdes, on n'a guère, pour reconnaître la nature du mal, que l'examen des causes antécédentes, et la coïncidence possible de quelqu'autre symptôme vénérien. On peut voir au mot *fluxion*, les exemples de cette maladie rapportés par M. Cullerier.

ALBERTI, *Dissertatio hæmorrhoidibus albis. Halæ*, 1717.

BAUMER, *Pr. de hæmorrhoïdibus mucosis earumque sympathiâ cum asthmate mucoso. Giess.*, 1776.
SELIGMANN, *Dissertatio de hæmorrhoïdibus albis in universum. Gœtt.*, 1782. *Doering.* 1, *p.* 185.

CHAPITRE IV.

Accidens consécutifs des hémorroïdes, ou accidens qui dépendent de ceux que je viens d'examiner.

§. Ier. *Des crevasses, fissures ou rhagades à l'anus.* Ces trois mots ont une même signification. Il s'agit toujours d'une petite ulcération longitudinale, dont les variétés sont relatives seulement à la cause qui les a produites. Lorsque des tumeurs hémorroïdales multipliées, ou très-volumineuses, obstruent le passage des matières fécales, il arrive souvent que ces matières endurcies, violemment pressées au passage, glissent avec violence entre deux tumeurs, et déchirent, vers leur base, en les écartant, la membrane muqueuse qui les recouvre; ces déchirures arrivent principalement aux tumeurs placées sur le sphincter, ou du moins très-peu au-dessus, parce que, dans ce lieu, elles éprouvent la plus grande pression possible. Cet accident, très-léger dans le principe, n'acquiert de l'importance que parce qu'il peut être souvent renouvelé, et que le contact des matières excrémentitielles entretient une vive irritation dans la petite plaie résultante de la déchirure: cette plaie, en conséquence, grandit et devient ulcéreuse.

Tant que la crevasse est récente et de peu d'étendue, comme elle ne rend pas une quantité de pus assez grande pour qu'il soit remarqué, on en soupçonne rarement l'existence; et la répugnance ordinaire qu'on éprouve à soumettre ces parties à l'examen du chirurgien, fait que la maladie reste long-temps inconnue.

D'ailleurs la couleur naturelle de la membrane muqueuse, renforcée par l'irritation accidentelle, rend une petite fissure quelquefois difficile à distinguer. Si elle est située, comme cela arrive assez ordinairement, un peu au-dessus du sphincter, on parvient à l'apercevoir en faisant placer convenablement le malade, et lui prescrivant de pousser au-dehors l'extrémité de l'intestin; mais si la partie sur laquelle elle est située ne peut être mise au jour, on n'a que des moyens indirects de la reconnaître.

La douleur que cause une fissure est un des premiers indices de son existence. Cette douleur a des caractères particuliers, qui seront exposés ci-après, en détail, quand je parlerai des diverses espèces de douleurs qui peuvent compliquer les affections hémorroïdales.

Un moyen de reconnaître les crevasses ou fissures situées hors de la portée de la vue, serait l'introduction d'une mèche de charpie enduite de cérat, qu'on laisserait durant quelques heures dans l'intestin; en retirant ensuite la mèche, on jugerait de la situation de la crevasse par l'empreinte qu'aurait faite le pus qu'elle doit fournir. Ce moyen est celui que l'on met quelquefois en usage pour trouver l'orifice interne d'une fistule à l'anus, que le stylet n'a pas pu rencontrer.

Toutes les fissures ou rhagades ne sont point le résultat d'une distension mécanique; souvent lorsque des récidives fréquentes d'inflammation hémorroïdaire ont endurci la peau et le tissu cellulaire du pourtour de l'anus, ces parties sans cesse irritées prennent un aspect dartreux; elles deviennent le siége d'éruptions qui causent de la cuisson ou des démangeaisons; et il s'y forme des crevasses ou fissures; quelquefois ces ulcérations se trouvent placées assez en dehors pour ne pas être en contact avec les matières stercorales à leur passage ; elles ne donnent point lieu alors à des douleurs profondes, comme celles dont j'ai parlé plus haut ; cependant elles sont le fâcheux indice d'une altération profonde du tissu, et elles disposent le malade, comme les précédentes, à des accidens dont je vais parler, qui agravent singulièrement sa position ; je veux dire aux douleurs nerveuses et à la constriction de l'anus.

§. II. *Des douleurs hémorroïdales.* Ces douleurs sont de plusieurs espèces qu'il est très-important de distinguer.

1°. Les premières dépendent de l'inflammation dont j'ai déjà parlé ; elles sont caractérisées par la chaleur, l'enflure, la tension, la sensation du battement intérieur ; elles varient en intensité, depuis un sentiment de simple pesanteur, jusqu'à des douleurs horribles, qui se terminent par la gangrène. La sensibilité des parties est toujours augmentée au point que le plus léger attouchement, que le passage des matières les moins dures, d'un vent quelquefois, font pousser les hauts cris. Ces douleurs dépendent de l'inflammation et du développement des tubercules, et des parties qui les environnent ; elles se terminent assez souvent par la formation d'abcès dans le tissu cellulaire abondant dont l'anus est entouré, ou par la suppuration des parois des tubercules eux-mêmes.

2°. *Douleurs nerveuses.* Ce que je vais dire sur cette espèce de douleurs ne se trouve dans aucun ouvrage ; du moins les Traités les plus modernes, comme les plus célèbres sur cette matière, n'en disent rien de positif. L'illustre Sauvages parle, sous le nom de *proctalgie*, des douleurs du fondement ; il en reconnaît dix ou douze espèces, en n'ayant égard qu'à leurs causes : l'inflammation, le cancer, la fistule, l'excoriation, les rhagades, etc. ; mais il paraît avoir ignoré le caractère spécial de cette douleur, quelle que soit la cause qui l'a produite ; et certes il est singulier qu'après tant de recherches et d'écrits dont les hémorroïdes ont été l'objet, personne n'ait encore fait une mention spéciale et détaillée de ce qui en fait l'une des plus affligeantes complications. Néanmoins je crois être le premier qui les ait décrites clairement dans une suite d'articles insérés dans la Gazette de santé de 1812 et 1813, sous le titre de *Conseils aux personnes affectées d'hémorroïdes* Depuis cette époque, M. le baron professeur Boyer, qui avait eu occasion de les observer dans des cas de constriction spasmodique de l'anus, en a fait mention dans un mémoire sur ce dernier accident, pour lequel il propose d'inciser en totalité le sphincter de l'anus. M. Boyer regarde ces douleurs comme la suite d'une fissure de l'anus et de la constriction spasmodique qu'elle occasionne. On peut voir dans ce Dictionnaire, au mot *fissure*, l'exposition de la doctrine de ce célèbre professeur, faite par M. Mérat. Quant à moi, ayant plusieurs fois observé cette espèce de douleurs, indépendamment de fissure ou de constriction, je les regarde comme une complication qui peut survenir dans toutes les maladies longues et graves de l'anus, mais spécialement à l'occasion des récidives fréquentes, d'accès hémorroïdaux. Cette opinion se trouve d'ailleurs confirmée par le succès du traitement que j'exposerai plus loin ; ce traitement ne se rapportant à aucun des autres accidens avec lesquels celui-là peut se rencontrer.

Quoi qu'il en soit, ces douleurs existent sans qu'il y ait étranglement ou inflammation bien vive du moins, et alors, chose remarquable, la compression les soulage ; elles ont un caractère nerveux reconnaissable à l'intermittence, à la mobilité avec laquelle elles augmentent ou diminuent ; elles disparaissent même quelquefois, mais pour revenir promptement avec des redoublemens, durant lesquels les parties souffrantes semblent être traversées de mille traits de feu qui rappellent des éclairs électriques.

Les douleurs de cette espèce sont toutefois, pour l'ordinaire, moins aiguës que les précédentes ; mais elles ont ce caractère commun aux douleurs nerveuses, de mettre le malade dans un état d'inquiétude et de découragement extrême : elles sont surtout fâcheuses, parce que la durée en est indéterminée ; elles succèdent souvent aux douleurs inflammatoires, et persistent encore après la destruction de la cause sous l'influence de laquelle elles se sont manifestées ; elles se prolongent quelquefois durant des mois entiers, et de temps en temps renouvelées par des récidives d'inflammation, elles deviennent permanentes, et empoisonnent continuellement la vie.

3°. La troisième espèce de douleurs hémorroïdales est celle qui survient quelquefois à l'occasion des fissures, crevasses ou rhagades dont j'ai parlé plus haut. Voici la manière dont se développent les douleurs qui tiennent à cette cause, et le caractère qui peut les faire reconnaître. On ne doit cependant pas ignorer que des fissures ou rhagades existent assez souvent sans produire rien de semblable.

Le malade éprouve, en allant à la garde-robe, une faible douleur, qui se borne quelquefois à la sensation d'une piqûre dont le siége est constamment le même : cette première douleur est quelquefois si faible, qu'on la remarque à peine ; mais bientôt, c'est-à-dire après un intervalle de temps qui varie depuis quelques minutes jusqu'à une heure et plus, cette douleur prend de l'intensité, se change en une ardeur cuisante, et tient, sans discontinuité le patient dans les angoisses que ferait éprouver un fer brûlant dans l'anus. Ces tourmens durent ainsi, le plus souvent, jusqu'à ce qu'un sommeil long et non interrompu vienne les dissiper. Lorsque le malade s'éveille la matin, il n'a ordinairement aucun ressentiment de douleur, et cet état de tranquillité dure jusqu'au moment qu'on va à la garde-robe; mais en satisfaisant de nouveau ce besoin, les douleurs renaissent comme la veille et suivent la même marche.

Lorsque ces alternatives ont duré long-temps, une tristesse habituelle s'empare du malade; sa figure en garde l'expression; souvent il refuse de manger, dans la crainte de renouveler ses douleurs en donnant lieu au besoin d'excrétion.

Indépendamment du mal de la douleur, lorsque ces accidens se prolongent, on doit craindre que l'ulcération qui les entretient ne dégénère et ne prenne un caractère cancéreux, ce qui est un motif de plus de recourir aux moyens de guérison que la nature du mal fait d'ailleurs si ardemment désirer.

Les fissures ou crevasses de l'anus guérissent quelquefois spontanément par l'effet d'une inflammation vive, qui aura déterminé un abcès, ou la suppuration de la tumeur à la base de laquelle se trouve la crevasse; quelquefois aussi, et même le plus souvent, la nature guérit le mal par ses propres forces, soit que les matières cessent pendant quelque temps d'être aussi irritantes, soit que la sensibilité de la petite ulcération ait été changée par des ressources de la nature qui nous sont inconnues.

4°. Il existe enfin une quatrième et dernière cause de douleurs parmi les accidens dont s'accompagnent les hémorroïdes; c'est une inflammation chronique ou latente de la membrane de l'intestin.

Les douleurs qui dépendent de cette cause sont excitées, comme celles dont je viens de parler, par l'éjection des matières ; souvent il suffit du passage d'un vent pour les faire naître : elles ne diffèrent des précédentes que parce qu'elles ne se font pas sentir en un seul point fixe, mais qu'elles occupent toute la partie inférieure de l'intestin. Ainsi que les autres, elles ne sont calmées que par un sommeil long et non interrompu ; et comme elles ne sont que trop propres à repousser le sommeil, s'il arrive par malheur que la nuit se passe dans l'insomnie, les tourmens qui se prolongent ainsi sans interruption d'un jour à l'autre, sont portés au point de rendre la vie insupportable.

Ce genre de douleurs complique fréquemment les cas de leucorrhée ou écoulement blanchâtre ; mais fréquemment aussi ces deux accidens sont indépendans l'un de l'autre.

Tel est le tableau fidèle des tourmens qu'ont à souffrir les personnes affectées d'hémorroïdes. Si ce tableau paraît nouveau à beaucoup de médecins, jose me flatter que chaque malade y verra son histoire dans quelque point, et que les personnes qui ont été long-temps tourmentées de cette affection, y reconnaîtront la plus grande partie de ce qui leur est arrivé : mais j'aurais peu fait pour elles, si je me contentais de peindre avec exactitude les tourmens dont elles sont dévorées, et si je n'avais quelque consolation à leur offrir en finissant cette énumération des plus cruelles misères ; c'est ce que j'espère qu'elles trouveront à l'article du traitement.

WEDEL, *Dissertatio. Æger hœmorroïdibus dolentibus et immodicis laborans. Ienæ*, 1679.

HEISTER, *Dissertatio* (*resp. Raupbach*) *de clavo hœmorrhoïdali. Helms*, 1734. C. P. t. 167, n. 27.

§. III. *Du rétrécissement de l'anus*, accident consécutif des hémorroïdes.

Ce rétrécissement peut dépendre de trois causes différentes :

1°. L'accumulation et la réunion des tubercules, qui forment souvent des paquets de la grosseur du poing, bosselés quelquefois comme des grappes de raisin, et peuvent être placés de manière à rendre fort étroit et fort difficile le passage des matières.

Presque toujours ces paquets hémorroïdaux s'alongent assez pour être poussés au dehors et se trouver facilement en vue, ce qui permet de les reconnaître. La pression que leur font éprouver les matières excrémentitielles endurcies, y produit des crevasses ou des fissures.

2°. L'endurcissement progressif du tissu cellulaire de l'extrémité du rectum donne lieu à un rétrécissement graduel et indolent, que les malades supportent jusqu'à ce qu'il soit porté assez loin pour mettre de grands obstacles au passage des matières (*Voyez* ci-après).

3°. *La constriction spasmodique de l'anus*. Cet orifice, aussi bien que la plupart des autres ouvertures naturelles du corps, est sujet à un resserrement spasmodique, qui devient une maladie très-douloureuse, en raison des fonctions auxquelles il est distiné. Je dois aux lumières de M. le professeur Dupuytren, chirurgien en chef de l'Hôtel-Dieu de Paris, des éclaircissemens sur cette maladie, dont il a plusieurs fois observé des exemples. Il a vu que la disposition extérieure des malades, ou ce qu'on nomme, en terme de l'art, le *facies*, est constamment le même, et caractérise des personnes éminemment nerveuses. Quand à la maladie locale, le sphincter est contracté avec tant de force, que les matières ne s'échappent qu'en surmontant des difficultés inouïes, et en se roulant en cylindres très-minces et très-alongés; les douleurs sont excessives durant l'excrétion, et surtout lorsque les recherches nécessaires pour reconnaître le mal, obligent à porter le doigt dans l'intestin.

Dans plusieurs cas, M. Dupuytren s'est assuré qu'il n'existait ni fissure, ni inflammation qui pût occasionner la douleur; il ne l'a point vue en liaison avec l'affection hémorroïdale; toutefois je l'ai vu succéder, ou plutôt s'associer à de longues douleurs de cette nature. Ce qui donne surtout un grand intérêt aux remarques de M. Dupuytren, c'est qu'ayant observé des resserrement spasmodiques semblables dans les orifices des autres cavités, il a pu établir une analogie entre ces différens cas.

Je tire ces faits de la Gazette de Santé, du 1er. octobre 1813, où je les avais consignés, avec d'autres qui leur servent de développement, mais qui sont étrangers à l'affection hémorroïdale, et ne doivent pas trouver place ici.

Des observations particulières me donnent lieu de penser que cette constriction spasmodique n'existe pas toujours libre de toute complication, et qu'elle se rencontre quelquefois avec l'hémorragie, avec des tubercules, et surtout avec le catarrhe du rectum et la leucorrhée intestinale; elle coïncide même si fréquemment avec les rhagades ou fissures, que quelques praticiens l'ont regardée comme une suite de ces derniers accidens, et comme ne pouvant exister sans eux. Il est plus probable, au contraire, que la constriction existe souvent avant la fissure, et que celle-ci n'est que le résultat d'un déchirement produit par la violence que les matières ont fait éprouver à l'orifice ainsi resserré.

Quelquefois l'intérieur du rectum partage la constriction du sphincter, au point que l'on n'y saurait injecter de lavement, ou que si l'on parvient à en introduire, ils causent une douleur excessive, et sont rejetés à l'instant.

§. IV. *Des ulcérations, abcès et fistules.* L'inflammation, quand elle est superficielle, gonfle le tissu de l'intestin, et notamment de la membrane muqueuse; les portions de cette membrane qui recouvrent les tubercules, s'engorgent spécialement, acquièrent une sensibilité vicieuse, et finissent par s'ulcérer en quelques points. D'ailleurs, l'inflammation qui s'empare des marisques peut ne pas se résoudre; elle donne lieu alors à la formation d'abcès qui se vident dans l'intestin après avoir percé les parois des marisques, qui restent ulcéreuses. La note suivante, du Traité des Hémorroïdes, par M. de Larroque, contient une démonstration de ce fait. « J. L. Petit ne pensait pas que les tumeurs hémorroïdales devinssent jamais le siége d'un abcès; il croyait que le pus se formait constamment aux environs et non dans le parenchyme des tumeurs. Mais voici un fait qui prouve évidemment que l'opinion de ce chirurgien célèbre était mal fondée: Chez un sujet que j'ai ouvert il y a environ six mois, j'ai trouvé deux tumeurs hémorroïdales totalement suppurées; dans l'une, le pus se trouvait renfermé dans un kyste de la grosseur d'une noisette; dans l'autre, il était infiltré, mais on le distinguait parfaitement (Traité *des hémorroïdes*, par de Larroque, page 144).

Lorsque l'inflammation est profonde et qu'elle intéresse largement le tissu cellulaire graisseux dont l'intestin est entouré, il s'y forme des abcès: la douleur, la tension, la chaleur, occupent un plus grand espace les battemens se font sentir dans le bassin ou à la marge de l'anus ; enfin, un foyer de suppuration s'établit, et le pus se fait jour le plus communément dans l'intestin, d'où il sort avec les matières fécales. Dans d'autres cas, au contraire, le pus déjà formé fuse et vient faire saillie sous la peau, à côté de l'anus : il est du devoir de l'homme de l'art de donner alors promptement issue à cette matière, pour empêcher, autant que possible, la fonte purulente du tissu cellulaire, et la dénudation des parois intestinales.

En quelque lieu qu'un semblable abcès se soit ouvert, il en résulte toujours une fistule, d'abord à une seule ouverture, et que pour cela on a nommée *borgne*, interne ou externe. Il n'est pas de mon objet d'exposer comment, en peu de temps, ces fistules deviennent ordinairement complètes, non plus que les moyens par lesquels on peut les guérir; et je dois renvoyer au mot *fistule à l'anus*, les détails particuliers à cette maladie.

Je terminerai cet article en énonçant mon opinion, que la plus grande partie des fistules à l'anus reconnaissent pour cause les accidens consécutifs des hémorroïdes.

DE THEYLS, *Dissertatio de sanguinis evacuatione per inferiora, quam hæmorrhoïdem vocant ut causâ fistulæ ani. Lug. Bat.*, 1744.

§. V. *Le tenesme hémorroïdal et la chute de l'intestin rectum* sont encore fréquemment produits par l'affection hémorroïdale. Les distensions fréquentes qu'éprouve la membrane muqueuse par l'afflux sanguin, les tiraillemens occasionnés par les tubercules pou sés au-dessous du sphincter, produisent l'alongement de la membrane muqueuse, à quoi il faut ajouter le ténesme et les efforts d'expulsion auxquels les malades se livrent malgré eux, et qui amènent la sortie de l'intestin. « Cette dernière affection, observée plusieurs fois par M. le professeur Chaussier, lui paraît, dans le plus grand nombre des cas, formée par l'invagination d'une portion de l'intestin rectum, qui, par les efforts de l'éjection, est enfoncée et poussée dehors à travers l'anus; et cette observation, qui a été confirmée par ses recherches anatomiques, mérite une attention particulière, sur-tout si l'on se décidait à l'excision de la partie sortie, comme l'ont conseillé quelques auteurs (*Dissert. sur les hémorr.*, par Lavedan, §. 11).

Indépendamment des accidens locaux produits par le ténesme, lorsque les efforts causés par cette fausse sensation du besoin d'aller à la selle se prolongent, il arrive que le malade, continuellement tourmenté, est privé du repos, et que tous les symptômes du mal qu'il éprouve sont agravés. Storck fait mention de deux vieillards dont la mort fut accélérée par les tourmens que leur causait un ténesme continu (*Observ. clin. ann.*, mart., D. 1, n. 8).

Comme le ténesme est une complication ordinaire de la dyssenterie, il peut quelquefois embarrasser le diagnostic des hémorroïdes.

La gravité du pronostic est proportionnée à l'intensité, et sur-tout à la durée des épreintes, qu'on doit chercher à calmer le plus promptement possible.

JUNCKER, *Dissertatio (resp. Adelung) de prolapsu intestini recti protuberantis hæmorrhoïdalibus perperam habito Halæ*, 1744. C. P., t. 167, n. 14.
— *De tenesmo hæmorrhoïdali. Halæ*, 1744.

§. VI. *Endurcissement du tissu cellulaire.* Le squirre et le cancer peuvent être en définitif et sont trop souvent la terminaison fatale des récidives fréquentes de l'inflammation hémorroïdale. Un tissu lâche et aussi facilement accessible aux engorgemens que celui dont toute la partie inférieure de l'intestin est enveloppée, doit recevoir de ces inflammations répétées un mode particulier d'organisation et par conséquent de vitalité. A chaque reprise d'inflammation, le dégorgement doit être moins facile et moins complet ; les mailles du tissu se remplissent, les intervalles diminuent, les parois des vaisseaux, devenues moins souples, sont gorgées de sucs, et se prêtent moins facilement à la circulation des humeurs, qui, n'étant plus si facilement renouvelées, peuvent s'altérer soit de manière à perdre leurs propriétés stimulantes, soit de manière à en acquérir d'irritantes et incompatibles avec l'entretien de la santé. On peut croire que le simple endurcissement du tissu cellulaire et le squirre sont des résultats de cette première modification des humeurs, tandis que le cancer douloureux et ulcéré est produit par la seconde. Les nerfs qui se distribuent avec abondance dans ces parties ne peuvent manquer de jouer un rôle dans ces diverses conditions. Leur sensibilité peut être obstruée ou détruite par l'effet d'un engorgement indolent dans lequel ils seraient ensevelis, ou bien encore elle peut être exaltée par la compression ou par l'action qu'exercent sur eux les fluides altérés ; d'où résultent les deux modifications qui concourent à former ou l'endurcissement indolent ou le squirre et le cancer. Au demeurant, l'endurcissement simple peut demeurer sans douleurs ; et jusqu'à ce que le rétrécissement soit porté très-loin, on le supporte sans inconvénient.

On peut voir au mot *cancer* la description de cette affreus maladie ; du squirre, par lequel elle commence ordinairement, aussi bien que celle de l'endurcissement du tissu cellulaire, que l'auteur, feu le docteur Bayle, regardait comme étant analogue à celui qui constitue l'éléphantiasis des Arabes. Cette opinion adoptée par le collaborateur de M. Bayle, mérite sans doute d'être prise en considération. Cependant les récidives d'inflammation, qui semblent sur-tout rapprocher cet endurcissement de l'éléphantiase, pourraient dépendre uniquement des hémorroïdes, et n'être que le retour habituel des accès auxquels cette affection est communément assujettie, aussi bien que l'éléphantiase. Cette difficulté, du reste, est de nature à n'être levée que par la considération des effets que produiraient les moyens qui peuvent rendre moins fréquens, ou même éloigner entièrement, les attaques d'hémorroïdes.

§. VII. *Colique hémorroïdale.* L'école de Stahl a donné de fort justes idées de cet accident, dont je fais mention ici en raison des rapports que les médecins de cette illustre école lui ont reconnus avec la fluxion hémorroïdale.

Elle est reconnaissable aux signes précurseurs de l'affection hémorroïdale : horripilations, froid, resserrement spasmodique, gêne de la respiration, tension et pesanteur extrême dans tout l'abdomen, quelquefois soulèvemens d'estomac et vomissemens; enfin, invasion d'une douleur plus ou moins profonde, avec gonflement du bas-ventre, resserrement du pouls, froid des extrémités, et sécheresse de la peau.

Tous ces caractères dénotent assez clairement une inflammation de la membrane séreuse qui recouvre les intestins, et c'est dans l'ignorance de la nature véritable de la maladie que les premiers observateurs l'ont designée sous le nom qu'elle porte.

Les personnes habituées aux fausses fluxions hémorroïdales, sont exposées, dans les cas de suppression de ces fluxions, à éprouver cet accident, improprement nommé colique hémorroïdale, qui peut aussi atteindre, quoique moins fréquemment, tous les autres individus.

Il n'est pas possible de traiter en raccourci, et accessoirement aux hémorroïdes, d'une maladie aussi grave que la *péritonite*. Je me contenterai de dire que lorsqu'elle est occasionnée par la fluxion sanguine qui avait coutume de se porter sur l'extrémité de l'intestin rectum, elle peut être assez grave pour causer la mort en quelques heures, en donnant lieu à une sorte d'apoplexie ou de coup de sang dans le mésentère.

La crise naturelle de cet accident est l'évacuation du sang par les vaisseaux hémorroïdaux.

ALBERTI, *Dissertatio* (*resp. Zehner*) *de colicâ hæmorrhoïdali. Halæ Magd.*, 1718. C. P., t. 166, n. 24.

— *Dissertatio* (*resp. Lange*) *de colicâ hæmorrhoïdali in passionem iliacam inclinante. Halæ*, 1739. C. P., t. 166, n. 25.

VIII. *L'irritation et même l'inflammation de la vessie* peuvent être les suites des répétitions fréquentes des paroxysmes hémorroïdaux. Les communications nombreuses et directes qui se trouvent entre les vaisseaux du rectum et ceux de la vessie font que l'une de ces parties ne peut être grièvement attaquée, sans que l'autre n'en éprouve quelque atteinte. Aussi des auteurs ont-ils reconnu un consensus très-marqué entre les hémorroïdes et les maladies de la vessie, et même admis des hémorroïdes de la vessie. Je dirai par la suite ce que l'on nomme ainsi ; je dois me contenter maintenent de rappeler que très-souvent l'inflammation des vaisseaux hémorroïdaux produit des ardeurs d'urine et même des suppressions totales.

ALBERTI, *De hæmorrhoïdum consensu cum calculo et podagra. Halæ*, 1722.

HERMANN, *Dissertatio* (*resp. Kaltschmied*) *de hæmorrhoïdibus cæcis in ulcus vesicæ urinariæ mutatis. Ienæ*, 1757 C. P., t. 167, n. 25 et 26.

Chez les femmes, il arrive que l'irritation se communique au vagin, que les tumeurs qui font saillie dans le rectum augmentent la sensibilité de la cloison recto-vaginale, au point que l'union des sexes cause des douleurs extrêmes.

A ces divers accidens, j'en dois ajouter un dont fait mention M. le professeur Chaussier (Thèse citée, §. VII); c'est l'expression du fluide spermatique ou prostatique, lorsque les malades vont à la garde-robe. Cette évacuation, ajoute-t-il, presque indifférente en elle-même, inquiète les malades, et lorsqu'on cède à leurs instances, qu'on arrête ou qu'on modère ce flux d'excrétion, on a souvent la douleur de le voir remplacer par des accidens plus fâcheux, tels que la néphrétique, la dysurie toujours suspecte et qui devient habituelle, la paresse du rectum, etc. »

Tels sont les principaux accidens qui se lient plus ou moins immédiatement aux affections hémorroïdales portées à l'excès. S'il me fallait indiquer toutes les maladies qui peuvent en naître plus indirectement, je serais obligé de récapituler l'universalité des infirmités humaines, ce qui justifierait cette espèce de jeu de mots employé par l'illustre Stahl, qui disait, en considérant la veine-porte comme la source des hémorroïdes, *vena portæ, porta malorum.*

STAHL, *Dissertatio de venâ portæ, porta malorum. Halæ*, 1722.

ALBERTI, *Dissertatio de hæmorrhoïdum consensu cum scorbuto. Halæ*, 1717.

— *De hæmorrhoïdum consensu cum morbis splenis. Halæ*, 1718.

— *Dissertatio de hæmorrhoïdum consensu cum capite et pectore. Halæ*, 1718.

— *Dissertatio. Hæmorrhoïdes symptomaticæ et perniciosæ. Halæ*, 1726. C. P., t. 167, n. 13.

SCHRADER, *Dissertatio de diarrhœâ hæmorrhoïdibus fluentibus junctâ. Lugd. Bat.*, 1728.

GULICH (I. A.), *Meditationes theoret. prac. de furore hæmorrhoïdum internarum. Lugd. Batav.* 1733.

MULLER, *Dissertatio (præs. Hoffmann) de cephalœâ cum immoderato hæmorrhoïdum fluxu sæpiùs repetente. Hal. Magd.*, 1735. C. P., t. 165, n. 23.

BOY, *Dissertatio : de cardialgiâ hæmorrhoïdali. Manhemii*, 1739. C. P., t. 166, n. 22.

BRANDENBURG, *Dissertatio momenta quædam graviora circà hemorrhoïdes sanguineas et mucosas sic dictas. Gott.*, 1800.

CHAPITRE V.

Classifications et distinctions. Ce que je viens de dire des hémorroïdes et des diverses complications dont elles peuvent être accompagnées, me permet de les présenter sous leurs véritables rapports, dans tous les cas susceptibles de s'offrir à l'observation.

GENRE : *hémorroïdes.* Fluxion sur l'extrémité inférieure de l'intestin rectum, sujette à des retours périodiques ou irréguliers, ce qui caractérise deux ordres.

Premier ordre : *Hémorroïdes périodiques et régulières (regulares).*

Deuxième ordre : *Hémorroïdes anomales et irrégulières (anomales).*

HÉMORROÏDES RÉGULIÈRES. Le plus souvent, elles sont constitutionnelles, et l'on ne peut tenter de les guérir qu'avec beaucoup de circonspection. Telles sont celles qui, chez les femmes, remplacent les règles ou alternent régulièrement avec cette évacuation. Ainsi Fernel rapporte que la reine de France Léonor était affectée d'hémorroïdes qui alternaient dans le même mois avec l'évacuation menstruelle. Pareillement Dolæus parle d'une jeune princesse de Nassau, dont les règles coulaient à toutes les époques de la lune nouvelle, tandis que le flux hémorroïdal avait lieu à la pleine lune (*Encyclop. médic.*, l. III, c. 10, §. Ier). De même encore, C. F. Garmann cite l'observation d'une femme d'environ cinquante ans, dont le flux menstruel paraissait à chaque pleine lune, et les hémorroïdes à la nouvelle (*Misc., nat. cur.*, dec. 1, ann. 4; *Analect*, page 299). Quant aux hommes, on en a vus chez lesquels la fluxion paraissait régulièrement ou d'année en année, ou de six mois en six mois, ou enfin, de mois en mois, avec une régularité parfaite. Les exemples en sont même si communs, que je ne crois pas devoir en rapporter; tous les écrivains qui se sont occupés des hémorroïdes, en ayant présenté un grand nombre.

HÉMORROÏDES ANOMALES ET IRRÉGULIÈRES. Elles dépendent presque toujours d'une cause accidentelle; *presque toujours aussi, il suffit, pour les guérir, d'éloigner les causes occasionnelles;* il est encore moins nécessaire d'en rapporter des exemples, que des précédentes, tant les cas en sont communs.

Ces deux ordres comprennent *huit espèces*, distinguées par des caractères particuliers, chaque espèce admettant diverses variétés.

Première espèce. Hémorroïdes sèches (*h. cœcæ*). Ce sont les hémorroïdes à proprement parler, c'est la fluxion hémorroïdale simple et isolée de tous les accidens dont elle peut être accompagnée. Elles n'offrent pas de variétés.

Deuxième espèce. Hémorroïdes avec flux (*h. fluentes*). Elles présentent deux variétés: première, flux blanc (*albæ*), *leucorrhée anale*, écoulement séreux ou muqueux excrété par la membrane interne du rectum; cet écoulement se joint ordinairement à l'inflammation chronique de cette membrane. Deuxième variété, flux sanguin (*sanguinolentæ*); le sang peut sortir par exhalation, comme il arrive dans l'évacuation menstruelle, ou par rupture, comme dans le cas où une varice viendrait à se rompre; la quantité de sang évacué est quelquefois excessive, ce qui constitue une hémorragie, laquelle peut être active ou passive; quelquefois, au contraire, elle est restreinte dans des bornes convenables, ce qui suppose un flux modéré.

Troisième espèce. Hémorroïdes avec tumeurs (*h. tumentes*). La nature de ces tumeurs forme d'abord deux variétés: première, tumeurs variqueuses (*varicosæ*), formées par la dilatation des veines, ou pouvant être sèches, ou crevassées et saignantes; deuxième variété, tumeurs celluleuses (*mariscæ*); celles-ci, formées aux dépens des parois de l'intestin, peuvent être externes (*externæ*) ou internes (*internæ*) sèches (*cæcæ*) ou fluentes (*fluentes*), par exhalation ou par dilatation des pores.

Quatrième espèce. Hémorroïdes douloureuses (*h. dolentes, vel potiùs dolorem afferentes*). Le caractère des douleurs en fait distinguer trois variétés; première, inflammatoires (*inflammatoriæ*), caractérisées par la tuméfaction, la rougeur, les battemens, la sensibilité extrême; deuxième variété, nerveuses (*nervosæ*), reconnaissables à la durée, à l'intermittence, au peu de sensibilité des parties; troisième variété, avec fissures (*h. cum fissuris*), douleur cuisante depuis le moment qu'elle s'est éveillée; bornée à un seul point.

Cinquième espèce. Hémorroïdes avec rétrécissement de l'anus (*cum contractione ani*). Il existe deux variétés de rétrécissement: première variété, indolent (*cum indolentiâ*); ce rétrécissement est produit par un endurcissement progressif du tissu cellulaire qui entoure l'anus; on l'a comparé à celui qui existe dans l'éléphantiasis : deuxième variété, douloureux (*dolens*); ce rétrécissement peut être spasmodique et purement nerveux; on le reconnaît aux douleurs extrêmes que fait éprouver la moindre tentative pour dilater le sphincter. Un autre rétrécissement peut être produit par l'état squirreux ou cancéreux du rectum et des parties environnantes; on le reconnaît aux caractères propres à ce genre d'affection.

Sixième espèce. Hémorroïdes avec ulcération (*h. ulceratæ*). Il en existe deux variétés : première variété, superficielles (*ulcerosæ*); deuxième variété, fistuleuses (*cum fistulâ*).

Septième espèce. Hémorroïdes avec chute du rectum (*h. cum procidentiâ ani*); on en compte pareillement deux variétés : première, avec prolongement de la membrane muqueuse seulement; deuxième, avec renversement et invagination des parois entières de l'intestin.

Huitième espèce. Hémorroïdes avec irritation de la vessie (*cum irritatione vesicæ urinariæ*). Il peut en résulter trois variétés : première, la dysurie (*dysuria*), douleur dans l'excrétion des urines; deuxième variété, la strangurie (*stranguria*), difficulté ou impossibilité de les rendre; troisième variété, hématurie (*hæmaturia*), pissement de sang.

Telle est la classification que je crois devoir adopter pour les hémorroïdes; j'y trouve l'avantage de distinguer très-nettement, 1° l'affection essentielle de tous les accidens dont elle peut être accompagnée ou compliquée; 2° les symptômes entre eux, placés comme ils le sont, de manière à faire ressortir leur dépendance mutuelle.

C'est pourquoi j'ai cru devoir exposer cette classification dans le tableau suivant :

GENRE.	ORDRES.	ESPÈCES.	VARIÉTÉS.

HÉMORROÏDES, Fluxion de l'extrémité inférieure de l'intestin rectum, sujette à des retours périodiques ou irréguliers (*Hœmorrhoïdes.*)

- Périodiques et régulières (*Regulares*); ou Anomales et irrégulières (*Anomales*).
  - 1re. Sèches (*Cœcœ*).
  - 2e. Avec flux (*Fluentes*).
    - Blanc (*Albœ*)........................ Avec catarrhe de l'intestin.
    - Sanguin (*Sanguinolentœ*).
      - Par exhalation.
        - Hémorragie.
          - Active.
          - Passive.
      - Par rupture.
        - Flux modéré.
  - 3e. Avec tumeurs (*Tumentes*).
    - Varices (*Varicœ*)........................
      - Sèches.
      - Crevassées et saignantes.
    - Marisques (*Mariscœ*).
      - Externes..........
        - Sèches.
      - Internes..........
        - Saignantes....
          - Par exhalation.
          - Par dilat. des pores.
  - 4e. Avec douleurs (*Dolentes*).
    - Inflammatoire.
    - Nerveuse.
    - Par fissure.
  - 5e. Avec rétrécissement de l'anus (*Cum contractione ani*).
    - Indolent........................ Par induration du tissu.
    - Douloureux.
      - Spasmodique.
      - Squirreux ou cancéreux.
  - 6e. Avec ulcération (*Ulceratœ*).
    - Superficielle.
    - Fistuleuse.
  - 7o. Avec chûte du rectum (*Cum procidentiâ ani*).
    - Par l'alongement de la membrane interne.
    - Par renversement et invagination de l'intestin.
  - 8e. Avec irritation de la vessie (*Cum irritatione vesicœ urinariœ*).
    - Dysurie.
    - Strangurie.
    - Hématurie.

CHAPITRE VI.

Des causes des hémorroïdes. Ces causes sont antécédentes ou prédisposantes, et occasionnelles ou déterminantes.

Les premières sont : 1°. la constitution physique ou une certaine disposition du corps, ordinairement transmissible par voie d'hérédité ; 2°. le climat ; 3°. l'âge ; 4°. le sexe ; 5°. le genre de vie ou les habitudes.

Parmi les secondes, on doit compter : 1°. la saison et la température ; 2°. la nature des alimens ; 3°. la constipation ; 4°. les travaux du cabinet ; 5°. les passions tristes ; 6°. certaines maladies ; 7°. l'état de grossesse ; 8°. des vêtemens trop serrés ; 9°. l'abus des purgatifs et médicamens irritans ; 10°. les lavemens et irritations intestinales ; 11°. l'orgasme vénérien ; 12°. des irritations extérieures ; 13°. l'usage d'un siége percé.

L'action des causes prédisposantes est générale, aussi bien que permanente : elle agit sans cesse, de manière à favoriser l'établissement habituel des hémorroïdes, à les rendre *constitutionnelles*, c'est-à-dire, liées à la constitution toute entière ; aussi ne peut-on espérer une guérison radicale, et ne doit-on la tenter qu'en prenant les moyens de faire cesser l'influence des causes prédisposantes ; car tant que cette influence agit, on doit regarder les hémorroïdes, moins comme une maladie que comme une ressource de la nature contre de plus graves accidens.

§. Ier. *Constitution physique ou disposition du corps ordinairement héréditaire.* La constitution qui dispose le plus aux fluxions hémorroïdales, est celle que l'on nomme bilieuse avec prédominance du système veineux et exaltation de la sensibilité. On pourrait tracer ainsi le portrait de l'hémorroïdaire; « Il est grand, plutôt maigre que gras, il a le teint plombé et jaunâtre, de grosses veines serpentent sur ces bras, ses mains, ses jambes et ses pieds; il a les cheveux noirs, un feu sombre anime ses regards ; il est brusque, emporté, ses passions sont violentes, ses résolutions tenaces; il est gros mangeur, mais indifférent sur le choix des alimens, souvent tourmenté de flatuosités et presque toujours constipé ». Ce portrait ressemble beaucoup à celui du bilieux mélancolique, ce qui est conforme à l'opinion de l'illustre Stahl, qui déclare que les hommes de cette espèce sont plus exposés que les autres aux hémorroïdes. *Subjectis accidere solet faciliùs hic fluxus, sanguineo-cholericis et sanguineo-melancholicis plethorâ affectis* (*Dissert. de hœmorr. intern. motu. collect.*)

La constitution pléthorique, quoiqu'elle puisse rendre les évacuations hémorroïdales nécessaires, n'y dispose point d'une manière spéciale, et elles ne s'établissent alors que par suite de quelque circonstance accidentelle; tel fut le cas dont parle Frédéric Hoffmann (*Consult. et resp. med.*, cent. II, cap. 26). « Un homme de qualité, robuste et sanguin, qui n'avait jamais éprouvé de maladie, ayant négligé des saignées habituelles, devint sujet, par les progrès de l'âge, par l'usage du bon vin, de la bonne chère, et de l'oisevété réunis, à un flux hémorroïdal, répété de mois en mois, durant plusieurs années, avec une extrême bénignité. Un hiver néanmoins, ayant éprouvé un grand froid, il fut affecté d'hémorroïdes sèches, ardentes et douloureuses, dont il fut guéri par les remèdes convenables; mais au printemps, trois mois après, il eut un flux excessif, auquel succéda une ophthalmie douloureuse : après quoi il demeura sujet à de fréquentes tensions de la poitrine et du ventre, à des douleurs *compressives* et *gravatives* au sacrum, s'étendant fort souvent aux cuisses et aux jambes, à de fréquentes envies d'uriner, à l'anorexie et à la dyspepsie. »

La transmisson héréditaire de la disposition aux hémorroïdes est un fait des mieux constatés par l'observation, et dont, au surplus, il ne paraît point difficile de donner une explication satisfaisante; car, de même qu'on ne saurait nier qu'il existe communément une fort grande ressemblance, dans les formes extérieures et les traits du visage, entre les parens et leurs enfans, il ne semble pas possible de méconnaître qu'il doit pareillement exister une similitude dans les détails cachés de l'organisation, en vertu de laquelle des dispositions à certaines affections soient transmises par la génération, aussi bien que l'arrangement des formes visibles. Les auteurs sont remplis de faits plus ou moins concluans sur ce point de doctrine. M. de Laroque, dans son Traité des hémorroïdes, rapporte, page 13, qu'il a « vu une famille toute entière, composée de huit à neuf personnes, tant hommes que femmes, se plaindre plus ou moins des hémorroïdes. » Hollerius dit la même chose (*De morb. intern.*, lib. 1, c. 55). Je citerai à cette occasion un seul fait rapporté par Alberti (*Dissert. des hæmorroïd. hœreditar.*, in-4°, 1727).

« Un jeune homme, dont le père avait long-temps souffert d'hémorroïdes aveugles, fut affecté, dès l'âge le plus tendre, d'hémorroïdes, avec beaucoup de mouvemens et d'efforts fluxionnaires, mais avec très-peu d'écoulement. Ces accidens se renouvelaient d'abord plusieurs fois par année, et devinrent moins fréquens avec les progrès de l'âge. Cependant l'*état hémorroïdal*, dans ce sujet, est resté mêlé à toute sa constitution, opiniâtre, rebelle, difficile, immodéré et douloureux, en sorte que l'afflux inflammatoire se fait tantôt à l'intérieur, et tantôt à l'extérieur ».

C'est ici que je dois faire mention d'une de ces imputations odieuses adressées à toute une race d'hommes par l'ignorance et le fanatisme, et qu'il suffit maintenant de rapporter pour en faire connaître l'absurdité : les Juifs, au rapport de Bernard Gordon, médecin du treizième siècle, sont, plus que tous les autres peuples, attaqués d'hémorroïdes héréditaires, en punition divine, selon les paroles du prophète : *percussit inimicos suos in posteriora ; opprobrium sempiternum dedit illis* (*Psalm.* 77, G.). Cette judicieuse opinion n'a pas manqué de partisans : dès sa naissance néanmoins elle fut combattue par des hommes raisonnables, qui firent remarquer qu'en supposant que le fait fût conforme à la vérité, et que les Juifs se trouvassent réellement, plus souvent que les autres hommes, affectés d'hémorroïdes, on n'en trouverait que trop la raison dans la tristesse habituelle où les tenaient les vexations des chrétiens.

ALBERTI, *Dissertatio de hœmorrhoïdibus hœreditariis. Halœ*, 1727, C. P., t. 167, n. 12.

§. II. *Le climat.* Comme on ne saurait douter que l'action du climat n'introduise dans toute la constitution des modifications particulières, il est naturel de penser que cette cause peut agir comme disposant aux hémorroïdes : cependant il n'est point facile de décider quel est le climat où cette affection est le plus commune.

Les climats chauds favorisant la constitution bilieuse, et cette constitution, à son tour, étant le plus communément liée avec l'affection hémorroïdaire, il est naturel de penser que les pays chauds *prédisposent* à cette affection. Boerhaave rapporte (*Prælect. acad. de morb. nerv.*) que, dans la Grèce et dans toute l'Asie, les hémorroïdes ne sont pas moins communes que ne sont chez nous les évacuations menstruelles; il attribue cet état à la constipation dont tous ces peuples sont affligés. De même, Roderic à Fonseca (*Consultat. med.*, tom. 1, cons. 27) dit que les habitans de Venise, de Padoue et des pays circonvoisins, y sont fort sujets; mais il en rapporte plusieurs causes accidentelles, que je ferai connaître en leur lieu. Stahl dit la même chose des habitans de Hambourg (*Dissert. de motu sanguinis hœmorrhoïdali et hœmorrhoïd. extern.*, cap. 7); G. V. Wedel, de ceux de Francfort. De même encore de Haen (*Rat. med.*, c. V, §. V. p. 7) et Stunzer (*Ueber die goldene Ader*, p. 40) rapportent qu'en Autriche les hommes ne sont aussi exposés à cette affection que par suite de leur mauvaise manière de vivre. On observe encore la même chose en Pologne, et principalement en Lithuanie, où les quatre cinquièmes au moins de la population, sans différence d'âge ni de sexe, sont affectés d'hémorroïdes, suivant Schulzius (*Kurze Nachricht einiger besonder. Zufalle fowohl einhein. als ander. Krankh., in Pohlen*, §. 25).

M. de Laroque est d'avis, dans son Traité, que les hémorroïdes sont plus fréquentes et plus intenses dans le midi de la France qu'à Paris; ce qu'il attribue à la constitution bilieuse et colérique des habitans, et au grand usage qu'ils font d'alimens excitans. Je ne sais jusqu'à quel point cette observation est fondée; du moins est-il certain que j'ai vu des personnes, qui avaient long-temps habité le midi de la France sans souffrir des hémorroïdes, en être ensuite horriblement tourmentées à Paris.

Quoiqu'il soit impossible, dans l'état actuel de nos

connaissances, de décider, par les faits, quels sont les climats qui disposent le plus aux hémorroïdes, on doit dire qu'indépendamment de la chaleur, les variations subites de température produisant fréquemment des hémorroïdes, le climat qui réunit au plus haut degré ces deux conditions est celui dont les habitans sont le plus exposés à cette affection. Plusieurs grandes provinces des Etats-Unis d'Amérique étant soumises à cette température, et exposées irrégulièrement, souvent dans la même journée, à tous les extrêmes de la chaleur et du froid, doivent offrir des résultats propres à confirmer ou à détruire cette opinion ; malheureusement, ne possédant point les documens nécessaires je ne puis offrir, sur une question aussi complexe, que des conjectures dont la sanction appartient encore au temps. L'Angleterre, l'Allemagne ne se trouvent point dans de semblables conditions de climat; cependant les affections hémorroïdales sont extrêmement communes dans ces deux pays, ce que l'on pourrait conclure, pour le dernier surtout, du grand nombre d'auteurs allemands qui se sont occupés de cette matière ; mais il existe, dans les usages des Anglais et des Allemands, des causes bien connues, dont l'influence remplace celle du climat. Je ferai connaître ces causes en traitant de l'influence du régime alimentaire.

Je remarque, en passant, qu'il résulte des observations d'Hildebrandt que les hémorroïdes *fermées* (*non fluentes, vel cœcœ*) sont particulièrement très-communes en Allemagne, ce qui me porte à penser qu'elles y dépendent moins de l'organisation et de la constitution physique des habitans, que des causes occasionnelles, ainsi que d'un état nerveux, probablement amené par les erreurs du régime, et qui dispose en général aux mouvemens fluxionnaires de toute espèce.

Un seul fait peut-être pourrait paraître concluant en faveur de l'influence des climats ; il est tiré de Baglivi (*Prax. med.*, l. II, c. 10, §. IV). « J'ai souvent observé, dit-il, à Rome, sur un de mes amis intimes, que tant qu'il demeure dans le royaume de Naples ou dans le voisinage, il est aussitôt attaqué de sciatique et de flux hémorroïdal, rebelles à tous les remèdes, mais dont il guérit à l'instant même où, quittant le pays, il touche à Terracine ou à Rome. » Ce fait néanmoins étant seul de son espèce, on n'en peut tirer aucune conséquence générale.

§. III. *L'âge*. Les hémorroïdes sont généralement une affection de l'âge mur : le tempérament bilieux, mélancolique ; les affections tristes, les maladies qui disposent à cet état, sont la triste prérogative de cet âge. A cette époque, les mouvemens de la vie sont tous dirigés vers l'abdomen, après l'avoir été successivement vers la tête et vers la poitrine. Indépendamment de ce motif, qui est commun aux deux sexes ; il en est un autre qui est particulier aux femmes, c'est la cessation de l'évacuation utérine : la matrice perd, à cette époque, la grande influence qu'elle exerçait sur toute l'économie ; elle cesse d'être un centre toujours actif de sensibilité et d'irradiation nerveuse. Cependant le besoin d'un flux, ou seulement d'une fluxion périodique, se faisant encore sentir chez un grand nombre de femmes, l'irritation à laquelle le rectum est exposé, l'organisation délicate et sanguine dont il est doué, enfin le voisinage où il se trouve du point qui formait auparavant le centre des fluxions, tout contribue à les y attirer. Aussi un nombre prodigieux de femmes sont-elles plus ou moins affectées d'hémorroïdes lors de la cessation de leurs règles ; et la pratique la plus vulgaire est-elle de placer à cette époque les sangsues à l'anus, lorsque le besoin d'une évacuation de sang se fait reconnaître.

Bien que cette époque de la vie qu'on nomme le retour, celle qui commence vers quarante ou quarante-cinq ans, soit le véritable temps des hémorroïdes, il est néanmoins plus commun qu'on ne l'a dit, de voir des jeunes gens, et même des enfans en bas âge, en présenter des exemples, quoique Hippocrate ait déclaré que ce fait n'arrivait guère; il a même été positivement nié par de Haen, qui prétend qu'on a toujours pris pour des hémorroïdes, chez les enfans, un gonflement de la membrane muqueuse du rectum, dont le prolongement, serré par le sphincter, forme des plis qui ont trompé les observateurs. Mais ces objections ne s'appliquent point aux évacuations sanguines, dont le caractère n'est pas équivoque, et dont l'existence bien constatée suffit pour réfuter l'opinion de de Haen.

Wenceslas Trnka, dans sa compendieuse histoire des hémorroïdes, cite les exemples de trente-neuf enfans au-dessous de quinze ans, affectés d'hémorroïdes : dans ce nombre, trente-trois avaient moins de neuf ans; dix-huit, moins de cinq, et cinq, moins d'un an.

A ces exemples assez nombreux, j'en pourrais joindre qui me sont personnels; mais il me paraît inutile de le faire, puisque la chose doit être suffisamment démontrée.

Quelques médecins ont pensé que tous les enfans chez lesquels se déclaraient de si bonne heure des hémorroïdes, en avaient reçu la disposition par la voie d'hérédité; et cette opinion est assez probable, puisque, dans l'état ordinaire, rien ne devrait, dans les enfans, favoriser ces fluxions sanguines; toutefois la démonstration en serait facile, car il suffirait pour cela de prendre des renseignemens sur les parens de quelques enfans auxquels on aurait reconnu cette disposition; néanmoins je ne connais personne qui ait fait des recherches sur cet objet.

ALBERTI, *Dissertatio de hæmorrhoïdibus juniorum* (*resp. Fuchs*). *Halæ*, 1727.

§. IV. *Le sexe.* Hippocrate, dans le traité *De aerib., locis et aquis*, place les hémorroïdes parmi les affections propres au sexe masculin: *viris autem intestinorum difficultates, et alvi profluvia, febres algidæ, et hybernæ diuturnæ, pustulæ multæ nocturnæ epinyctides dictæ, et sanguinis profluvia per ora venarum quæ sunt in ano, hæmorrhoïdes vocantur.* L'illustre Stahl et ses disciples ont embrassé l'opinion du père de la médecine. D'autres praticiens célèbres, parmi lesquels on compte le professeur écossais Cullen, sont d'avis contraire, et soutiennent que les femmes sont plus souvent affectées d'hémorroïdes que les hommes.

Les faits que j'ai observés me portent à faire une distinction pour adopter ensuite un parti moyen entre ces deux opinions; et je crois pouvoir conclure qu'en général, un plus grand nombre de femmes éprouvent des attaques d'hémorroïdes, mais que, le plus souvent, ces attaques sont passagères ou irrégulières, tandis que cette affection s'établit avec régularité chez un bien plus grand nombre d'hommes.

On observe quelquefois, à la vérité, des fluxions hémorroïdales régulières chez les femmes, remplaçant entièrement, pendant long-temps, l'évacuation utérine, ou même alternant avec cette évacuation; tels sont les trois cas rapportés par Alberti (*Dissert. de hæmorrhoïdib. juniorum*, §. 4), de trois jeunes femmes vivant dans la bonne chair, et sujettes à des hémorroïdes tantôt sèches, tantôt fluentes, qui alternaient plus ou moins irrégulièrement avec les règles; telle était encore cette jeune fille dont parlent les Mélanges des Curieux de la nature (Dec. 3, ann. 5, Append., page 99). Sennert rapporte qu'il a vu une femme de constitution sanguine, et néanmoins hypocondriaque, éprouver tous les mois, au quatorzième jour après ses règles, un flux hémorroïdal. Fernel raconte la même chose de Léonor, reine de France. Quoiqu'on pût encore en multiplier les exemples, ces cas sont assez rares, en comparaison de ceux que présentent des femmes affectées irrégulièrement d'hémorroïdes.

En comparant les conditions dans lesquelles se trouvent les deux sexes, on trouve des raisons qui doivent rendre l'affection hémorroïdale régulière, assez rare chez les femmes, tandis que les accès irréguliers y peuvent être fort communs. D'abord, jusqu'à la puberté, les conditions sont égales; l'un des sexes n'y peut être plus exposé que l'autre; mais, comme cet état est assez rare dans tous les deux jusqu'à cette époque, la question est peu importante. La puberté une fois établie, il existe chez la femme un centre de vitalité toujours en action, merveilleusement adapté pour régulariser les mouvemens fluxionnaires; et si, comme tout porte à le croire, ces mouvemens sont en effet bien plus fréquens chez elle que dans l'homme, ils s'épuisent par la fluxion utérine et par le flux menstruel. Des dérangemens plus ou moins répétés peuvent, à la vérité, appeler sur les vaisseaux du rectum la fluxion vitale, qui se porte ordinairement à la matrice; mais, presque toujours, ce dérangement n'est que momentané, et la fluxion naturelle reprenant son cours, fait cesser celle qui n'était qu'accidentelle. Le cas n'est point le même pour l'autre sexe. Les élémens d'une fluxion s'y rencontrent, à la vérité, plus rarement que chez la femme; mais, quand ils existent, aucun autre organe que le rectum n'est disposé naturellement pour en devenir le siége, aucun ne contrarie, ou même ne balance l'action de cette partie, et ne tend à empêcher la régularité constante du mouvement établi. Au retour de l'âge, les conditions redeviennent, pour les femmes, à-peu-près ce qu'elles étaient avant la puberté : dans un assez grand nombre, les hémorroïdes plus ou moins régulières suppléent d'abord aux régles qui viennent à cesser; mais cet état de chose est rarement fort long. Par suite de l'état de repos qui s'établit alors dans toute la constitution de la femme, les mouvemens fluxionnaires deviennent moins nécessaires et moins communs, et l'on doit regarder comme une exception assez rare, l'exemple des femmes qui restent assujetties aux fluxions hémorroïdales jusqu'à un âge avancé.

Les conditions ne sont point encore les mêmes pour les hommes : il ne s'opère pas en eux, à cette époque, des changemens aussi marqués que ceux qui arrivent chez les femmes; la disposition qui rend les fluxions nécessaires, peut, en conséquence, continuer plus long-temps, aussi bien que la plénitude des facultés physiques, et prolonger jusqu'à l'âge le plus avancé la fluxion hémorroïdale précédemment établie.

Je crois donc devoir conclure de tout ce qui précède, que les hémorroïdes accidentelles et passagères peuvent être plus communes aux femmes qu'aux hommes; mais que chez les hommes on voit, plus souvent que chez les femmes, cette affection s'établir d'une manière constante et régulière.

ALBERTI, *Dissertatio de hœmorrhoïdibus fœminarum. Halæ*, 1717.

§. V. *Le genre de vie ou les habitudes.* Une vie oisive et sédentaire dispose singulièrement aux hémorroïdes, principalement si l'on y joint une nourriture abondante, et si l'on fait peu de perditions de toute espèce. Il est évident que le résultat nécessaire d'un semblable genre de vie doit être d'accumuler dans les divers ordres de vaisseaux, un fluide excitant, toujours prêt à faire irruption.

F. Hoffmann (*Medic. rat. syst.*) rapporte que, dans la Saxe, où il exerçait la médecine, il avait pu constater une grande augmentation dans la fréquence des hémorroïdes, pendant les quarante années qu'avait duré sa pratique. Il attribuait ce changement au genre de vie inoccupé et sans mouvemens que les progrès du luxe avaient introduit; en sorte, disait-il, que non-seulement il se forme plus de sang qu'il n'en faut, mais encore, que le corps languit, perd ses forces, et qu'il n'est point étonnant qu'un corps efféminé devienne sujet au flux qui caractérise les femmes.

Ce qui confirme un semblable jugement, c'est que les personnes qui ont conservé une assez bonne santé, en menant une vie très-occupée, sont presque toutes affectées d'hémorroïdes, lorsque, en avançant en âge, elles abandonnent leurs occupations pour se livrer au repos.

L'habitude de rester assis: en exposant l'anus et toutes les parties environnantes à une compression long-temps prolongée, qui gêne la circulation, augmente encore la disposition aux hémorroïdes, que produit l'oisiveté.

L'action générale de toutes ces causes prédisposantes, tend à favoriser celle des causes occasionnelles que nous allons maintenant examiner.

DE OBERKAMP, *Pr. quœ potissimum adfectuum hœmorrhoïdalium nostro œvo frequentiorum causa sit. Heidelb.*, 1789. *Doering*, 1, *p.* 186.

DETHARDING, *Pr. de hœmorrhoïdibus hodiè quàm olim frequentioribus. Rostoch.*, 1754.

Causes occasionnelles ou déterminantes, §. I. *La saison et la température.* Le printemps, en donnant aux phénomènes de la vie un redoublement d'activité, favorise singulièrement l'éruption des hémorroïdes. Cette fluxion s'établit sur-tout lorsque les vents du nord soufflent à cette époque; on remarque encore, assez généralement, qu'elle revient plus fréquemment au temps des solstices et des équinoxes, ce qui dépend, selon toute apparence, des mouvemens que déterminent dans nos corps les grands changemens de la température.

§. II. *La nature des alimens.* La nature des alimens peut influer de plusieurs manières sur les hémorroïdes : premièrement, par leurs qualités irritantes; dans ce cas, ils agissent d'abord sur l'estomac, puis, de proche en proche, sur toutes les parois du canal intestinal; ils y appellent la fluxion et la déterminent toutes les fois qu'une prédisposition existe. Il faut ranger parmi les alimens doués de cette propriété, l'ail, les oignons, les échalottes, les radis, la moutarde, les épices, et tous les alimens fortement salés, épicés ou aromatisés; il faut encore y compter les fromages hauts en saveur, les liqueurs fortes, et généralement tout ce qui porte dans l'estomac et le canal intestinal une vive irritation; les alimens flatulens, ou qui développent beaucoup de gaz durant l'acte de la digestion, sont encore dans le même cas.

Secondement ; la nature des alimens influe sur le développement des hémorroïdes par des propriétés que j'oserai nommer spécifiques : elles sont encore très-mal connues, et d'ailleurs variables, en raison de modifications particulières de l'organisation, qui font que telle substance donne des hémorroïdes à un individu et non à l'autre, ce qui met chacun dans la nécessité d'observer l'effet qu'il en éprouve, pour avoir les moyens de régler sa conduite. Ainsi j'ai vu un hémorroïdaire attaqué de son mal toutes les fois qu'il mangeait du miel ; un autre à qui des pommes, mangées en abondance, ont plusieurs fois occasionné de vives attaques ; d'autres fois encore, j'ai vu l'usage momentané de la bière, et surtout du cidre, exciter des hémorroïdes : et peut-être faut-il noter l'usage habituel de ces deux liqueurs ou boissons, comme une des causes auxquelles les peuples du nord de l'Europe, y compris les Anglais, doivent d'être si souvent en proie à cette affection.

La température des alimens peut avoir beaucoup d'influence sur la production des fluxions hémorroïdales. Le goût des alimens chauds est si général parmi les hommes, qu'on peut le regarder comme l'indice d'un besoin de notre organisation. Ce besoin se fait pareillement sentir aux animaux, et spécialement aux grands animaux ruminans, dont l'estomac paraît demander des excitations artificielles pour accomplir ses fonctions avec régularité.

Des alimens doués d'une température bien différente de l'estomac, y produisent d'abord une vive excitation, dont l'effet est d'éveiller et de mettre en jeu la sensibilité et l'action nerveuses, d'augmenter et d'accélérer les mouvemens fibrilaires, d'attirer une plus grande quantité de sang, et de déterminer une sorte d'orgasme, qui est le premier effet de l'accroissement des forces de la vie, et représente le premier degré d'une fluxion.

Cet effet résulte aussi bien de l'impression que causent des alimens très-froids, que de celle qui est produite par des alimens chauds; seulement il n'est pas immédiat, mais plutôt la conséquence d'une réaction qui ne peut manquer d'avoir lieu dans l'estomac, où les forces vitales sont toujours suffisantes pour l'opérer. Ce que j'ai dit de l'action excitante des alimens chauds, convient donc, sous certains rapports du moins, aux effets produits par des alimens très-froids, les boissons glacées, par exemple.

Indépendamment des liaisons de sensibilité qui se trouvent naturellement établies entre l'estomac et l'extrémité inférieure du canal intestinal, par la continuité des parties dont l'un et l'autre sont formés, il existe encore entre ces deux portions du canal alimentaire, une sympathie très-prononcée, qu'on peut reconnaître notamment à l'impression qu'exerce sur le rectum l'arrivée dans l'estomac des premiers alimens du matin. Chez les personnes dont les fonctions digestives s'exécutent avec régularité, c'est immédiatement après un léger repas, surtout le matin, que le besoin de l'excrétion stercorale se fait ressentir; et ce besoin ne saurait être attribué à la plénitude, car je n'entends parler que d'un repas léger et d'une excrétion renouvelée tous les jours chez une personne habituellement sobre. Ce rapport de l'estomac et du rectum est purement nerveux et sympathique, semblable à l'influence qui établit toutes les forces de l'économie au moment où les alimens arrivent dans l'estomac, et bien avant que les vaisseaux nourriciers aient pu en retirer aucun suc.

La répétition fréquente de l'excitation produite sur l'estomac et sur la partie supérieure du conduit alimentaire par les boissons chaudes, plus largement appliquées que les alimens solides, d'une part, entretient donc tout le système abdominal dans un état de pléthore presque habituel, et de l'autre, porte une irritation sympathique très-marquée sur l'intestin rectum, d'où il résulte une disposition constante aux hémorroïdes, et le renouvellement continuel des accès.

Cette irritation sympathique est quelquefois si forte et si directe, que j'ai connu un hémorroïdaire qui, dans de certains temps, éprouvait dans le rectum, au moment où les boissons chaudes touchaient son estomac, de vives impressions, comme des piqûres d'aiguilles ; elle est, ce me semble, la cause à laquelle on doit principalement attribuer la fréquence des affections hémorroïdales parmi les peuples de l'Allemagne et de l'Angleterre. Le climat de ces deux contrées dispose moins peut-être à ces affections, que celui des pays méridionaux ; mais l'usage habituel de boissons chaudes, dont les doses sont répétées plusieurs fois par jour, a produit ce que la nature ne faisait point. Cette opinion est aussi celle du célèbre professeur allemand Hildebrandt, dans son ouvrage sur les hémorroïdes fermées, traduit en français par M. le docteur Marc. Il est curieux de lire dans cet auteur, la description du régime diététique d'une dame allemande, qui portait à l'excès les fautes de régime qu'il reproche à ses compatriotes. » J'ai traité, dit-il, une dame hémorroïdaire, qui commençait sa journée par prendre deux tasses de thé bien chaud ; ce déjeûner était suivi, au bout d'une demi-heure, de deux tasses de café chaud ; vers les onze heures, il lui fallait une grande tasse de chocolat, toujours le plus chaud possible ; à dîner, c'était une bonne assiettée de soupe presque bouillante ; immédiatement après le dîner, on lui apportait deux tasses de café aussi chaud que fort ; le soir, vers les six heures, c'était encore deux ou trois tasses de thé ; elle terminait sa journée, sur les neuf heures, par un potage qui lui tenait lieu de souper. Cette dame recommençait régulièrement tous les jours le même train de vie, jusqu'à ce que les douleurs hémorroïdales les plus vives la forcèrent à faire abstinence pendant quelques jours. On sent qu'il me fut impossible de la guérir, parce que chaque lendemain elle détruisait mes travaux de la veille ; et je finis par la remercier de bon cœur d'avoir bien voulu se confier à un autre qu'à moi » (ouvrage cité, pag. 53).

Mais les boissons chaudes ont une action secondaire, que ne produisent pas au même degré les boissons très-froides. En perdant de leur calorique, en devenant tièdes, c'est-à-dire, en se mettant à la température du corps, elles cessent d'exciter ; elles relâchent, au contraire, conséquemment elles affaiblissent, et ôtent à l'estomac tout le ressort ; elles doivent donc amener à la longue un état de faiblesse directe, augmenté encore pas la fatigue des irritations fréquentes qu'elles produisent d'abord : or cet état de faiblesse favorise les engorgemens sanguins, et par conséquent les fluxions hémorroïdales.

La nature des boissons chaudes dont on use habituellement, doit encore ou favoriser ou prévenir ces résultats. Les propriétés stimulantes d'un café bien préparé, peuvent contribuer à produire des hémorroïdes par surcroît d'excitation ; cependant, en général, cette liqueur fortifie le canal intestinal ; mais il n'en est point de même du thé, qui, après avoir agacé le genre nerveux, lave, affadit et ne peut que relâcher aussitôt qu'il a cessé d'être chaud. Ce n'est point sans fondement, qu'une foule d'hommes habiles ont rapporté à l'abus que font certains peuples de cette boisson, et les langueurs d'estomac, et les flueurs blanches, devenues si communes parmi eux. On doit certainement ajouter les affections hémorroïdales à celles que je viens de nommer.

Jusqu'ici je n'ai entendu parler que de l'influence que pouvait avoir sur la production des hémorroïdes, l'usage modéré de certaines substances alimentaires. Les excès de ces substances doivent, comme on le pense bien, produire des résultats plus marqués encore. Les excès de vin, de liqueurs, de café, de préparations fortement épicées, sont une cause presqu'immanquable d'affections hémorroïdales pour les personnes qui s'y trouvent disposées; la gravité des accidens qui peuvent en résulter, donne même, à la considération de ces causes, une extrême importance.

§. III. *La constipation.* La nature des alimens peut influer sur la fréquence et l'intensité des fluxions hémorroïdales, en causant des constipations rebelles.

La constipation habituelle doit être regardée comme une des causes déterminantes les plus actives d'hémorroïdes. Toutes les fois qu'il existe une disposition antécédente, l'action de celle-là ne manque point de devenir déterminante.

Ce n'est pas seulement en distendant la partie inférieure de l'intestin, que les matières accumulées l'irritent d'une manière mécanique, et y attirent la fluxion hémorroïdale ; elles agissent encore par leurs propriétés chimiques, par l'âcreté qu'elles acquièrent dans un long séjour; de plus, la compression des matières contre les veines hémorroïdales, y tient le sang en stagnation; enfin, dans les efforts que l'expulsion de ces matières nécessite, l'extrémité du rectum et le contour du sphincter sont violemment comprimés, le sang s'y accumule et forme, à chaque reprise, un engorgement momentané, qui doit singulièrement disposer au développement spontané de la fluxion hémorroïdale. L'endurcissement de ces matières est quelquefois porté si loin, que l'anus en est déchiré, d'où naissent tous les inconvéniens que nous avons exposés plus haut, en parlant des crevasses de cette partie, ou même que l'éjection étant impossible, les secours de la chirurgie deviennent indispensables au malade.

La constipation est, tout à la fois, une cause d'hémorroïdes pour ceux qui ne sont que disposés à cette affection, et une cause d'accidens pour les personnes qui en sont déjà atteintes. C'est la constipation qui produit la meurtrissure des tumeurs internes, qui peut les faire ulcérer, et amener la rupture des varices; c'est par suite des efforts qu'elle rend nécessaires, que l'extrémité de l'intestin est le plus souvent poussée au-dehors, ainsi que les tubercules hémorroïdaux, accident qui est la cause le plus ordinaire des inflammations fréquentes et des douleurs de diverses espèces auxquelles ces parties sont exposées. Tous les alimens qui disposent à la constipation doivent donc être bannis du régime des hémorroïdaires, et comme l'action des alimens est subordonnée à des modifications particulières de la sensibilité, on doit ajouter à la liste que je viens d'en donner, les noms de plusieurs qui n'agissent de cette manière que sur certains individus; ainsi j'ai vu l'usage de l'eau pure en boisson, devenir une cause d'hémorroïdes fréquentes chez un homme jeune et vigoureux, parce qu'il en résultait une constipation habituelle, qui se dissipait quand il mêlait une petite portion de vin à sa boisson.

ORTHMANN, *Dissertatio de alvi obstructione hæmorrhoïdali casu illustrata. Ienæ*, 1796.

§. IV. *Les travaux de cabinet*, et non, comme on le dit communément, les travaux intellectuels, sont une cause d'hémorroïdes. Les travaux de l'esprit pourraient tout au plus être considérés comme une cause prédisposante, parce qu'ils tendent à introduire dans la constitution une sensibilité exaltée et une mobilité nerveuse, qui facilitent toujours l'établissement des fluxions (*Voyez*, à ce sujet, le mot DÉVIATION). Quant aux travaux de cabinet, ils causent des hémorroïdes en réduisant à une vie sédentaire, en retenant presque toujours assis, et en favorisant la constipation. Les travaux forcés qui produisent cet état d'irritation générale, qu'on appelle échauffement, favorisent encore l'établissement des hémorroïdes.

§. V. *Les passions et affections tristes* sont une cause directe d'hémorroïdes. Ce fait résulte de l'observation la plus commune; mais il n'est peut-être pas difficile d'en voir la liaison avec les phénomènes généraux de l'organisme. La colère, la crainte, l'ennui, l'inquiétude, la tristesse habituelle, exercent une action vive et très-remarquable sur le plexus cœliaque, situé dans l'abdomen et dans un rapport immédiat avec le foie, les canaux biliaires, et tout le système des vaisseaux sanguins auquel viennent se rendre ceux de l'intestin rectum. L'impression de ces passions se fait sentir à l'épigastre, par une pesanteur douloureuse, par une sorte de constriction; elle produit des dérangemens de la digestion, des vomissemens spasmodiques, des diarrhées séreuses, des débordemens de bile; quelquefois des jaunisses totales ou partielles, comme on le voit sur quelques points du tissu cutané, ou dans le blanc des yeux. L'effet général de ces émotions profondes est de concentrer à l'intérieur toute la circulation ; le tissu capillaire de la surface du corps étant crispé et presque vide de sang, il en résulte, comme on sait, des ruptures du cœur ou de quelques autres viscères, et des coups de sang dans le mésentère : véritables apoplexies, qui ne diffèrent de l'apoplexie cérébrale que par le siége de la fluxion. Il n'est pas difficile de concevoir comment, dans de telles circonstances, et sur des sujets disposés aux fluxions sur le rectum, doit se faire l'explosion des hémorroïdes.

A. *Colère.* Stockhausen rapporte l'exemple d'un homme de quarante ans, livré à la colère, qui, toutes les fois qu'il s'y laissait aller, éprouvait, le lendemain, une pesanteur douloureuse dans l'hypoconde gauche, avec murmure autour du nombril ; cet état allait s'aggravant jusqu'au troisième jour, que le flux hémorroïdal s'établissait : ce flux, accompagné d'une légère diarrhée et de *prolapsus* du rectum, durait huit jours, après quoi la douleur d'hypocondre se calmait avec tous les autres symptômes (*Dissertat. de hœmorrhoïd.*, in-4°. Helmst., 1770, §. 31). Hoffmann cite une jeune fille sujette à un flux hémorroïdal renouvelé tous les mois, qui, s'étant mise en colère, éprouva une perte excessive (*Medend. rat.*, tom. 4, observ. 3).

B. *Chagrin.* Blegny (*Zodiac. medic., gall.*, ann. 1, febr., observ. 1) parle d'une femme qui n'avait jamais eu d'hémorroïdes. Le chagrin que lui fit éprouver la perte de son mari, lui en donna dont les accidens furent terribles. Les exemples de jeunes veuves affectées d'hémorroïdes sont fort communs ; on pourra voir dans la récapitulation des autres causes que je dois encore énumérer, que ces accidens ne sont pas, dans ce cas, uniquement produits par le chagrin ; au reste, les cas en sont si fréquens, qu'il me semble inutile d'en rapporter d'autres.

C. *L'ennui.* Un jeune homme de dix-huit ans, très-vigoureux, né de parens hémorroïdaires, est amené dans la capitale; il y mène une vie fort retirée, étranger à toutes les dissipations et aux plaisirs de son âge; se trouvant sans liaisons, il est dévoré d'ennui; bientôt il est affecté d'hémorroïdes, avec enflure, douleurs et saignement abondant, qui durent jusqu'au moment de son départ. La *nostalgie* ou l'ennui causé par l'éloignement de la patrie, produit souvent des accidens de cette nature.

D. *L'inquiétude.* Un homme de cinquante-cinq ans, qui avait eu jadis des hémorroïdes, vient à Paris solliciter quelqu'emploi. Plusieurs mois se passent dans l'attente et en démarches inutiles; l'inquiétude que lui cause l'état de misère où se trouve sa famille, lui occasionne des hémorroïdes sèches très-enflammées.

E. *La terreur.* Gullmann a publié, dans les actes des curieux de la nature (vol. 11, observ. 78), l'histoire d'un marchand, âgé de quarante ans, de tempérament bilieux, hypocondriaque, sujet à un flux hémorroïdal assez abondant, mais bénin, qui, ayant été exposé au danger d'un mort imminente, en éprouva une terreur extrême, et rendit, durant sept ans, une immense quantité de sang, évaluée, par l'auteur, à cent mesures et demie, ou *quatre cent deux livres.*

Après avoir montré que les émotions profondes, produites par toutes les passions tristes, occasionnent les hémorroïdes, je dois ajouter que les mêmes émotions peuvent les supprimer, et quelquefois sans qu'il en résulte d'abord aucun accident. J'en citerai, plus loin, un exemple remarquable.

§. VI. *Des maladies* sont fréquemment la cause de

fluxions hémorroïdales : ces maladies ont leur siége dans les environs de l'anus ou bien dans d'autres parties. Au premier cas, l'action qu'elles exercent est *directe*; dans le second, elle est indirecte.

1°. *Maladies des parties où siége la fluxion hémorroïdale, exerçant sur l'établissement et le retour de cette fluxion une influence directe.* A. Il faut mettre en première ligne tous les accidens qui ont coutume d'accompagner la fluxion hémorroïdale, et dont j'ai déjà parlé ; c'est-à-dire, l'hémorragie, la formation de varices, de marisques, l'inflammation, le prolapsus de l'intestin, les crevasses et fissures, les ulcérations et fistules, les douleurs nerveuses, la constriction spasmodique, le rétrécissement par induration, le squirre et le cancer; tous ces accidens (que je ne cesse point de montrer isolés de la fluxion hémorroïdale, laquelle peut exister sans tout ce cortége); tous ces accidens, dis-je, sont une cause extrêmement active de récidives de fluxions, et tendent à les prolonger tant qu'ils durent eux-mêmes. Il est en effet assez évident que l'irritation sans cesse entretenue dans ces parties en doit faire en quelque sorte l'égoût de tout le corps.

B. Toutes les affections de la marge de l'anus qui produisent, comme les précédentes, une irritation prolongée, deviennent l'occasion d'hémorroïdes : telles sont les dartres ou éruptions qui s'établissent autour de l'anus, et surtout les végétations qu'y produit le vice vénérien. Rien n'est plus commun que de voir des hommes de l'art peu exercés confondre des affections vénériennes avec les divers symptômes des hémorroïdes, ou au contraire prendre des hémorroïdes pour des affections vénériennes. Il peut arriver cependant que l'erreur ne soit que dans l'exclusion qu'on donne à l'une des deux effections, et qu'elles existent simultanément, l'affection locale vénérienne ayant déterminé l'explosion hémorroïdale.

2°. *Maladies dont le siége est plus ou moins éloigné du rectum, et dont l'action déterminante sur les hémorroïdes n'est qu'indirecte.* La fluxion hémorroïdale est, dans ce cas, ou *critique* ou purement *symptomatique.* A. Presque toutes les maladies chroniques du foie sont dans ce cas, tant parce qu'elles occasionnent une constipation habituelle, que parce qu'elles apportent plus ou moins d'obstacle au retour du sang, qui remplit les vaisseaux hémorroïdaux; et que faisant de l'abdomen un centre de fluxion, elles favorisent l'afflux sur le rectum.

B. Dans la dyssenterie et les diarrhées avec irritation, l'intestin rectum participe bientôt à l'augmentation de sensibilité, ou même à l'inflammation des portions plus élevées du canal intestinal. D'ailleurs, les matières excrétées ont presque toujours un caractère d'âcreté qui les fait paraître brûlantes au passage, et qui occasionne de vives douleurs, des ténesmes, des épreintes plus ou moins vives, et en définitif l'inflammation. Aussi n'arrive-t-il presque jamais à un sujet hémorroïdaire d'être affecté de l'une de ces deux maladies, sans qu'il ne soit cruellement tourmenté par les hémorroïdes.

C. La suppression de quelque hémorragie habituelle, spécialement de l'évacuation menstruelle et de l'écoulement des lochies, chez les femmes nouvellement accouchées, produit encore fréquemment la fluxion hémorroïdale par métastase; il peut en être de même de toute autre hémorragie, et les cas en sont assez communs pour qu'il ne soit pas nécessaire d'en rapporter ici des exemples. C'est de la disposition du flux hémorroïdal à remplacer les autres flux, qu'un médecin habile sait tirer parti quand il l'excite dans la vue de remplacer une hémoptysie, une hématémèse, ou toute autre fluxion sanguine, dangereuse plutôt en raison de l'organe qui en est le siége, qu'en raison de la perte de sang. Je reviendrai sur cet objet important quand je parlerai des cas où les hémorroïdes peuvent être utiles.

La métastase de toute espèce de mouvement fluxionnaire peut produire les hémorroïdes. Il arrive souvent qu'à l'apparition de cette fluxion on voit s'évanouir les symptômes de l'inflammation commençante, et surtout de l'irritation chronique de quelque organe important. Il existe entre le poumon et l'extrémité du rectum une sympathie de cette nature en vertu de laquelle la fluxion hémorroïdale sert fort souvent de moyen de dérivation aux maladies chroniques de poitrine : ce qui oblige à respecter les maladies de l'anus, et spécialement les fistules toutes les fois que la poitrine peut être affectée.

Le plus souvent, lorsque les hémorroïdes sont produites par la métastase d'un semblable travail fluxionnaire, elles s'accompagnent d'une inflammation vive du tissu cellulaire qui entoure l'anus, et de la formation d'abcès presque toujours considérables et suivis de fistules à l'anus. Telle est la cause qui met si fréquemment entre les fistules à l'anus et l'état de la poitrine, une liaison qu'on ne peut méconnaître sans compromettre l'existence du malade, et qui ne permet de supprimer cet émonctoire qu'en le remplaçant par quelque équivalent, si toutefois il est possible d'en trouver.

La métastase hémorroïdale peut encore être produite par la suppression de la sueur ou de la transpiration. Il suffit quelquefois à un hémorroïdaire d'éprouver du froid pour avoir une attaque de son mal. Le froid aux pieds, spécialement, produit fort souvent ce résultat.

D. Les maladie de la vessie, les concrétions pierreuses, et surtout le catarrhe de ce viscère, soit qu'il dépende de la présence d'un calcul, soit qu'il provienne d'une autre cause, déterminent encore fréquemment la fluxion hémorroïdale. La communauté de vaisseaux, de nerfs, de tissu, les liaisons de sensibilité et les nombreuses sympathies qui se trouvent entre la vessie et le rectum, mettent presque constamment l'une de ces parties dans la dépendance de l'autre. Aussi l'irritation se transmet-elle entre elles avec une grande facilité. Ces rapports toutefois sont plus immédiats et plus nombreux chez l'homme que chez la femme, où le vagin et l'utérus séparent le rectum de la vessie.

E. Enfin, les hémorroïdes peuvent être la crise d'une autre maladie. J'en ai cité un exemple précédemment. Forestus rapporte que cette affection servit de crise à une fièvre quarte dont son père était attaqué à l'âge de cinquante-huit ans (*Observat. et curation. medicinal.*, lib. 29). Hippocrate dit dans ses Aphorismes : *Melancholicis et nephreticis hæmorroïdes supervenientes, bonum* (sect. VI, aph. 11). Il ajoute (aph. 21) : *Insanientibus, si varices aut hæmorroïdes supervenerint, insaniæ fit solutio.* On peut voir dans ce Dictionnaire (article *crise*) que les maladies le plus fréquemment jugées par le flux hémorroïdal sont la fièvre inflammatoire, les inflammations du cerveau, de la plèvre, du poumon, du foie, des reins, à quoi l'on doit ajouter les douleurs articulaires, la sciatique et la goutte, dont les liaisons avec les hémorroïdes sont quelquefois si intimes, que plusieurs auteurs ont cru devoir admettre une goutte hémorroïdale (*Vide* Trnka, *Historia hæmorroïdum; symptomata*). Les hémorroïdes servent encore fréquemment de crise aux différentes névroses, comme l'hypocondrie, la mélancolie, etc. Cependant, suivant la remarque judicieuse de M. Louyer-Villermay dans son Traité des maladies nerveuses, « ces hémorragies ne sont pas toujours phénomènes critiques, et ne forment chez quelques malades qu'un symptôme particulier de la maladie, comme on l'observe dans quelques cas particuliers d'hypocondrie, d'engorgement ou même d'altération du foie et de la rate.

§. VII. *L'état de grossesse* introduit dans toute la constitution, et particulièrement dans le système abdominal, des changemens par suite desquels s'établissent souvent des hémorroïdes. 1°. La constipation d'abord résulte du travail fixé sur l'utérus, et conséquemment détourné des intestins : elle se trouve ensuite augmentée par la compression que produit ce viscère, lorsqu'il a pris un accroissement qui change les rapports de toutes les parties contenues dans le ventre. 2°. La constipation n'est pas le seul effet fâcheux qui résulte du développement de la matrice : ce viscère exerce contre les veines hémorroïdales une pression qui doit rendre le retour du sang d'autant plus difficile, que ces veines sont privées des valvules qui garnissent l'intérieur des autres veines. 3°. Enfin, l'état de pléthore générale qui résulte communément de la suspension des règles durant la grossesse, contribue encore à favoriser une fluxion sur le rectum.

Lorsque cette fluxion est modérée, qu'elle ne cause ni de bien vives douleurs, ni une grande hémorragie, on doit, en général, la regarder comme salutaire.

Souvent il arrive qu'au moment de l'accouchement, le rectum éprouve une violente compression dont le résultat peut être la formation d'hémorroïdes très-douloureuses. Cet accident est alors doublement fâcheux, soit par les douleurs extrêmes qu'il produit, soit parce qu'il peut déranger ou même faire supprimer l'écoulement des lochies. On trouvera ci-après les règles de conduite pour les femmes affectées d'hémorroïdes durant leur grossesse.

ALBERTI (*resp. Schrader*), *Dissertatio de hæmorroïdibus gravidarum et puerperarum. Halæ*, 1727. C. P., t. 167, n. 3.

§. VIII. *Des vêtemens trop serrés* peuvent devenir une cause d'hémorroïdes. On a droit de regarder comme une cause de cette affection, des ligatures placées sur le ventre, telles que sont les ceintures de culottes serrées, les ligatures au genou, et tout ce qui ralentit le cours du sang dans les veines inférieures du corps, et par conséquent y appelle les fluxions. « Un de mes camarades d'étude (dit Hildebrandt), qui portait des culottes de peau fort étroites, et qui, tous les jours, après avoir copieusement dîné, suivait, pendant deux ou trois heures de suite, des cours dans lesquels il restait continuellement assis et écrivait beaucoup, devint hémorroïdaire au plus haut degré. Comme, à ma connaissance, je ne puis lui reprocher aucun écart diététique, je ne balance pas à attribuer sa maladie à ce que je viens de dire (ouvrage cité, page 66). » Il n'est aucune espèce de vêtement qui, sous ce rapport, comme sous beaucoup d'autres, soit aussi nuisibles que ces cuirasses baleinées que l'on nomme corps, auxquels on revient avec quelque affectation, après s'en être délivré une première fois.

Les inconvéniens des vêtemens serrés sont d'autant plus marqués et plus prompts à se faire sentir aux hémorroïdaires, qu'ils vivent dans l'oisiveté et soumis à l'action des autres causes énumérées jusqu'à présent, ou qu'il me reste à faire connaître.

§. IX. *L'abus des purgatifs et médicamens irritans du rectum.*

A. Les purgatifs produisent des hémorroïdes par l'irritation qu'ils portent dans le canal intestinal. Il est inutile de répéter ce que j'ai dit plus haut de la manière d'agir des substances irritantes dans les intestins : il suffit de noter que plus l'irritation est forte et répétée, plus les malades sont exposés aux fluxions hémorroïdales. Les purgatifs drastiques sont, en conséquence, ceux dont l'action est la plus à craindre sous ce rapport.

A. *Aloës.* Parmi les purgatifs, il en est qui semblent spécialement doués de la propriété d'exciter les hémorroïdes. L'aloës a toujours été mis à la tête de ces substances, et c'est à l'usage très-commun de cette espèce de purgatif que Roderic à Fonseca attribue les hémorroïdes qui règnent d'une manière endémique dans les environs de la ville de Padoue. Stahl dit la même chose des habitants de Hambourg, à l'occasion de l'*élixir de propriété*, dans lequel entre l'aloës. Parmi les nombreux exemples que je pourrais citer de l'action de cette substance sur les hémorroïdes, je me contenterai de faire connaître celui du célèbre Jean Calvin, qui, au rapport de Théod. de Bèze, son historien, se donna d'abord, par un fréquent usage de l'aloës, des hémorroïdes qui devinrent ulcéreuses, puis un crachement de sang qui dura jusqu'à sa mort, arrivée cinq ans après par une fièvre quarte. Sagar rapporte aussi que les hémorroïdes sont endémiques en Allemagne, par l'abus qu'on y fait du café, du chocolat, des aromates de toutes espèces, par l'usage fréquent des purgatifs résineux, tels que l'aloës, la coloquinte, etc. (*Systema morborum*, etc., *verbo hæmorrhoïs*).

RUSCH, *Dissertatio de aloeticorum abusu in hœmorrhoïdibus. Marb.*, 1781. *Doering*, 1, *p.* 186.

B. *Rhubarbe.* La rhubarbe, dit Hildebrandt (ouvrage cité, p. 58), exerce une action marquée sur les vaisseaux hémorroïdaux, et j'ai la certitude acquise par plusieurs observations, qu'un usage trop fréquent de ce médicament en substance devient nuisible, surtout à la maladie dont nous traitons. Presque tous ceux qui m'ont assuré avoir pris souvent de la rhubarbe étaient affectés d'hémorroïdes, et j'ai presque toujours remarqué que ceux qui étaient atteints de cette maladie ne pouvaient se servir de ce médicament sans se sentir plus incommodés. « Plus loin, le même auteur dit que les hémorroïdaires peuvent user sans inconvénient de la teinture aqueuse de rhubarbe. J'ai vu néanmoins cette teinture, préparée par macération dans l'eau froide, produire une irritation très-vive du canal intestinal, et particulièrement du rectum.

C. *Sulfate de soude.* Ce sel neutre, anciennement connu sous les noms de *sel de Glauber*, *sel admirable*, est regardé par Hildebrandt comme un irritant spécial des vaisseaux hémorroïdaux. Je ne connais pas de fait qui soit propre à confirmer ou à détruire l'assertion de ce praticien expérimenté.

DE BÜCHNER, *Dissertatio* (*resp.* Schopff) *de intempestivo purgantium usu frequenti affectuum hœmorrhoïdalium causa. Halœ*, 1753. C. P., t. 166, n. 26.

D. *Les emménagogues.* Toutes les préparations excitantes, notamment celles qu'on nomme emménagogues, parce qu'elles excitent le flux menstruel, et par conséquent, toutes les fluxions sanguines spécialement dirigées vers les voies inférieures. J. Storck parle d'une jeune femme qui, ayant fait un grand usage de baume de soufre et d'infusion froide de sabine, fut prise à la fois d'un flux utérin et d'hémorroïdes fluentes et tuméfiées, avec de violentes douleurs, un ténesme excessif, excrétions alvines, rares, dures et douloureuses, au point de causer des évanouissemens accompagnés de météorisme abdominal. Les règles furent arrêtées par des moyens convenables, mais les tourmens causés par les hémorroïdes continuèrent jusqu'au terme de l'accouchement, car cette femme était enceinte et accoucha heureusement (*Observ. clin.*, ann 7, febr. cl. 2).

E. *Les eaux minérales* prises inconsidérément. F. Hoffmann rapporte qu'un homme de soixante-trois ans, robuste et d'une bonne santé, était sujet, depuis un grand nombre d'années à un flux hémorroïdal à peu près mensuel; ce flux ayant été supprimé par des chagrins, le visage devint jaune, se flétrit et les yeux se gonflèrent. Dans la crainte de devenir cachectique, le malade se mit à boire abondamment des eaux acidules de Pyrmont, mais sans aucune précaution préliminaire et sans s'astreindre à aucun régime : bientôt il fut pris d'une hémorragie par l'anus que ni les poudres nitrées, ni les pilules de Becher ne purent réprimer, en sorte que les pieds s'œdématièrent, le ventre se gonfla, les forces tombèrent; la dyspnée survint avec une maigreur extrême, et le malade mourut (*Med. rat. syst.*, t. IV, p. 11, s. 1, c. IV, obs. 1).

§. X. *Lavemens et irritations intestinales.* L'usage habituel des lavemens chauds est une des causes les plus fréquentes d'hémorroïdes; à plus forte raison quand ces lavemens sont purgatifs ou irritans. « L'exemple d'un jeune homme (dit Hildebrandt) m'a démontré combien les lavemens contribuent à la formation des hémorroïdes. Il fut atteint, à l'âge de vingt ans, d'une fièvre bilieuse, jointe à une grande débilité nerveuse, et reçut, pendant l'espace de plusieurs semaines, chaque jour quelques lavemens vinaigrés et chauds; il finit par être attaqué d'hémorroïdes fermées dont jusqu'alors il ignorait l'existence. Elles ne l'ont point quitté jusqu'à ce jour » (p. 60).

J'ai connu pareillement plusieurs hémorroïdaires qui, chaque jour, aggravaient leur mal par l'emploi de lavemens chauds dont ils attendaient, au contraire, du soulagement.

A. La présence de vers ascarides accumulés dans l'intestin rectum produit des démangeaisons continuelles et détermine fréquemment la fluxion hémorroïdale. Il est facile de reconnaître l'existence de ces vers à l'absence de toute autre cause de démangeaisons, telle que dartres, boutons, ou éruption quelconque. D'ailleurs, les matières fécales entraînent presque toujours quelques-uns de ces êtres incommodes.

B. L'introduction d'un suppositoire ou d'un autre corps étranger irrite l'intestin par sa seule présence, et peut déterminer des hémorroïdes. Quelques personnes sont dans l'usage d'introduire dans le rectum un suppositoire de beurre de cacao saupoudré d'aloës ou de quelque substance également irritante pour détruire les vers ascarides, ce qui peut en même temps occasionner des hémorroïdes. Un pessaire dans le vagin qui irriterait ce canal ou presserait sur le rectum, produirait un effet semblable.

§. XI. *L'orgasme vénérien.* Dans un homme bien constitué, jouissant de la plénitude de ses facultés, on sait que par l'accumulation du fluide spermatique dans les vésicules séminales, toutes les parties environnantes se mettent peu à peu en état d'orgasme, c'est-à-dire de tension, de rigidité, avec un peu de gonflement demi-fluxionnaire et augmentation de la sensibilité. Les désirs vénériens naissent naturellement de cet état d'orgasme, et par réciprocité l'exaltent furieusement à leur tour. Je ne dois point parler ici des résultats généraux de cet état de choses sur l'économie, et je me contenterai de rapporter ce qui se passe dans les parties où réside cette cause d'irritation. Lorsque les choses en sont venues à ce point : un état fluxionnaire très-marqué devient apparent; la circulation est augmentée de telle sorte, que des artères qu'on n'apercevait pas font sentir de forts battemens; les humeurs affluent de toutes parts et augmentent l'éréthisme; les organes, gonflés et tendus, sont dans un état fort différent de celui qui leur est ordinaire. Cet éréthisme ne se borne point aux parties génitales; tout ce qui les environne y participe. Le type de sensibilité de la vessie se change, au point que le col de cette poche membraneuse refuse de s'ouvrir pour fournir un passage à l'urine; l'intestin rectum surtout en partage les effets; il en résulte d'abord une sécheresse et une constriction dans ses parois, dont l'effet a plus d'une fois supprimé des diarrhées séreuses; qui du moins suspend tout besoin d'évacuations, et produit immédiatement la constipation. L'extrémité inférieure de l'intestin est dans un état de spasme; s'il existe des tubercules hémorroïdaux, ils se gonflent et font saillie au-dehors.

La crise naturelle de cet état violent, c'est l'accomplissement des désirs, la satisfaction des besoins qui l'ont fait naître; tout rentre alors dans le calme, l'imagination s'appaise, ou du moins cesse d'avoir le même but fixe, la circulation se ralentit, les parties tuméfiées se détendent et s'affaissent, les sécrétions se rétablissent; mais si la solution favorable n'est point arrivée, le rectum (pour ne parler que de l'objet actuel de nos recherches) reste tendu et engorgé, les tumeurs deviennent centre de fluxion et le paroxysme hémorroïdaire s'établit en compensation de l'autre, dont la solution n'a pu se faire.

On a dit que l'excès des jouissances vénériennes pouvait être une cause d'hémorroïdes; cela demande une explication : chez les hommes, il peut en résulter un état de débilité nerveuse qui favorise les mouvemens fluxionnaires attirés surtout alors vers les hémorroïdes. Chez les femmes, les excès de cette nature ont d'autres inconvéniens, et peuvent agir comme causes d'irritation locale, spécialement dans le cas où des tumeurs, soit dans le vagin, soit dans le rectum, existeraient antérieurement et seraient irritées par une action mécanique et locale.

§. XII. *Irritations extérieures.* A. *Une marche forcée*, lorsqu'il existe déjà un commencement de fluxion, et surtout si quelque tumeur est sortie; car, dans le cas contraire, la marche est un excellent moyen de guérison.

B. *L'équitation.* Le mouvement brusque et violent du cheval, sur les personnes qui n'y sont pas habituées, surtout si elles montaient sans avoir eu soin de faire rentrer des tumeurs sorties, pourrait occasionner un accès d'hémorroïdes : quant à l'usage habituel et continu du cheval, je ne connais guère de préservatif meilleur et plus sûr à employer. L'opinion contraire est, je l'avoue, professée presque universellement par ceux qui ont écrit sur les hémorroïdes; mais il est facile de voir que presque tous se sont copiés sur ce point, en sorte qu'on ne doit pas tenir grand compte du témoignage de ceux qui ne présentent pas de faits nouveaux à l'appui de leur opinion.

Dans presque tous les exemples rapportés par Trnka, on peut attribuer l'existence des hémorroïdes à des causes fort différentes de l'équitation. Baldinger, dans sa Chirurgie des armées, dit avoir vu les cavaliers plus souvent affectés d'hémorroïdes que les piétons : j'opposerai à Baldinger mes propres observations et principalement celles de M. le baron Larrey, si long temps chirurgien en chef des armées françaises, qui pense aussi que le mouvement du cheval est plus propre à guérir les hémorroïdes qu'à les exciter. M. Larrey m'a rapporté avoir vu des militaires qui, la veille d'une bataille, ne pouvaient presque marcher, être forcés de monter à cheval, courir tout le jour sans s'occuper de leur mal et le soir se trouver guéris. Au reste, il est une foule de particularités dont il faudrait pouvoir tenir compte pour décider sur les faits qu'on rapporte : par exemple, j'ai vu des selles sur lesquelles on avait pratiqué un trou ou une échancrure, à l'endroit qui correspond à l'anus, en sorte que loin de soutenir cette partie et d'en prévenir la procidence, une semblable selle devait naturellement beaucoup favoriser la sortie de l'intestin et, par suite, la fluxion hémorroïdale, ce qui n'aurait point détruit les raisons que j'ai de penser que l'équitation, dans de meilleures conditions, doit produire un effet tout contraire.

Il n'est pas douteux, cependant, que de monter à cheval sans selle et, comme on dit, *à poil*, ne puisse être une cause très-puissante d'hémorroïdes ; les anciens l'avaient déjà remarqué, et le poëte Martial, dans l'épigramme 86 du XIVe. livre, intitulée *Ephippium*, recommande, par ce motif, aux chasseurs de ne pas monter à cheval sans selle :

Stragula succincti venator sume veredi ;
Nam solet à nudo surgere ficus equo.

Cet effet est dû à la chaleur que l'on reçoit de l'animal, autant du moins qu'aux secousses de ses mouvemens.

Je trouve dans un voyage dans l'intérieur du Brésil, par Jean Mawe, traduit par J. B. B. Eyries en 1816, que les personnes qui, dans ce pays, voyagent sur des mulets, sont exposées à des douleurs de reins cruelles et presque continuelles, sujettes à devenir chroniques et incurables. On les attribue à la chaleur que renvoient ces animaux, beaucoup plus grande, dit-on, que celle des chevaux. Le remède que l'on emploie avec le plus de succès, est de faire coucher le malade sur un banc, tandis qu'un enfant monte sur lui, et avec ses genoux lui meurtrit les reins pendant une demi-heure et plus, assez violemment pour y produire de grandes ecchymoses, et réduire, suivant le narrateur, les muscles en bouillie.

Bien que l'on désigne ces douleurs de reins sous le nom de sciatique, il est probable que ce sont des douleurs hémorroïdales. Le procédé grossier que l'on met en usage pour les guérir, peut à la vérité occasionner de graves inconvéniens, mais fréquemment aussi doit avoir une grande efficacité.

C. *Le cahotement* dans une voiture rude et par des chemins raboteux, a été pareillement regardé comme une cause d'hémorroïdes ; mais j'avoue encore qu'à moins de déterminer les circonstances particulières dans lesquelles cette cause peut agir ainsi, je suis d'avis qu'elle produit un effet opposé.

D. *Un coup violent*, comme une chute sur les fesses, peut produire une contusion du rectum, dont la suite serait la sortie de l'intestin et l'établissement d'hémorroïdes chez un sujet qui s'y trouverait disposé.

E. Il en est de même de la *flagellation* sur les fesses : en attirant aux environs de l'anus une grande quantité de sang, et en exaltant la sensibilité des parties environnantes, la flagellation peut occasionner un paroxysme d'hémorroïdes.

F. *L'impression locale du chaud et du froid.* Il est très-commun de voir des personnes, dans une société familière, s'approcher de la cheminée, en tournant le dos et retroussant même les pans de leur habit pour se chauffer les fesses. Je n'ai point à parler de cet acte sous le rapport de l'élégance des manières et de l'urbanité; mais je dois avertir qu'il est très-propre à donner des hémorroïdes quand on n'en a pas, ou à les exciter chez les personnes qui y sont sujettes. Je ne crois pas avoir besoin d'expliquer comment cette chaleur artificielle attire le sang sur l'extrémité du rectum, produit l'engorgement des tumeurs et leur sortie, et tout ce qui peut établir la fluxion.

L'impression locale du froid, lorsqu'elle est prolongée, produit le même effet; il est peu d'hémorroïdaires qui n'aient éprouvé quel inconvénient il peut y avoir, sous ce rapport, à s'asseoir sur un banc de pierre ou de marbre, sur l'herbe fraîche ou sur la terre humide.

G. *L'application réitérée de sangsues à l'anus ou aux jambes.* Je ne dois pas oublier cette cause, la plus active peut-être de celles qui sont extérieures; l'emploi des sangsues n'a jamais été si fréquent qu'il l'est aujourd'hui, et avec de grands et incontestables avantages, il peut en résulter quelques inconvéniens, notamment celui dont je parle.

H. L'usage trop fréquent des *bains de pieds chauds*, dont quelques personnes font abus au point d'en prendre tous les jours, produit encore le même résultat que celui des sangsues, c'est-à-dire qu'il dispose aux hémorroïdes.

§. XIII. *Effluves des latrines.* De Haën ayant supposé que les effluves des fosses d'aisance contribuaient à donner des hémorroïdes aux personnes qui ont l'habitude d'y rester long-temps assises, tous ceux qui depuis ont écrit sur le même sujet, n'ont pas manqué de répéter cette assertion, en variant toutefois l'explication qu'ils en donnent : ainsi de Haën prétend que ces effluves agissent sur l'extrémité du rectum en la relâchant et en la privant de ton et de ressort, tandis que d'autres auteurs ont dit que ces exhalaisons étant réellement irritantes, déterminaient directement l'établissement de la fluxion. Je crois devoir rejeter non-seulement les explications mais le fait encore. Les effluves dont il s'agit, se composent d'hydrogène sulfuré mêlé à du gaz ammoniacal, et peut-être que l'action de ce mélange tendrait autant à produire la résolution des tumeurs qu'à les exciter; mais en examinant la chose elle-même, on verra que les individus qui ont l'habitude de rester long-temps sur la chaise percée, sont des personnes dans l'aisance ; elles portent communément en ce lieu un livre, avec lequel elles s'oublient ; ou bien encore, livrées aux méditations qu'inspire la solitude ordinaire de cette retraite, elles croient pouvoir y rester sans inconvénient : or ce n'est point sur des fosses d'aisances qui exhalent des vapeurs abondantes et infectes, que vont s'établir des rêveurs disposés à s'oublier ainsi ; leurs méditations seraient troublées désagréablement. En général, chez les gens à leur aise, ces lieux mêmes sont tenus proprement; de plus, comme il existe un autre moyen d'expliquer de quelle manière le long séjour sur une chaise percée contribue à donner des hémorroïdes, je crois pouvoir nier absolument qu'il faille attribuer cet effet à l'action des effluves ; toutefois, il est certain que le long séjour sur la chaise percée, occasionne des hémorroïdes, et j'en connais plusieurs exemples. Quelle en est donc la cause ? Je pense que la voici :

En position sur la chaise percée ou sur la lunette des lieux d'aisance, le corps est porté par le rebord de cette lunette, sur laquelle appuient circulairement une portion des cuisses et des fesses ; cependant l'anus ne rencontre aucun appui, et tend à sortir par son propre poids, et encore par suite de l'excrétion des matières, et des efforts que l'on renouvelle de temps en temps pour en rejeter d'autres. Dans une telle situation, l'anus fait saillie en cul de poule (comme on le dit), l'extrémité du rectum s'échappe à travers le sphincter, et, se trouvant comprimé par cet anneau, s'engorge promptement. S'il existe des varices ou des marisques, elles sortent de même, et il s'établit un étranglement qu'on ne prend pas toujours le soin de faire cesser aussitôt ; on peut juger qu'une semblable cause de fluxion n'est pas impunément renouvelée, et je puis donner comme certain qu'un grand nombre d'hémorroïdaires doivent à cette cause et à celle dont l'examen va suivre, les tourmens dont ils sont si fréquemment atteints.

§. XIV. *Usage d'un siége percé.* Voici encore une cause que la plupart des médecins, ainsi que des hémorroïdaires, sont loin de soupçonner. Je conçois que lorsque des tumeurs tout-à-fait irréductibles et prodigieusement enflammées, font saillie à l'anus, on cherche un siége au moyen duquel on évite, en s'asseyant, de faire porter la compression sur les parties malades, et qu'on fasse alors usage d'un siége ou coussin percé dans le milieu ; mais ce besoin ne peut être que passager. Cependant, beaucoup d'hommes de lettres et d'employés de bureau, ont l'habitude de s'en servir en tout temps. Tous les inconvéniens dont j'ai parlé dans l'article précédent, se présentent ici, diminués, il est vrai, parce qu'on ne fait pas d'efforts d'expulsion comme dans le cas précédent, mais augmentés, d'un autre côte, par la longueur du séjour qu'on fait sur ces siéges. Je crois pouvoir déclarer que peu de personnes se sont servies long-temps d'un semblable coussin, sans être définitivement atteintes d'hémorroïdes ; comme aussi aucun hémorroïdaire n'a pu y avoir recours habituellement sans éprouver de fréquentes et douloureuses répétitions de son mal.

VOIT, *Dissertatio de hœmorrhoïdum prœcipuis causis. Giess.*, 1784, *Doering*, 1, *p.* 186.

HEINRICH, *Dissertatio de hœmorrh. symptomatibus et causis. Francof.*, 1799.

CHAPITRE VII.

Diagnostic des hémorroïdes. Ce que j'ai dit jusqu'à présent, ayant principalement pour but d'enseigner à distinguer l'affection hémorroïdale des accidens qui peuvent l'accompagner, il ne doit être question ici que des signes de cette affection elle-même. *Nunquàm sanguis ex venis hœmorroïdalibus prosilit subitò et inseratò, sed priusquàm erumpat, quid futurum sit, variis signis prœsignat quœ nosse medicum decet* (*Morbis Wratislav. an.* 1700).

Tantôt l'affection hémorroïdale se borne à l'effort (*molimem*) et à la fluxion (*affluxus*) ; tantôt, au contraire, elle s'unit à plusieurs autres symptômes, tels que l'écoulement de sang, l'inflammation, les tumeurs, etc. Les signes de chacun de ces accidens ayant été exposés quand je les ai fait connaître en particulier, je vais exposer ceux à l'aide desquels on peut reconnaître l'affection elle-même.

Ces signes sont tirés des phénomènes généraux ou communs et locaux ou *caractéristiques.*

Des phénomènes généraux sont communs à la fluxion hémorroïdale et à toutes les autres fluxions sanguines ; ce sont : un sentiment général de froid avec horripilation, malaise et resserrement spasmodique du corps, des vertiges, de la pesanteur de tête, quelquefois des anxiétés précordiales, des palpitations et le resserrement de l'épigastre ; en même temps, le pouls est dur, serré, la bouche sèche, l'estomac accomplit mal ses fonctions, les intestins sont remplis de flatuosités.

Il faut joindre à ces signes les indices que l'on tire de la connaissance des causes, car tout doit tendre à l'éclaircissement de difficultés assez grandes pour que l'on n'ait à négliger aucun moyen ; ainsi l'on doit examiner si la constitution dispose aux hémorroïdes ; si l'individu en a d'autres fois éprouvé quelques atteintes ; si les auteurs de ses jours y ont été sujets ; si cette affection est commune dans le pays ; dans la saison ; si l'âge, les habitudes, la manière de vivre de la personne, en favorisent le développement ; enfin, si elle a été soumise à quelqu'une des causes locales ou directes que nous avons examinées, et dont il est inutile de faire la récapitulation. La périodicité de ces accidens fournit encore des indices positifs sur leur nature particulière, aucune affection de l'anus ne pouvant avoir ce caractère.

Enfin, le médecin habile éclaire son diagnostic de toutes les circonstances accessoires dont il sait l'art d'apprécier la valeur ; ainsi Storck ayant été consulté par un homme de trente ans, colérique, qui, depuis six mois, avait éprouvé trois fois un spasme des pieds et des mains accompagné de syncope, accidens calmés promptement par l'empoi des anti-spasmodiques ; ce médecin ayant remarqué une enflure du ventre, laquelle fut soulagée par des pilules de Stahl, et ensuite un rétrécissement de l'anus, décida que c'était un effort hémorroïdal; cependant le malade, sur l'avis d'un autre médecin, fut long-temps sans en rien croire, jusqu'à ce que l'apparition d'un tubercule vînt justifier la décision de Storck. Cet homme se soumit en conséquence aux prescriptions de l'habile praticien, et fut guéri de cette affection spasmodique par l'application de sangsues et par des saignées de pied répétées.

Les phénomènes locaux caractérisent le genre de fluxion qui doit avoir lieu; c'est une pesanteur avec embarras plus ou moins douloureux dans la région des lombes et au périnée, de fréquentes envies d'uriner ou d'aller à la garde-robe, des démangeaisons à l'anus ou dans l'intérieur de l'intestin, des espèces de coups d'aiguille, ou des chocs dont on ne saurait donner l'idée qu'en les comparant aux effets d'une étincelle électrique.

L'ensemble de tous ces symptômes se dissipe graduellement, à mesure que le mouvement fluxionnaire s'accomplit, et dans l'état de simplicité de l'affection hémorroïdaire, on se trouve, après six ou huit jours, dans un état de bien-être complet.

Tant que ces symptômes sont modérés, comme ils n'ont rien de douloureux, ni de bien décidément pénible, les personnes qui s'y trouvent exposées s'en aperçoivent souvent à peine; mais quand ils ont été renouvelés plusieurs fois, qu'ils acquièrent beaucoup d'intensité, et qu'ils s'accompagnent de quelqu'un des accidens que j'ai fait connaître plus haut, et dont la structure des parties, aussi bien que leurs fonctions, deviennent l'occasion, l'état des choses est absolument changé ; une affection, bénigne en elle même, compatible avec la meilleure santé, et lui servant en quelque sorte de garantie, devient alors une maladie souvent très-grave, quelquefois mortelle, ou même rendant la vie plus fâcheuse que la mort.

La considération la plus importante peut-être pour porter un jugement convenable, est celle qui met en état de décider que l'affection hémorroïdale se trouve en liaison étroite avec les phénomènes de la vie, ou bien au contraire qu'elle n'est que passagère et dépendante de causes peu importantes ; en un mot, que les hémorroïdes sont *constitutionnelles* ou qu'elles sont *accidentelles* : il importe donc de tracer les caractères de ces deux différentes manières d'être.

Signes de l'affection hémerroïdale constitutionnelle. On peut voir, parmi les causes prédisposantes des hémorroïdes (§. Ier), le portrait général de la constitution hémorroïdaire. On a déjà de fortes raisons de croire que l'affection est constitutionnelle, lorsque l'organisation y dispose. Ce jugement peut être encore appuyé sur d'autres signes : l'ancienneté de l'affection, son caractère d'hérédité, la part plus ou moins grande que prend toute la machine à l'explosion des paroxismes, manifestée par les signes généraux que je viens d'énumérer. On doit, pour décider si l'affection est constitutionnelle, tenir moins de compte qu'il ne semble d'abord, du soulagement qu'elle procure, puisque ce soulagement peut être lié à quelques conditions passagères, telles qu'une pléthore accidentelle, ou une maladie aiguë ; on doit encore moins fonder cette décision sur la quantité de sang épanché, sur l'existence de tumeurs, sur l'intensité et la durée des douleurs ; circonstances qui peuvent toutes dépendre de causes locales ou transitoires : mais on doit avoir égard principalement à la manière dont se fait l'invasion des accès ; ceux qui ne sont pas excités par des causes locales ou accidentelles étant principalement dus à l'état de la constitution.

L'âge, la saison, le climat, les habitudes, présentent peu d'indications positives pour résoudre cette difficulté ; car, en général, si l'on peut présumer qu'une cause intérieure agit avec intensité chez ceux qui sont surpris par cette affection, lorsque les circonstances extérieures n'en favorisent pas le développement, il est à penser aussi que des individus qui n'y sont nullement disposés, ont pu éprouver accidentellement l'influence de causes puissantes, réunies momentanément, mais qu'ils pourront par la suite éviter sans peine.

La périodicité même régulière des accès n'est pas un indice assuré que l'affection soit constitutionnelle, parce que des causes placées hors de l'individu peuvent la produire : que la simple habitude suffit même pour y donner lieu, sans qu'il soit alors très-difficile d'en détruire le pouvoir : de plus, l'affection hémorroïdale irrégulière ou anomale est, au contraire, fréquemment constitutionnelle, et la suppression de celle qui se montre irrégulièrement ne produit quelquefois pas moins d'accidens que celle de l'autre. Cependant ce caractère de périodicité ne doit point être négligé, quand on veut décider si l'affection est constitutionnelle ou non.

Enfin, dans les hémorroïdes constitutionnelles, la suppression ou même l'interruption momentanée des retours des paroxysmes produisent des accidens graves et de nature à compromettre l'existence.

Signes de l'affection hémorroïdale accidentelle. Ce sont toutes les conditions opposées à celles que je viens d'énumérer. L'individu ne se trouve exposé à l'affection hémorroïdale, ni par son âge, ni par la saison, ni par le climat, ni par d'anciennes habitudes. Sa constitution physique ne porte pas les traits que j'ai rappelés. Généralement, les paroxysmes ne reviennent pas périodiquement, et soulagent peu, à moins qu'il n'y ait une grande habitude, ou qu'une évacuation sanguine n'accompagne une violente congestion; car, dans ces cas, il serait naturel qu'elle produisît un grand soulagement, même quand l'affection ne serait qu'accidentelle. Presque toujours une cause locale, plus ou moins facile à déterminer, aura produit l'explosion de l'accès, et en prolongera la durée. Moins souvent que pour l'affection constitutionnelle, la suppression ou l'interruption de celle qui n'est qu'accidentelle occasionne des accidens graves. Mais un des signes les plus certains, c'est que la fluxion a été produite sans le *consensus* universel, dont j'ai fait connaître un peu plus haut les marques, et que toute l'affection se borne à peu près aux symptômes locaux. Cependant ces symptômes peuvent n'être pas moins violens, et leurs conséquences moins graves que dans le cas d'affection constitutionnelle, puisqu'ils dépendent de la force avec laquelle auront agi les causes déterminantes.

CHAPITRE VIII.

Du pronostic des hémorroïdes Nous allons avoir ici surtout l'occasion de reconnaître les avantages de la distinction entre l'affection hémorroïdale proprement dite, et les accidens dont elle peut être accompagnée.

Pronostic de l'affection hémorroïdale simple. Les

règles du pronostic appliquées aux hémorroïdes, sans la distinction préalable dont je viens de parler, sont nécessairement fort obscures, puisque le jugement qui convient à l'affection elle-même n'est point applicable aux accidens, et que chacun de ceux-ci d'ailleurs peut avoir des suites fort diverses. Ce sont ces obscurités et les conséquences opposées qu'elles entraînent, qui ont porté quelques médecins à décider que les hémorroïdes étaient toujours un bien, qu'elles devaient être, dans tous les cas, regardées comme une crise avantageuse; tandis que leurs adversaires ne manquaient pas de puissans motifs pour affirmer qu'elles étaient le plus souvent un grand mal.

L'illustre Stahl et son école ne paraissent point éloignés d'adopter la première de ces opinions. On peut consulter à ce sujet la dissertation d'Alberti *De hæmorrhoïdibus, longævitatis causâ*. Ce médecin a soin de faire valoir les conséquences qu'on peut déduire de ce que, dans la langue allemande, on donne à cette affection un nom qui indique un très-haut degré d'estime: *Der guldene flug, fluxus aureus, Flux d'or*, ou *flux doré*, ou bien *Die guldene ader*, *veine d'or*, métaphores populaires, dont l'objet est d'indiquer les grands avantages qu'on en peut retirer.

D'un autre côté, de grands observateurs, de célèbres praticiens se sont prononcés d'une manière absolue contre cette affection qui attirait les éloges des autres. *Natura evacuationi per hæmorrhoïdes non adsuefacienda est*, dit Galien (*De fac. natur.*, lib. III, c. 8), *quià facilè excedit et hydropem in excessu succedendo procreat*. De même Aëtius (*Tetrab.* IV, set. 2 c. 5): *multorum malorum causa sunt hæmorrhoïdes, deformitatem, miseram vitam inducunt, et multos vitâ privant*. Pareillement L. Rivière les regarde comme un grand mal : *periculosissimos morbos inducunt, nempè totius corporis imbecillitatem, omnium viscerum refrigerationem, præsertim hepatis, atrophiam, cachexiam, hydropem ob caloris nativi deperditionem, effuso vitæ thesauro et totius corporis fomento* (*Praxis med.*). Klein dit encore (*Interp. clinic. hæmorr.*) que lorsque les hémorroïdes n'ont pas fait périr les enfans avant la puberté, elles leur deviennent souvent funestes à cette époque. Une opposition semblable, et les mêmes contradictions se rencontrent encore dans les discours de ceux qui parlent aujourd'hui de cet objet : il est facile de voir que tant d'hommes habiles ne jugent différemment, que parce qu'ils jugent de choses différentes, et que les uns appliquent au mouvement hémorroïdal ce que les autres entendent des accidens qui le suivent.

En effet, la fluxion hémorroïdale, ou l'ensemble mouvemens par lesquels la nature produit sur l'extrémité du rectum une fluxion sanguine, ne saurait être appelé une maladie. On peut, à la vérité, considérer cette affection comme un assujettissement incommode, n'étant pas même sans danger à cause des inconvéniens que peut en produire la suppression, et pouvant être inutile dans un parfait équilibre de toutes les fonctions. Cependant, si l'on examine que cet état d'équilibre parfait est une chose impossible à rencontrer, puisqu'il supposerait, d'une part, la plus parfaite harmonie du tempérament et d'organisation, et, de l'autre, le même accord du tempérament et de l'organisation avec toutes les circonstances extérieures, lesquelles sont, par leur essence, perpétuellement variables, on concevra bientôt qu'il est impossible de se livrer à l'espérance, ou d'avoir reçu, ou de conserver cet état d'organisation, qui n'est, aux yeux de tous les hommes instruits que le roman de la physiologie.

Si, de ces premières réflexions, on passe à d'autres, on voit encore que la nature met perpétuellement en usage des moyens très-variés pour maintenir un équilibre approximatif entre toutes nos fonctions; que de larges voies sont toujours ouvertes à ces échanges de forces, à ces écoulemens de matière, produite par des efforts erronés, ou simplement surabondans de la vie. Par exemple, avec les matières excrémentitielles s'écoulent sans cesse de semblables produits, qui en font varier, à toutes les heures du jour, la couleur, l'odeur, la consistance, aussi bien que la quantité. Les nuages, les sédimens de l'urine, tous les divers caractères que peuvent prendre, dans l'état de santé, la sueur et les autres excrétions cutanées, ne dépendent pas d'une autre cause. Les humeurs qui, après avoir été formées dans certains organes, rentrent ensuite en partie dans nos corps pour servir au travail de la vie, et qu'on a nommées *excrémento-récrémentitielles*, offrent les mêmes variations, toujours pour le même but: tels sont, le produit de l'excrétion des membranes muqueuses, la salive, les larmes, la bile, etc., etc. Tous les actes de la vie secondent ces mouvemens, et contribuent à l'accomplissement de ces sortes de purgations naturelles; l'accroissement, la dentition, la puberté, les fonctions génératives, l'exercice de toutes nos facultés physiques et morales; en un mot, le mouvement sous toutes ses formes, sans lequel la vie cesse.

Des ressources si nombreuses sont néanmoins encore insuffisantes, tant il est difficile de vivre (on est du moins tenté de le dire); il est possible d'en compter bien d'autres, avant d'en venir aux maladies, qu'on peut considérer comme le résultat du défaut d'harmonie entre nos fonctions, et dans lesquelles l'accord se rétablit par une combinaison d'efforts particuliers produisant presque toujours un grand mouvement fluxionnaire, ordinairement accompagné d'évacuations. *Voyez* CRISE.

Ces autres ressources, dont l'emploi se concilie avec la conservation de la santé, sont les fluxions ou les mouvemens fluxionnaires. Un grand exemple nous en est offert dans la constitution de la femme; c'est la fluxion utérine, qui se renouvelle tous les mois : il n'est pas possible d'attribuer cette fluxion exclusivement à la pléthore sanguine, parce que 1°. les femmes ne sont point, en général et primitivement, plus pléthoriques que les hommes; 2°. la quantité du sang évacué est loin d'être proportionnée à la force et à l'abondance du sang de la femme; car certaines femmes faibles et peu sanguines rendent d'immenses quantités de sang, tandis que d'autres en rendent très-peu, bien qu'elles soient dans des conditions d'organisation tout opposées; 3°. cet état fluxionnaire peut être interrompu sans inconvénient quand il est remplacé par un autre travail analogue, comme cela arrive dans la grossesse; il n'en résulte pas toujours un état de pléthore, quoique la seule habitude précédemment acquise de l'écoulement de sang puisse donner occasion à cette pléthore; 4°. enfin, cet état cesse naturellement à l'âge auquel les fonctions génératives se terminent, et la pléthore est loin d'en être la suite nécessaire.

C'est donc la fluxion principalement qui, dans l'origine, est utile ou même indispensable dans ces actes de la nature; et, d'après les raisonnemens que nous venons de parcourir, je pense qu'on doit reconnaître, dans la continuité de celle dont il s'agit, la cause qui rend la vie des femmes en général plus assurée et plus longue que celle des hommes.

La nature, ou, ce qui est ici la même chose, l'impulsion secrète des lois de la vie, indique aux individus du sexe masculin ce besoin de mouvemens fluxionnaires, que leur organisation est portée moins naturellement à produire que celle de la femme, et dont probablement aussi elle leur fait une nécessité moins pressante. De là ce goût pour les irritations et excitemens de toute espèce; cette avidité pour les liqueurs fortes, pour des substances âcres et d'une saveur presque toujours odieuse : c'est là ce qui les porte à mâcher du tabac, à le brûler pour en respirer la fumée, à se remplir les narines d'une poussière irritante, dont l'effet est d'y entretenir un continuel et véritable cautère. Comme cette discussion est accessoire à mon objet, je n'ai pas besoin de m'étendre sur les moyens employés par les hommes des diverses parties du monde pour obtenir les mêmes résultats; il suffit de dire qu'ils ne sont ni moins étranges que ceux indiqués, ni moins propres à exciter l'étonnement, quand on ne pénètre pas le motif qui les fait mettre en usage.

Après la fluxion utérine, les hémorroïdes, ou l'établissement plus ou moins régulier d'une fluxion sur l'extrémité du rectum, sont un des moyens le plus souvent employés par la nature pour satisfaire ce besoin de mouvemens fluxionnaires, qui paraît être le premier besoin de notre organisation. J'ai exposé au commencement de cet article les inconvéniens comparatifs de ces deux fluxions : ils sont incomparablement plus grands pour la fluxion hémorroïdale que pour l'autre, en raison de l'organisation des parties. Il est néanmoins une considération qui ne permet pas de comparer absolument ces deux états, c'est la régularité constante et la durée absolue de l'un, tandis que l'autre se montre le plus souvent avec irrégularité, ou du moins n'est renouvelé qu'à des périodes beaucoup plus longues. Il est sans doute bien moins incommode d'avoir deux ou trois accès périodiques d'hémorroïdes par an, que d'en avoir douze ou treize, c'est-à-dire, autant de fois que les femmes ont leurs règles dans le même espace de temps. C'est seulement dans le cas d'hémorroïdes établies aux mêmes intervalles à peu près que les menstrues, que les accidens locaux auxquels elles exposent, en font un état bien plus fâcheux que l'autre.

Aprés ce que j'ai dit de ce besoin de mouvemens fluxionnaires, que l'observation fait reconnaître dans toute la vie aux indices les plus nombreux, si l'on fait attention que presque tous les individus de l'espèce humaine ont un organe ou une partie du corps plus faible, plus sensible, ou plus facile à affecter que le reste; que cette partie est presque toujours un des viscères les plus importans, un de ceux dont les fonctions entrent le plus fréquemment dans l'exercice de la vie, on sera disposé à croire que la fluxion hémorroïdale doit être une chose heureuse pour un grand nombre d'hommes. Cette opinion prendra plus de force encore, si l'on réfléchit à l'influence nuisible de la plupart de nos habitudes sur notre constitution, à l'effet que doivent éprouver nos organes des conditions de température, d'alimentation, de genre de vie auxquelles tous les hommes se trouvent réduits, et qui sont si contraires à toutes les règles de l'hygiène; on en viendra alors à penser que l'assujettissement à la fluxion hémorroïdale est un état désirable pour le plus grand nombre des hommes, et même un remède bien faible, une compensation fort insuffisante contre un si grand nombre de maux ou de dangers pressans.

Examinons en effet les ravages produits par une de ces affections générales, qui sont comme une grande plaie dont l'espèce humaine est toute entière affligée ; la phthisie pulmonaire, par exemple. Un observateur très-habile, trop tôt enlevé à la science qu'il honorait et enrichissait tout à la fois, M. le docteur Bayle, établit, dans ses recherches sur la phthisie pulmonaire, que cette maladie, ou plutôt que les maladies comprises sous cette dénomination, enlèvent un cinquième de l'espèce humaine. Or, quelles que soient les opinions que l'on se forme de la phthisie, elles se réduisent toutes à reconnaître qu'elle consiste dans une fluxion établie sur le poumon, ordinairement avec lenteur, et y produisant des désordres variés, suivant diverses conditions. Maintenant que chez toutes les personnes qu'une disposition plus ou moins prononcée exposait aux maladies du poumon, on suppose une fluxion hémorroïdale régulière établie antérieurement aux causes qui ont fait commencer le travail dans la poitrine ; sans doute que, chez un certain nombre, la cause morbifique pourra agir avec assez d'intensité pour surmonter cette barrière ; c'est ce qui arrive chez les femmes dont la phthisie n'a pas commencé avant l'établissement des règles, et qui deviennent phthisiques malgré la continuation régulière de cette fluxion. Mais qui pourrait nier toutefois qu'un très-grand nombre de victimes ne fussent sauvées par ce moyen de déviation ; que, chez la plupart de ces personnes, les mouvemens fluxionnaires, dirigés vers les hémorroïdes, ne fussent détournés de la poitrine, qui conserverait ainsi l'intégrité de son organisation et celle de ses fonctions. Ce que je mets ici en supposition est démontré par la correspondance qui existe quelquefois entre la phthisie pulmonaire et une affection de l'anus, telle qu'une fistule, correspondance si marquée, que les progrès de la première de ces maladies sont arrêtés par l'existence de la seconde, et que si l'on vient à guérir imprudemment celle-ci, l'autre prend tout-à-coup un développement qui la rend très-promptement funeste. Si donc une fistule à l'anus, qui n'agit ici que comme une fluxion hémorroïdaire constante, a le pouvoir d'arrêter la marche d'une maladie telle que la phthisie déjà fort avancée, et par conséquent dans toute sa force, quelle action ne doit-on pas croire qu'aura une fluxion semblable agissant avant que l'autre maladie soit formée? c'est là le sens qu'il faut donner à ces paroles de Klein : *Hœmorrhoïdum molimina pectus versus facta, sœpè Phthisim imponunt* (*Interp.clinic. hœmor*.); car il est bien certain que l'affection hémorroïdale ne saurait devenir une cause d'irritation de la poitrine, et que cette dernière partie n'est affectée que parce que l'intestin rectum cesse de l'être.

L'observation suivante, tirée du Traité des hémorroïdes de M. de Larroque, p. 176, peut servir de preuve à ce que je viens d'avancer.

« Une dame, avant d'arriver à l'âge de la puberté, avait tous les symptômes de la phthisie pulmonaire, mais, dès que les menstrues se manifestèrent, tous les accidens de la phthisie disparurent. Plusieurs médecins avaient cependant considéré cette femme comme atteinte d'une maladie mortelle. Tant que dura l'écoulement périodique, rien ne survint du côté de la poitrine. Ce ne fut que vers quarante-cinq ans, époque de la cessation de ce flux, que les symptômes de la phthisie se déclarèrent de nouveau. Heureusement pour la malade qu'il lui survint un flux hémorroïdal supplémentaire, qui emporta encore les accidens thorachiques. De soixante à soixante-dix ans, le flux hémorroïdal cesse, et la phthisie revient. Cette dame n'ayant pas voulu suivre les sages conseils que lui donnait M. Recamier, finit par succomber à cette dernière maladie. »

Une seconde observation, qui m'est communiquée par M. le docteur Bodson, fournit encore un exemple de l'avantage qu'on peut tirer de l'établissement de la fluxion hémorroïdale, lorsqu'on a lieu de craindre qu'un travail maladif s'établisse sur un organe important.

Un homme de vingt-cinq ans, maigre, élancé, mais très-ardent, marié depuis deux ans, était affecté d'une douleur continuelle et pénible entre les deux épaules, avec toux fréquente, expectoration muqueuse assez abondante, amaigrissement progressif. Dans la pensée que cet état dépendait de l'excès des jouissances conjugales, on obligea les époux à faire lit à part, et on les assujettit à la plus grande retenue. L'affection de poitrine, la maigreur et l'affaiblissement n'en faisaient pas moins de progrès, et ce jeune homme paraissait atteint d'une phthisie pulmonaire confirmée. Cependant, le médecin ordinaire, par une de ces inspirations dont les bons praticiens sont favorisés, réfléchissant que le père du jeune homme était hémorroïdaire, vint à penser que l'établissement d'une fluxion de cette nature pourrait lui être utile, et lui fit en conséquence appliquer six sangsues à l'anus. L'effet en fut si décisif et si prompt, qu'il semblait au malade qu'on lui eut enlevé le mal comme avec la main. Depuis, il est devenu sujet à des retours irréguliers d'hémorroïdes sèches, qui lui sont tout aussi utiles, puisqu'il a repris de l'embonpoint, et toute la plénitude des forces et de la santé.

On a donc toutes sortes de raisons pour croire que les affections hémorroïdales préviennent un grand nombre de maladies funestes, notamment de phthisies pulmonaires, et pour affirmer qu'elles empêcheraient bien plus souvent le développement de cette dernière, si l'époque à laquelle ces affections surviennent n'était pas en général postérieure au commencement de l'autre.

Mais ce qui n'arrive pas pour la phthisie, du moins aussi souvent qu'on le désirerait, a lieu durant toute la vie et continuellement pour beaucoup de maladies aiguës. L'observation avait fait reconnaître aux anciens médecins cette vérité à laquelle nous sommes conduits par les développemens de la théorie. *Qui sanguinem per ora venarum quœ sunt in ano, perfundere solent*, dit Hippocrate, *ii neque lateris dolore, neque pulmonis inflammatione, neque ulcere excedente (phagedœnam vocant), neque furunculis corripiuntur; neque tuberculis qui à ciceris similitudine thelminthi dicuntur; ac fortè ne lepra quidem; fortassis verò, neque vitigilinibus (Lib. de humor., ex traduct. Foesii)*. En plusieurs endroits de ses aphorismes, le père de la médecine parle encore des avantages que produisent ces fluxions sur l'anus : on ne doit pas, d'après ses paroles, attribuer à l'écoulement du sang le bien qu'elles produisent; car les anciens, peu avancés en physiologie, ne connaissaient les hémorroïdes, que par l'hémorragie, ou par les tumeurs dont elles sont fréquemment accompagnées. Les hémorroïdes, dit Galien, ont souvent empêché l'atrabile commençante, ou l'ont guérie quand elle était établie, ainsi que l'induration de la rate; elles dissipent encore, de même que les varices, les affections goutteuses et les douleurs d'articulation,

(Galien, *Fin du commentaire sur le* VIe. *livre des épidémies d'Hippocrate*). Il dit encore au livre *De venæ sectio. advers. Erasist.*, c. 5) que ceux qui sont sujets aux hémorroïdes sont bien moins exposés aux maladies que les autres hommes. Mais il est inutile de multiplier les citations, pour démontrer une vérité qui, je pense, ne doit plus avoir besoin de preuves, savoir, que l'affection hémorroïdaire pouvant être utile à un grand nombre d'hommes, c'est pour eux un événement heureux que d'y devenir sujets.

Ce n'est qu'avant l'époque où le flux menstruel s'établit, et après celle qui le voit finir, que la femme se trouve soumise aux mêmes conditions que l'homme relativement aux hémorroïdes. On devra toujours tenir compte de ces époques, quand on voudra faire aux femmes l'application de ce que je viens de dire; cette décision en effet ne convient presque en aucune manière à celles dont le flux menstruel paraît avec régularité : on peut au contraire établir comme une règle générale que, chez celles-ci, la fluxion hémorroïdale est toujours un mal. Pour toutes les femmes dont les exemples semblent faire exception à cette règle, on trouverait des causes particulières qui serviraient à la confirmer, en motivant l'exception. Par exemple, ne reconnaît-on pas dans la surabondance des nourritures succulentes, ou dans l'usage prodigieusement abusif des boissons chaudes, la cause de cette affection chez les deux femmes que j'ai citées, et dont les hémorroïdes alternaient avec les règles? Dans tous les cas, en maintenant, lorsque cela est possible, la régularité de la fluxion utérine, et en supprimant les causes déterminantes des hémorroïdes, elles se guérissent, et l'on peut reconnaître qu'elles sont un mal inutile : je n'en excepterai que deux cas, 1° celui de grossesse, dans lequel il reste à juger au médecin si les inconvéniens passagers qui en résultent, l'emportent sur le danger que pourrait avoir une suppression subite que rien ne remplace; 2° et celui d'une maladie organique, telle que la phthisie, un engorgement du foie, etc., où ce concours simultané des deux fluxions utérine et hémorroïdale, peut être regardé comme un moyen de dérivation plus puissant que ne serait une seule, et peut-être aussi plus direct, ou plus conforme au vœu de la nature.

En revenant aux règles générales que j'ai établies, le pronostic de la fluxion hémorroïdale ne peut être absolument le même, selon qu'elle est régulière et périodique, ou irrégulière et anomale.

L'observation prouve qu'un travail fluxionnaire ayant eu lieu une fois, la nature reproduit ensuite, à certaines époques, la même série de mouvemens, avec la même tendance, ou bien qu'elle dirige ses efforts vers quelqu'autre partie du corps, lorsqu'une cause plus puissante que celle qui d'abord avait agi vient à se faire sentir. C'est ce qui arrive naturellement pour les affections dites rhumatismales, si souvent vagues et errantes d'une place à l'autre; c'est encore ce que l'on voit arriver dans des cas de fluxions érysipélateuses, qui se transportent rapidement en diverses parties du corps. Il se passe quelque chose de semblable pour la fluxion hémorroïdale; et comme l'absurdité serait trop grande de parler d'hémorroïdes transportées sur le cœur, sur les poumons, sur le foie, sur le cerveau, il faut bien encore ici, de nécessité, admettre la distinction que j'ai faite de la fluxion elle-même, et reconnaître que c'est le travail fluxionnaire déplacé qui s'établit sur quelqu'un des organes que je viens de nommer. J'examinerai en détail les accidens qui peuvent résulter de ce transport, en parlant de la suppression des hémorroïdes : mais pour fixer en général le pronostic sous ce rapport, je dois dire que la fluxion hémorroïdale irrégulière est la plus facile à déplacer ; elle occasionne alors des accidens d'autant plus graves qu'on n'en soupçonne point la cause, et que la rareté des paroxismes empêche fréquemment d'y penser. On peut voir, à cette occasion, l'observation que j'ai rapportée, d'après Storck, au chapitre des signes.

Lorsque l'affection hémorroïdale est régulière, les déplacemens en sont moins fréquens et plus faciles à connaître ; mais ils sont suivis d'accidens communément plus funestes : je les ferai connaître un peu plus loin.

Les hémorroïdes dont les accès sont soumis à des retours périodiques et constans, sont ordinairement constitutionnelles, ou du moins ne tardent pas à le devenir par un effet de l'habitude. Le pronostic doit varier beaucoup, selon qu'elles sont constitutionnelles ou simplement accidentelles ; car, pour guérir celles-ci, il suffit de supprimer les causes qui les entretiennent, en ayant égard toutefois aux effets qu'elles ont déjà produits sur l'économie : quand elles dépendent de l'organisation toute entière, et qu'il n'est pas possible de détruire ce qui tend sans cesse à les faire naître, on ne peut chercher à les guérir, sans exposer la personne qui en est affectée à des accidens très-graves.

Après avoir fixé l'opinion que l'on doit se faire de l'affection hémorroïdale en elle-même, nous aurions à traiter la question de savoir si l'on doit provoquer cette affection, et, dans l'affirmative, quels sont les cas où le médecin peut et doit le faire. Mais comme nous pouvons tirer du pronostic, à former dans tous les cas d'hémorroïdes, de grandes lumières pour répondre à cette question, nous la renverrons à la fin de l'article du pronostic.

CHAPITRE IX.

Pronostic de l'affection hémorroïdale compliquée. Si l'affection hémorroïdale, dans l'état de simplicité, ne mérite pas le nom de maladie, il n'en est pas de même lorsque les accidens, dont nous avons fait l'énumération, sont venus la compliquer. Elle devient alors une maladie des plus fâcheuses, capable de conduire à la mort, ou même, comme nous l'avons dit, de rendre la vie plus insupportable que la mort. Nous allons examiner, sous les rapports du pronostic, chacun des accidens.

§. Ier. *Pronostic du flux sanguin hémorroïdal.* Cet écoulement, rarement nécessaire dans le principe, le devient promptement par l'habitude ; il peut pécher par son origine, par son caractère, par excès, par suppression.

A. *Sa nature et son origine.* On doit porter un pronostic fâcheux, lorsque l'écoulement sanguin est produit par une ulcération ou par la rupture de varices ; tant parce que ces accidens dénotent une fâcheuse disposition des parties, et même de toute la constitution, que parce qu'il est souvent impossible d'arrêter le sang produit par des varices rompues, et que l'on doit toujours craindre que cet accident ne se renouvelle ; dans ce dernier cas, il pourrait arriver que le sang versé dans l'intestin, s'y accumulât au point de produire des lipothymies, qui finiraient par devenir mortelles. Dans des circonstances moins graves, l'écoulement lent, mais continu, pourrait amener une faiblesse progressive, de la pâleur, de l'épuisement, de la bouffissure du visage et des membres; des spasmes, l'infiltration, et l'hydropisie définitivement mortelle.

L'écoulement sanguin qui se fait par une exhalation de la membrane muqueuse, n'a d'autre inconvénient, lorsqu'il est modéré, que l'assujettissement qu'il occasionne : rarement il manque de s'arrêter de lui-même, quand il a été suffisant pour les besoins de l'économie; dans le cas d'inflammation un peu vive, on doit le regarder comme un événement heureux, puisqu'il sert à la calmer.

Celui qui est produit par la dilatation d'un ou de plusieurs pores situés sur les tumeurs, peut devenir incommode, ou même nuisible, en se prolongeant sans mesure, et rendre nécessaire l'intervention du chirurgien.

B. *Le caractère de l'écoulement*, *actif* ou *passif.* Dans le premier cas, il soulage parce qu'il est le résultat des efforts de la nature : rarement on en doit concevoir d'inquiétudes, attendu qu'en général l'effort dont il est la suite s'épuise avec lui. La complication d'une rupture de varices pourrait néanmoins le rendre fort dangereux.

L'écoulement sanguin passif est toujours fâcheux, parce qu'il est le résultat d'une débilité générale ou locale qu'il augmente; il ne soulage jamais, et pourrait se prolonger jusqu'à la mort, si l'on n'avait recours aux moyens médicinaux.

C. *L'excès de l'écoulement* est d'autant plus à redouter, qu'il dépend d'une cause dont on peut moins se rendre le maître; par conséquent le pronostic sera plus fâcheux si l'hémorragie est passive, si elle est produite par des varices ou des ulcères, si le malade est déjà affaibli, si l'on ne peut porter de moyens médicamenteux sur le siége du mal, etc., que dans les cas contraires.

D. *Le défaut ou la suppression de l'écoulement.* Lorsque l'écoulement sanguin s'est renouvelé pendant long-temps avec régularité, il ne peut plus être supprimé brusquement, ou même notablement diminué, sans faire courir des risques ; ces risques sont, en général, plus grands pour un homme avancé en âge, sujet depuis long-temps à des attaques périodiques ; d'une constitution sanguine ou nerveuse, disposé à l'apoplexie, aux maladies aiguës ou chroniques de la poitrine et des viscères abdominaux, au calcul, aux affections de la vessie, ou du moins à la goutte, et aux douleurs articulaires. Les exemples de suppressions d'hémorroïdes arrivées subitement, sans qu'il en soit résulté d'accidens, sont cependant fort communs ; j'en ferai connaître quelques-uns ci-après. Ils peuvent engager, sinon à se reposer sans réserve, sur la nature, du soin de prévenir les suites de ces suppressions, du moins à chercher les moyens de profiter des chances heureuses qu'elles présentent, et à ne pas s'en effrayer lorsqu'elles ne sont accompagnées d'aucun accident.

§. II. *Pronostic des tumeurs hémorroïdales.* Les tumeurs me paraissent être le second degré de complication des hémorroïdes, sous le rapport de la fréquence.

Le pronostic à porter sur cette complication diffère d'abord, suivant qu'elles sont variqueuses (varices) ou celluleuses (marisques).

1°. *Tumeurs variqueuses.* En général elles indiquent une affection ancienne, dépendante de la constitution, et liée à une disposition plus ou moins étendue de dilatation des veines.

Elles sont incurables ;

Elles tendent continuellement à augmenter ;

Elles exposent sans cesse à produire, par leur rupture, une hémorragie toujours inquiétante, parce qu'elle peut être mortelle.

Le pronostic à porter sera surtout fâcheux,

A. Si elles sont nombreuses,

B. Situées très-haut dans l'intestin, ou se prolongeant en forme de chapelet;

C. Ulcérées ou crevassées.

2°. *Tumeurs celluleuses, ou tubercules proprement dits.* Le pronostic est d'autant plus fâcheux, que ces tubercules sont :

A. Plus développés, parce qu'ils interceptent le passage des matières et qu'ils sont plus disposés à s'engager dans l'ouvertnre du sphincter;

B. Plus nombreux, parce que, indépendamment de l'obstacle qu'ils apportent au passage des matières, l'écartement forcé qu'ils éprouvent de la part de ces matières durcies, peut occasionner des crevasses ou fissures à leur base;

C. Plus haut dans l'intestin, parce que, étant tiraillés, ils entraînent la membrane muqueuse, et en produisent le renversement;

D. Parsemés de pores assez dilatés, pour permettre au sang de couler d'une manière passive;

E. Enfin leur sortie habituelle ou involontaire de l'anus est une des causes les plus fréquentes de la récidive des accès, et l'impossibilité de les réduire ou de les contenir, doit être regardée comme une condition très-fâcheuse.

§. III. *Pronostic de l'inflammation des hémorroïdes.* A moins que cet état ne soit porté jusqu'à faire craindre la gangrène, le pronostic en est peu fâcheux; il le devient, néanmoins, quand il est accompagné :

A. *De l'inflammation phlegmoneuse* du tissu cellulaire environnant, parce qu'il s'y forme, avec facilité, des ulcères ou congestions purulentes, dont le résultat est presque toujours une fistule ;

B. *De l'étranglement* des tumeurs resserrées par le sphincter, et qu'on a quelquefois des peines extrêmes à réduire ou à tenir réduites ;

C. *D'une ulcération intérieure*, cause permanente d'inflammation et de douleur ;

D. *De l'irritation, ou même de l'inflammation de la vessie*, maladie toujours très-douloureuse et très-grave.

§. IV. *Pronostic de la leucorrhée anale* (*hémorroïdes blanches, séreuses, muqueuses, etc.*). Ce pronostic est d'autant plus grave, que l'écoulement

A. Existe depuis plus long-temps ; car non-seulement il peut être devenu nécessaire, mais encore, le plus souvent, il survient une altération dans le tissu de la membrane muqueuse, qui rend la guérison fort difficile ;

B. Il en est de même si cet écoulement est lié à une maladie herpétique ou dartreuse, qui ait jeté de profondes racines.

§. V. *Pronostic des crevasses et fissures de l'anus.* Cet accident ne devient grave et dangereux, que dans les cas suivans :

A. Quand il est fréquemment renouvelé par le passage des matières endurcies ;

B. Quand il est accompagné de douleurs très-vives, de longue durée, et renouvelées à chaque irritation nouvelle ; il peut alors conduire au cancer du rectum.

§. VI. *Pronostic des douleurs hémorroïdales.* Ces douleurs sont un accident très-grave des hémorroïdes, et celui qui rend cette affection une des maladies les plus cruelles. Elles sont surtout fâcheuses :

A. Lorsqu'elles coïncident avec une fissure ou ulcération, qui les renouvelle par l'action de la moindre cause irritante;

B. Lorsqu'il existe en même temps une inflammation chronique de la membrane muqueuse de l'intestin.

§. VII. *Pronostic du rétrécissement de l'anus.* A. Lorsque ce rétrécissement est occasionné par le nombre et le développement des tumeurs, le pronostic est assez grave; car cet état, en se prolongeant, devient la cause de déchirures et d'ulcérations, et une opération chirurgicale seule peut y porter remède;

B. La constriction est le plus souvent purement spasmodique: dans ce cas, le pronostic est moins fâcheux, bien qu'elle soit accompagnée de douleurs excessives, parce que l'on peut espérer d'y trouver un remède plus facilement, que pour le cas précédent;

C. La constriction peut-être le résultat de l'endurcissement indolent du tissu cellulaire: dans ce cas, le pronostic est plus grave, puisqu'on ne peut guère compter que sur une cure palliative, et que, d'ailleurs, le caractère propre à cet endurcissement est un retour fréquent et presque périodique des accès inflammatoires.

§. VIII. *Pronostic des ulcérations, abcès et fistules.* A. On doit regarder comme peu dangereuses les ulcérations superficielles, à moins qu'elles ne soient compliquées de rupture de varices, ou qu'elles ne dépendent d'une cause sans cesse renouvelée, ou, enfin, qu'elles ne paraissent susceptibles de dégénérescence.

B. La formation d'abcès entraîne presqu'infailliblement celle de fistules, indépeudamment des désordres que peuvent occasionner les fusées purulentes qui s'étendraient dans le bassin.

C. Le pronostic à porter sur les fistules à l'anus, dépendantes d'hémorroïdes, est plus ou moins grave, suivant les difficultés que l'on peut trouver à les guérir ; or, ces difficultés peuvent provenir ou de l'état général du malade, ou seulement de l'état local des parties affectées : mais l'examen de toutes ces conditions doit être renvoyé à l'article des fistules à l'anus.

§. IX. *Pronostic du relâchement, et de la chute ou procidence de l'anus.* Cet accident n'est fâcheux qu'autant que la chute de l'intestin est ancienne, irréductible et très-grande ; il le serait beaucoup, si le sphincter de l'anus, resserré sur l'intestin, lui faisait éprouver un étranglement, dont la gangrène pourrait être assez promptement la suite ; cet accident serait surtout bien grave, dansle cas où il serait le résultat de l'invagination d'une portion de l'intestin rectum « qui, par les efforts de l'éjection, peut être enfoncée et poussée au-dehors à travers l'anus. Cette observation, que M. le professeur Chaussier a confirmée par des recherches anatomiques, mérite une attention particulière, surtout si l'on se décidait à faire l'excision de la partie sortie, comme l'ont conseillé plusieurs auteurs » (thèse citée).

§. X. *Pronostic de l'endurcissement du tissu cellulaire qui entoure le rectum.* A. Cet endurcissement peut dépendre des récidives fréquentes d'inflammations qui ont laissé une portion des petits vaisseaux et de leurs interstices engorgés par les sucs épaissis, que l'état fluxionnaire y a fait plusieurs fois affluer, et qui n'ont pu être entièrement absorbés. Le pronostic à porter dans ce cas est peu fâcheux, parce qu'on remédie assez facilement par une compression méthodique aux inconvéniens qui résultent de cet état.

B. M. Bayle a observé aux environs de l'anus, un endurcissement du tissu cellulaire, de même nature que celui qui caractérise l'éléphantiasis : les résultats de cet endurcissement sont assez graves, bien que l'on puisse surmonter le rétrécissement qu'il occasionne ; la cure, cependant, ne peut être que palliative, et le malade reste exposé à des récidives périodiques d'inflammation, caractère propre à ce genre d'affection.

C. Mais l'on n'a qu'un pronostic funeste à porter sur l'endurcissement produit par un squirre ou un cancer. Tous les efforts de l'art s'épuisent à chercher les moyens d'adoucir les douleurs, et de rendre moins affreux les derniers momens d'une maladie incurable.

D. Dans les cas de complications multipliées, la gravité du pronostic est déduite de la nature des accidens divers, et du degré d'importance que chacun peut avoir. Il est impossible de donner, sur ce point, des règles applicables aux différens cas.

METZER, *De hœmorrhoïdum statu sano et prœter naturam. Tub.*, 1677.

EYSELIUS *Dissertatio de hœmorrhoïdibus secundùm et prœter naturam. Erfurt.*, 1702.

STAHL, *Dissertatio de consultâ utilitate hœmorrhoïdum. Hel.*, 1704.
— *Dissertatio de hœmorr. von der guldenen Ader. Halœ*, 1707.

PERFESSA (Armand) *Dissertatio de hœmorrhoïdum utilitate et noxâ. Tolos.*, 1705.

HOFMANN (Fred.), *Dissertatio (resp. Agricola) salubritatem fluxus hœmorrhoïdalis. Halœ*, 1708. *V. Op.*, *supl.* II, 2. C. P. t., 167, n. 19.

PESCHEL, *Epistol. de hœmorrhoïdum laude circumcidendâ. Lips*, 1713.

BERGER, *Dissertatio (prœs. Vater) de hœmorroïdum fluxu salutari et morboso. Vitemb.*, 1717. C. P., t. 167, n. 4.

BREITHAUPT, *Dissertatio (prœs. Ludorff) de utilitate fluxûs hœmorrhoïdalis prœsertim adsueti positivam curationem prohibentes. Erfordiœ*, 1721. C. P., t. 166, n. 28.

DEPRÉ, *Dissertatio de magno fluxûs hœmorrohïdalis remedio ad vitam longam. Erf.*, 1726.

STAHL, *Dissertatio (resp. Deville) de dubiâ atque suspectâ hœmorrhoïdum laude. Erford.*, 1733. C. P., t. 167, n. 5

RICHTER, *Pr. censura nimiœ laudis hœmorrhoïdum. Gott.*, 1744. *V. Opusc.*, v. III.

DRAUD, *Dissertatio de cohibendis potiùs quàm promovendis hœmorrhoïdibus. Argentorati*, 1749, C. P., t. 167, n. 17.

JUNCKER, *Dissertatio cur fluxus hœmorrhoïdalis in laboriosis plerumque fit lethalis. Halœ*, 1749.

GRAF, *Dissertatio de fluxu hœmorrhoïdali periodico in arthriticis affectibus beneficio naturœ et medicinâ sinè medico. Regiom.*, 1751.

TRILLER, *Dissertatio de hœmorrhoïdum fluxu nunc salutari nunc noxio. Viteb.*, 1764.

ROSENBLAD, *Dissertatio de laude hœmorrhoïdum restringendâ. Lund.*, 1771.

— *Dissertatio de hœmorrhoïdibus provocandis. Lund.*, 1777.

DE OVERKAMP, *Dissertatio. Fallax hœmorrhoïdum utilitas. Heidelb*, 1781, *Duering*, 1, *p.* 186.

ZUCCARINI, *Pr. de hœmorrhoïdum cum fluxu catameniali non comparandâ salubritate. Heidelb.*, 1793.

CHAPITRE X.

Terminaisons naturelles de la fluxion hémorroïdale.

L'affection hémorroïdale est essentiellement *paroxystique*, c'est-à-dire, composée d'accès ou paroxysmes d'une durée plus ou moins longue ; se renouvelant toutes les fois que la cause qui les a produits recommence d'agir, et par conséquent, à des intervalles réglés par la répétition des causes déterminantes intérieures ou extérieures : elle peut, en conséquence, être bornée à un seul accès, lorsque la cause n'en est point renouvelée; elle peut être rappelée à des intervalles inégaux et très-variés, parce que l'action déterminante agit de cette manière ; il peut se faire encore que les récidives de cette affection aient un caractère de régularité et de périodicité parfaites ; enfin, les paroxysmes peuvent se prolonger d'une manière indéfinie, parce que des causes (le plus souvent locales) ne cessent pas de les entretenir. On voit combien il est difficile de saisir, sous des formes tellement variées, un Protée si fécond en métamorphoses.

§. Ier. *Hémorroïdes terminées en un seul accès.* A. Telles sont, en général, celles dont se trouvent affligées les femmes enceintes ou les nouvelles accouchées: des causes locales d'irritation précédemment indiquées, secondées plus ou moins par les dispositions à la pléthore générale, en produisent l'éruption; elles se prolongent ordinairement tant que dure l'irritation; mais ces causes étant enlevées, les phénomènes ordinaires de la vie se rétablissent dans toute la régularité habituelle, et la femme ne conserve que le souvenir de l'incommodité et des douleurs qu'elle a ressenties.

B. Les hémorroïdes qui servent de crise à quelque maladie aiguë, disparaissent encore souvent sans retour; mais, comme pour l'ordinaire, une semblable crise survient dans le cas d'une prédisposition antérieure, il n'est point étonnant de voir un sujet qui, jadis, a éprouvé une crise par les hémorroïdes, être ensuite, à des époques plus ou moins éloignées, attaqué de cette affection. J'ai précédemment cité l'exemple d'un jeune homme qui s'est trouvé dans ce cas.

C. Un accès violent et prolongé d'hémorroïdes peut être produit par des erreurs de régime et des excès de tout genre, et disparaître pour toujours par le seul effet du changement de vie. Tel est le cas rapporté par H. F. Délius (*Amœnitat. med.*, dec. 3, cas 6, p. 210), d'un militaire âgé de vingt-quatre ans, très-robuste, et qui n'était sujet ni à des hémorragies nasales, ni à l'émoptisie, ni à aucun autre écoulement de sang. A la suite de grands excès de débauche, ayant pris des boissons irritantes, il éprouva divers accidens graves, tels qu'une enflure excessive du ventre, puis des vomissemens, des ténesmes, de la strangurie, et d'autres accidens qui étaient exaspérés par les plus légers alimens; un violent accès d'hémorroïdes, avec des coliques, des spasmes, et d'atroces douleurs, servit de crise à tous ces accidens. Il ne rendit néanmoins que quelques stries de sang, dont les excrémens étaient teints.

D. Un accès d'hémorroïdes, occasionné par l'abus de purgatifs irritans, par quelque effort extraordinaire, doit être également passager, si le sujet ne porte en lui des causes de récidives.

E. L'art produit un effet analogue, par l'application de sangsues à l'anus, par celle des ventouses, ou de tout autre moyen semblable.

Il est évident que l'on ne doit pas considérer comme une suppression la guérison d'un pareil accès, et que, lorsque l'individu n'éprouve aucun inconvénient de la terminaison de cette fluxion, il y aurait une grande impéritie à faire des efforts pour la rappeler et le soumettre, sans nécessité, à une affection tout au moins incommode et dégoûtante.

§. II. *De la terminaison des hémorroïdes anomales et irrégulières.* Il peut arriver pour celles-ci, que le besoin d'un mouvement fluxionnaire ne cessant point d'exister, tandis que nulle cause n'en détermine la direction vers l'intestin rectum, elles soient remplacées par une hémorragie nasale, par un crachement de sang, par une hématurie, par des varices aux jambes; ou, ce qui prouve mieux encore que l'écoulement sanguin ne joue, dans ces sortes d'accidens, qu'un rôle secondaire, par des céphalalgies périodiques, par des ophthalmies, des douleurs d'oreilles, ou des fluxions sur les dents, des attaques d'asthme ou des difficultés de respirer, des phlegmasies aiguës ou des catarrhes du poumon, des inflammations du cœur, des viscères abdominaux, et particulièrement du foie et de la vessie; des éruptions cutanées, des furoncles, des érysipèles, des douleurs d'articulations, ou dans l'épaisseur des membres; enfin, la longue série des maladies qui peuvent résulter d'un mouvement fluxionnaire.

§. III. *De la terminaison des hémorroïdes régulièrement périodiques.* Les femmes, comme je le crois, sont plus sujettes que les hommes aux fluxions hémorroïdales des deux premières espèces que je viens d'examiner, tant que la fluxion utérine se continue chez elles avec exactitude; ce n'est qu'après la cessation des menstrues qu'elles sont aussi exposées que les hommes aux accidens produits par la suppression des fluxions hémorroïdales, et au transport de cette fluxion sur quelque organe important.

Les hémorroïdes régulières, liées le plus ordinairement à la constitution, déterminées par des causes plus constantes, et dont la direction est plus positive, sont moins fréquemment supprimées; mais les accidens qui résultent de la suppression, lorsqu'elle a lieu, sont généralement plus graves : comparables, sous tous les rapports, à la fluxion menstruelle des femmes, la santé ne peut presque plus exister quand elles sont dérangées. Tout ce qu'on peut se proposer dans le traitement qu'on y applique, tant qu'elles suivent un cours régulier, c'est d'éloigner les causes locales et accidentelles qui peuvent renouveler les paroxysmes, indépendamment du besoin de l'économie, rendre ces paroxysmes très-pénibles par la complication d'accidens divers, ou les prolonger au-delà du temps convenable.

A l'article du traitement je donnerai les règles de celui qu'on doit employer dans de telles vues.

§. IV. *De la terminaison des hémorroïdes dont les paroxysmes sont prolongés d'une façon indéterminée.* A. Cet état n'est presque jamais la suite de causes générales et constitutionnelles. Il doit être peu de conditions de la vie qui fassent le besoin permanent d'une fluxion actuelle aussi violente : le plus ordinairement, des récidives d'accès plus ou moins fréquens suffisent pour satisfaire ce besoin. Néanmoins des suites funestes qu'entraîne la guérison de quelques fistules à l'anus, on peut conclure que, dans certaines dispositions maladives d'organes, telles qu'une phthisie imminente ou commencée, une inflammation chronique du foie ou des intestins, ou encore une pléthore toujours entretenue par un régime vicieux, cette espèce d'exutoire naturel pourrait devenir nécessaire. Tels sont, sans doute, quelques cas d'écoulement sanguin journalier de l'utérus (*stillicidium uteri*). Telle était celui d'une dame, belle, grande et forte, qui avait, depuis dix ans, sans aucune lésion organique, un écoulement sanguin peu abondant, mais continuel par l'utérus, qu'on ne pouvait, en aucune manière, regarder comme passif, puisque la santé était parfaite d'ailleurs, et que ce flux n'incommodait jamais. Les auteurs sont remplis d'exemples d'hémorragies renouvelées tous les jours, qu'il est inutile de rapporter ici, mais dont l'analogie est frappante avec ceux qui nous occupent, bien que les vaisseaux hémorroïdaux n'en fussent pas le siége.

B. Une débilité genérale, comme celle qui résulte de certaines maladies (le typhus nosocomial, la fièvre adynamique, les fièvres des marais, le scorbut), peut rendre continu l'écoulement sanguin hémorroidal. Les dangers qui en résulteraient sont assez évidens pour qu'il ne soit pas nécessaire de les exprimer ici.

C. C'est ordinairement à des causes locales que cette prolongation outre-mesure des accès hémorroïdaux doit être attribuée ; c'est-à-dire aux accidens permanens qui succèdent à la fluxion, tels que marisques, fissures, douleurs nerveuses, catarrhe du rectum, rétrécissement de l'anus, etc. On peut voir ce que j'ai dit de chacun de ces accidens. La constipation peut encore être la cause qui seule prolonge indéfiniment ces accès.

CHAPITRE XI.

De la rétention et de la suppression des hémorroïdes, des causes qui peuvent produire ces accidens et des suites qu'ils peuvent entraîner. Ce chapitre est un de ceux dans lesquels se fera le plus sentir le besoin de développemens qui me sont interdits par la nature du livre dans lequel ce travail doit entrer, et par la longueur démesurée qu'il a déjà acquise: ces développemens, avec les faits qui leur servent de preuves, doivent donc être renvoyés à l'ouvrage que je publierai incessamment sur cette matière.

Les hémorroïdes sont retenues lorsqu'on ne les voit pas paraître aux époques où elles avaient coutume de survenir; ou bien encore, lorsque, les paroxysmes n'étant pas assujettis à des retours périodiques, on voit paraître des accidens qu'ils auraient pu prévenir.

La suppression des hémorroïdes, au contraire, suppose l'interruption brusque et accidentelle d'un paroxysme commencé, ou du moins préparé.

Il faut examiner ces deux sortes de phénomènes dans leurs causes, leurs signes et leurs résultats.

Je ferai remarquer, avant tout, que j'emploie le mot *hémorroïdes*, et non ceux de *flux hémorroïdal*, conformément à la distinction que j'ai toujours admise dans le cours de cet article; et parce que les accidens viennent primitivement de la rétention ou suppression des mouvemens fluxionnaires, indépendamment de l'écoulement sanguin; en effet, on ne voit pas résulter moins d'inconvéniens de la suppression des hémorroïdes sèches que de celles qui fluent; de celles qui rendent des sérosités blanchâtres que de celles qui rendent du sang. Au surplus, tous les principes établis dans les pages précédentes, me dispensent de m'étendre davantage sur ce point : toutefois, la suppression d'un écoulement sanguin habituel pouvant aussi entraîner des suites particulières, c'est une complication dont il faudra tenir compte dans l'exposition des résultats.

§. Ier. Les causes de la rétention ou de la suppression des hémorroïdes, sont occasionnelles ou préparatoires, et déterminantes ou efficientes.

A. Les premières sont spécialement le tempérament nerveux, une sensibilité vive et facilement mise en jeu, la prédisposition à quelque affection essentielle d'un organe important, et, à plus forte raison, l'existence déjà présente de cette affection, surtout si elle se trouve dans un organe en relation sympathique avec le rectum, comme sont les maladies de la vessie urinaire des reins, du mésentère, du foie, de l'estomac, des poumons, du cœur et des gros vaisseaux. Tout ce qui favorise ces dispositions, soit dans les erreurs du régime, soit dans les sentimens moraux habituels, soit dans les conditions de climat et de température, peut être considéré comme cause prédisposante de l'accident que j'examine. La nature constitutionnelle de la fluxion hémorroïdale, ne suffit point pour prévenir le danger des suppressions, et la fluxion périodique n'y est peut-être pas beaucoup moins exposée que celle qui est irrégulière.

B. Les causes déterminantes ou efficientes sont très-nombreuses, et ce sont la plupart de celles qui peuvent aussi donner une violence extrême à cette fluxion et occasionner, soit de grands accidens inflammatoires, soit une hémorragie excessive. Il faut noter principalement, parmi les causes générales et intérieures, les passions et affections tristes, telles que la colère et la terreur, l'action très-forte du chaud ou du froid, celle du froid humide, surtout aux pieds; ou le bain trop chaud ou trop froid, pris dans le moment d'un paroxysme; des alimens âcres et très-excitans, comme des salaisons ou des ragoûts fort assaisonnés; les substances farineuses flatulentes, celles qui produisent l'acidité; des sueurs abondantes ou d'autres excrétions inaccoutumées, telles que la salivation; des fatigues extraordinaires, un accès de fièvre provoqué par des causes accidentelles; les efforts du vomissement, et enfin, une hémorragie spontanée ou excitée à dessein, surtout si elle est produite dans les parties supérieures du corps: les exemples de suppression par la saignée du bras sont extrêmement communs: toutes les applications irritantes ou astringentes, celles des corps froids, celles des topiques résineux, des liqueurs acides et spiritueuses, etc.

§. II. Il est ordinairement facile de reconnaître la suppression d'un paroxysme; cependant, si le malade, n'étant point habitué à cette affection, ne pouvait avertir le médecin, et que celui-ci ne fût pas mis sur la voie par quelque circonstance, il pourrait arriver que cette cause des accidens les plus graves restât inconnue, et que l'on n'eût, par conséquent, aucun moyen d'y remédier. Tantôt il n'existe aucun symptôme local de la suppression d'un paroxysme; tantôt, au contraire, aux symptômes développés dans quelque organe étranger, se trouve joint un état de spasme, de constriction extrême, avec resserrement quelquefois porté au point que l'introduction de la moindre quantité de liquide dans le rectum, est totalement impossible ; j'en ai cité un ou deux exemples remarquables.

§. III. Le pronostic de la rétention ou de la suppression des hémorroïdes, ne saurait être tiré d'une manière générale, l'affection hémorroïdaire n'étant point une condition naturelle de la vie, comme la fluxion utérine; en sorte que l'on ne peut en juger avant que des accidens quelconques se soient développés.

Une chose que l'observation m'a plus d'une fois démontrée et que j'ai notée précédemment, c'est que la suppression brusque et subite de ces fluxions si douloureuses, déjà longuement entretenues, n'est suivie, en bien des cas, d'aucun inconvénient; et que lors même que le traitement qui les supprime est purement local, les malades jouissent ensuite, durant de longues années, d'un repos absolu, ou même se trouvent complétement guéris; comme si la cause à laquelle était primitivement due cette fluxion, se fût épuisée par l'intensité et la durée des accidens. Je puis en citer plusieurs exemples remarquables. Un homme de trente-quatre ans, très-robuste, d'une constitution bilieuse sanguine, né de parens hémorroïdaires, fréquemment tourmenté de paroxysmes violens, tantôt avec flux et tantôt sans écoulement, a constaté que plus les paroxysmes étaient longs et douloureux, plus il était long-temps sans en éprouver de nouvelles atteintes: après un de ces paroxysmes prolongé pendant six mois par des douleurs nerveuses, il a été brusquement guéri par l'emploi d'un moyen local. Depuis environ cinq ans, il n'a pas eu d'atteintes de son mal, bien qu'il n'ait cessé de mener le même genre de vie qu'il menait avant, et de se livrer à des travaux de cabinet assidus mêlés de veilles très-prolongées. Un de mes parens, à l'âge de vingt-deux ans, voyageant en Italie, éprouvait depuis plusieurs mois des tourmens insupportables d'une affection hémorroïdale accompagnée du flux sanguin et de tuméfaction, avec sortie des tumeurs : il fut guéri à Venise, en une nuit, par une application empirique, et ne s'est ressenti, en aucune manière des hémorroïdes, jusqu'à l'âge de soixante-dix-huit ans, qu'il est mort d'une attaque d'apoplexie. Un littérateur distingué, membre de l'Académie des sciences et belles-lettres, maintenant âgé de cinquante-sept ans, d'un tempérament bilieux sanguin, d'une forme de corps athlétique, né d'un père hémorroïdaire, avait eu dans sa jeunesse, plusieurs paroxysmes irréguliers d'hémorroïdes; à l'âge de vingt-huit à trente ans, à la suite de longs chagrins et d'inquiétudes, il était attaqué depuis près de quatre ans, d'hémorroïdes horriblement douloureuses, avec un flux énorme et continuel, par lequel ses douleurs n'étaient nullement soulagées; au milieu de ses douleurs, il fut guéri en trois jours, en employant une amulette, et, depuis cette époque, c'est-à-dire, depuis vingt-sept ans, il n'en a pas eu le moindre ressentiment, ayant toujours mené cependant une vie très-laborieuse; il jouit d'ailleurs d'une santé parfaite. Un autre littérateur, âgé de quarante-quatre ans, d'une complexion sanguine, tourmenté d'hémorroïdes habituelles, dont les accès se répétaient presque au point de se toucher, éprouva, au milieu d'un de ces accès les plus violens, une affreuse émotion, par le suicide d'un de ses parens, dont il fut témoin. Ses hémorroïdes furent à l'instant supprimées; durant plusieurs années, il n'en éprouva pas d'accès; mais continuant à mener une vie très-sédentaire et faisant habituellement un usage immodéré de liqueurs alcooliques, il eut plusieurs vives attaques de coliques : depuis peu de temps, les hémorroïdes ont reparu, et comme il n'est point disposé à changer de régime, il doit s'attendre à en éprouver de très-violentes attaques.

La gravité du pronostic est donc uniquement fondée sur la nature et l'importance des accidens qui se développent; on peut seulement dire, d'une manière générale, qu'il sera d'autant plus fâcheux que le soulagement obtenu des hémorroïdes était plus marqué, que l'individu est plus exposé à des affections graves, spécialement aux maladies organiques, telles que la phthisie pulmonaire ou l'anévrysme du cœur et des gros vaisseaux. La régularité des paroxysmes, qui suppose presque toujours que l'affection est constitutionnelle, rend la suppression plus fâcheuse ; mais en même temps elle diminue les difficultés d'y remédier ; et, d'ailleurs, elle sert d'indice pour reconnaître la cause des accidens que l'on doit combattre : l'âge avancé, le sexe masculin, ou, pour les femmes, l'époque du retour, sont autant de conditions qui rendent le pronostic des suppressions plus grave; l'ancienneté enfin de l'affecion, sa nature constitutionnelle, rendent encore le danger plus grand et plus pressant. Je crois, d'après ce qu'on vient de lire, que ce danger est moins à craindre à la suite d'un violent et long paroxysme, que dans le cas contraire, les exemples que j'ai donnés devant porter à conclure que les efforts fluxionnaires se sont entièrement épuisés par l'intensité des accidens, ensorte que la nature n'a plus besoin de les reproduire; néanmoins, pour une observation si délicate, il est nécessaire de suspendre son jugement jusqu'après l'examen de faits plus nombreux.

La circonstance que les hémorroïdes sont fluentes,

aggrave en général le pronostic que l'on doit porter de la suppression ; car indépendamment des dangers communs aux autres cas, on compte encore ceux que peut faire naître la pléthore consécutive, et la facilité avec laquelle une fluxion sanguine pourrait faire irruption sur un organe important. Cette considération doit donc faire ajouter aux moyens médicinaux que l'on emploierait, les évacuations sanguines, qu'on aurait pu sans cela ne pas juger nécessaires. Il ne faut cependant pas supposer que la suppression du flux sangnin entraîne nécessairement de graves accidens, j'ai rapporté des preuves authentiques du contraire : puisque, très-souvent, l'hémorragie n'est qu'un phénomène secondaire de la fluxion hémorroïdale, et qu'on ne court pas plus de risques à la supprimer, qu'on n'en courrait à arrêter l'hémorragie qui résulterait d'une blessure ; or personne ne s'en fait scrupule dès qu'on juge qu'il s'est écoulé assez de sang pour opérer le dégorgement de la plaie et pour abattre l'irritation générale.

§. IV. Quoiqu'il soit certain que très-fréquemment, la rétention ou la suppression des hémorroïdes ne sont suivies d'aucun accident, il n'est pas moins sûr que ces phénomènes peuvent entraîner les suites les plus funestes, au point que la mort la plus prompte en soit quelquefois le résultat.

Les accidens dont il s'agit, se divisent naturellement en deux classes : les uns sont locaux, c'est-à-dire qu'ils occupent, dans le voisinage du siége primitif de l'affection supprimée, soit les intestins, soit les autres organes de la cavité abdominale, avec lesquels le rectum se trouve en communication de circulation et de sympathie nerveuse ; les autres sont généraux, c'est-à-dire qu'ils se manifestent dans toutes les autres parties du corps.

1°. Accidens locaux : colique violente avec tranchées quelquefois atroces ; c'est là spécialement ce que les stahliens ont nommé colique hémorroïdale ; en même temps, resserrement spasmodique alternant avec des gonflemens flatulens et douloureux ; quelquefois une ardeur brûlante ou pulsative : viennent ensuite les vomissemens sympathiques, les anorexies, les douleurs d'estomac, les défaillances et cardialgies, l'oppression, les défaillances réitérées, le gonflement de la rate et du foie, la douleur, et finalement, l'inflammation de ces viscères ainsi que du péritoine, siége ordinaire de la nouvelle fluxion : d'un autre côté, l'irritation de la vessie, les ardeurs et rétentions d'urine, l'hématurie et autres accidens que j'examinerai parmi les accidens généraux.

2°. Les accidens généraux sont si variés et si nombreux qu'ils s'étendent à la totalité du tableau nosographique : pour les exposer, je suivrai les divisions indiquées par le professeur Pinel.

Fièvres. Fièvre inflammatoire : celle-ci naît spécialement de la suppression du flux hémorroïdal, comme de celle de toutes les hémorragies actives. La fièvre gastrique ou bilieuse, aussi bien que les fièvres intermittentes de tous les types, mais spécialement les fièvres de mauvais caractère promptement funestes. Ludolf en cite un exemple remarquable : un homme de lettres âgé de quarante ans, maigre, pléthorique, très-sédentaire, avait plusieurs fois éprouvé un flux hémorroïdal avec grand soulagement ; ce flux étant devenu excessif, le médecin l'arrêta tout à coup : aussitôt, douleurs et angoisses précordiales ; fièvre aiguë avec délire violent et mort en peu de jours (*Diss. de utilitate fluxûs hæmorroïdalis*, *Erf.*, 1721, *resp. Breithaupt.*) Stahl rapporte aussi qu'une femme illustre, de complexion sanguine et pléthorique, affectée de tumeurs hémorroïdales internes et externes, les ayant fait guérir, fut prise d'une fièvre aiguë, alors épidémique, dans laquelle une métastase s'étant opérée sur la rate, elle eut le septième jour un vomissement noir, et mourut (*Diss. de hæmorr. intern. motu*). Le même auteur rapporte des exemples de fièvres lentes nerveuses mortelles produites par la même cause.

Phlegmasies. L'inflammation du cerveau ou des méninges, celle du poumon, de la plèvre, du cœur, de l'estomac, du foie, de la rate, du péritoine, sont fréquemment le résultat de la suppression des paroxysmes hémorroïdaux. Les engorgemens progressifs avec induration de ces viscères, les coliques néphrétiques, l'inflammation de la vessie, en sont encore plus souvent la suite. Hippocrate a consigné dans ses ouvrages que l'affection hémorroïdale préservait d'un grand nombre d'affections inflammatoires du tissu cutané, parmi lesquelles il place la lèpre (*Lib. de humoribus*); en effet, la suppression de cette affection occasionne souvent des phlegmons sous-cutanés, des clous, ou furoncles, des érysipèles, des dartres et éruptions de divers genres; il en est de même des fluxions sur les articulations, des rhumatismes et surtout de la goutte, avec laquelle les hémorroïdes paraissent avoir quelquefois une liaison si intime.

Hémorragies. Toutes les parties du corps peuvent fournir un écoulement supplémentaire du flux hémorroïdal, mais spécialement l'utérus et la vessie, ces deux sortes d'hémorragies s'accompagnent, même alors, de phénomènes qui ont engagé les auteurs à admettre des hémorroïdes de l'utérus et de la vessie, dénominations auxquelles je consacrerai un article à la suite de celui-ci. L'hématémèse, le flux hépatique et cœliaque, l'épistaxis, le saignement des gencives ou de toutes les parties de la bouche, enfin l'hémoptysie, sont encore fréquemment les moyens par lesquels l'écoulement du sang hémorroïdal est remplacé avec plus ou moins de désavantage et de danger.

S. Ledelius raconte un exemple d'hémorragie par l'oreille, qui remplaça un flux hémorroïdal. « Un homme de trente ans, fort studieux, hypocondriaque, habituellement constipé, au point qu'il n'allait à la garderobe que tous les quatre jours, était depuis quelques années sujet à un flux hémorroïdal mensuaire dont il éprouvait un grand soulagement. Ayant commis quelqu'erreur de régime, ce flux se trouva supprimé et il fut huit jours sans évacuation alvine, souffrant d'ailleurs de douleurs dans les hypocondres, de céphalalgie, anorexie, soif et insomnie continuelles. Divers remèdes ayant été vainement employés, il fut pris d'une céphalée très-intense qui dura pendant plusieurs semaines, jusqu'à ce qu'enfin une grande hémorragie qui eut lieu par les oreilles, emporta tout d'un coup son mal. Cet écoulement revint au bout d'un mois avec le même avantage, et fut ensuite remplacé par le flux hémorroïdal, qu'on parvint a rétablir (*Miscell. nat. cur.*, dec. III, ann. 5, obs. 265) ».

Névroses. Tous les genres d'aliénations peuvent être produits par la suppression des hémorroïdes; au rapport de M. le docteur Esquirol, la mélancolie et la démence sont celles qui le sont le plus fréquemment; on y doit ajouter néanmoins l'hypocondrie : l'épilepsie, les convulsions partielles ou totales, ne reconnaissent souvent pas d'autre cause primitive. Les membres de l'ancienne Faculté de Paris (Poissonnier, Andry, etc.), dans un Mémoire sur le tétanos, déclarent que cette maladie dépend souvent de la suppression des fluxions hémorroïdales, il en est de même pour les tremblemens du corps et des membres : pour la céphalalgie habituelle ou périodique, pour la migraine. Heister dit avoir observé un homme qui devint d'abord hypocondriaque, par suite de cet accident ; puis fut tourmenté d'autres symptômes qui finirent par une douleur de la tête (*clavus*) (*Act. nat. cur.*, v. 1, obs. 161.) J. H. Degner guérit, en rétablissant la fluxion hémorroïdale, une douleur de même nature fixée sur la mâchoire d'un ecclésiastique (*Diss. de clavo hemorroïdali*). L'apoplexie est fréquemment due à cette cause ; l'empereur Trajan, au rapport de Dion Cassius, eut une attaque d'apoplexie suivie de paralysie d'une moitié du corps, par la suppression subite d'un flux sanguin auquel il était sujet ; il devint ensuite hydropique et mourut (Xiphilinus, *Epitom. histor.*, p. 350). Hippocrate a parlé dans ses Prénotions coaques, du danger que courent les hémorroïdaires, d'être affectés d'apoplexie et de paralysie, par la suppression de l'écoulement habituel. A tous ces accidens, il faut ajouter les spasmes de la poitrine, les accès d'asthme convulsif et suffocant, les palpitations et tous les dérangemens nerveux des organes digestifs, la perte et la dépravation de l'appétit, l'altération de l'action des sens, les rêves pénibles, le cauchemar.

Maladies organiques. L'altération profonde du foie, avec induration et augmentation considérable, l'entérite, la péritonite chronique, et finalement l'hydropisie ascite, la phthisie pulmonaire, les développemens anévrysmatiques du cœur et des gros vaisseaux, sont des conséquences ordinaires de la suppression des hémorroïdes, soit que ces accidens aient été primitivement déterminés par l'effet de cette cause, soit que les individus en eussent antérieurement la prédisposition: les exemples de ce genre, que j'ai rapportés en divers lieux de ce travail, me dispenseraient d'en citer d'autres. J'en rappellerai toute fois un cas fort singulier, observé par A. G. Richter (*Observ. chirurg.*, fasc. III, chap. 4). « Une femme de trente ans, dit cet habile chirurgien, délicate de corps et d'esprit, ayant des menstrues abondantes, vint à Gottingue me demander de lui faire l'excision d'une tumeur qu'elle portait à la mamelle droite. Cette tumeur était grosse comme une noix et mobile; la surface en était inégale; il en descendait, jusqu'au mamelon, un assemblage de petites tumeurs grosses comme des pois. Par dessus, on voyait un cordon dur, tendu, gros comme le doigt, qui s'étendait depuis la tumeur jusques auprès de l'aisselle, où il se perdait sans qu'on en pût bien distinguer la fin. La malade en pressant et frottant cette tumeur, en faisait sortir par le mamelon une liqueur rougeâtre assez abondante; alors les petites tumeurs disparaissaient, et la plus grosse était molle, flasque, aplatie, et avait perdu les deux tiers de sa grosseur; elle revenait en peu d'heures à ses premières dimensions. Toutes les fois que la tumeur était distendue, une douleur brûlante s'y manifestait; elle disparaissait quand la liqueur était évacuée, ce qui engageait cette femme à traire en quelque sorte sa tumeur chaque matin. Elle en retirait à-peu-près une once, d'eau rougeâtre sans âcreté ni puanteur. Quant au cordon qui s'étendait vers l'aisselle, il était toujours en même état. Voici, du reste, comment cette tumeur était venue : la malade avait été sujette, pendant plusieurs années, à un flux hémorroïdal très-abondant et qui l'affaiblissait, en sorte qu'un médecin crut devoir le faire cesser par quelques remèdes ; effectivement ce flux ne revint plus ; mais quelque temps après, la malade commença à s'apercevoir que ses vêtemens étaient tachés de sang devant le sein, sans qu'elle pût savoir d'où ce sang provenait. A la fin, cependant, elle découvrit qu'il s'échappait d'un petit orifice près du mamelon : c'est encore long-temps après que la tumeur commença à se former, et elle devint peu-à-peu grosse comme un œuf de poule. Au bout de quelques mois, la mamelle en entier se gonfla tout-à-coup considérablement jusqu'à l'aisselle ; cependant, par l'usage intérieur de la ciguë, elle fut réduite à sa primitive grosseur ; la tumeur ayant néanmoins conservé la grosseur que j'ai indiquée, nonobstant tous les remèdes. Depuis ce temps, le petit orifice se ferma et la liqueur rougeâtre se mit à couler par le mamelon. Il était clair que cette tumeur n'était pas de nature squirreuse, mais provenait de la dilatation de quelques vaisseaux variqueux, ce qui m'engagea à ne point faire l'opération. On aurait peut-être pu l'enlever sans danger ; mais en considérant que ce cordon qui s'étendait sous l'aisselle, était formé de vaisseaux également variqueux, dont l'extrémité pouvait se trouver hors de toute atteinte, il était à craindre qu'on ne pût l'enlever en entier, et qu'après l'opération, il ne restât une ouverture fistuleuse ou même que la maladie ne vînt à repulluler. Je prescrivis divers remèdes résolutifs tant à l'intérieur qu'à l'extérieur, par l'effet desquels la tumeur fut diminuée. Dans la pensée, toutefois, que cette maladie provenait de la suppression des hémorroïdes, je conseillai divers remèdes pour les rétablir, mais je ne sais quel effet ils ont produit ». Les tumeurs de cette nature sont aujourd'hui mieux connues ; on peut en voir la description au mot *hématode*. Toutefois on ne peut s'empêcher d'applaudir à la sage conduite de Richter, qui aurait infailliblement compromis les jours de sa malade s'il se fût rendu à ses désirs et eût tenté quelque opération.

Quelquefois la suppression des hémorroïdes, au lieu de produire un seul symptôme grave, en fait naître une foule qui se succèdent et se remplacent, ou même torturent à la fois les malades; tel était le cas de ce jeune théologien dont parle Alberti (*Dissert. de hœmorroïd. juniorum*, §. IV); ce jeune homme melancolico-sanguin, pléthorique, était sujet, depuis quatre ans à un flux hémorroïdal très-abondant: ayant voulu remplacer ce flux par une saignée du bras, fut pris de mouvemens spasmodiques, ou, comme dit l'auteur, il lui survint une sorte d'orgasme du sang dans les veines, principalement aux bras, en sorte qu'il éprouvait des mouvemens de palpitation dans ces veines: l'estomac cependant était dérangé, chaque jour le malade vomissait une grande quantité de crachats muqueux; il s'y joignit encore une violente affection hypocondriaque et une constipation obstinée. C'est encore ce que l'on voit dans une observation rapportée par A. Lœvius (*Act. nat. cur.*, v. I, append. nº. 1, ann. 1706). Un pharmacien âgé de cinquante ans, de famille hémorroïdaire, avait eu, dès sa jeunesse, un flux menstruel de cette nature, accompagné de soulagement: ce flux s'étant arrêté, il éprouva une langueur générale, des tranchées, une pesanteur au sacrum avec chaleur continuelle, renvois bilieux, ophthalmie, etc. Dans l'âge mur, le flux devint excessif, car il revenait à-peu-près toutes les semaines à la quantité de plusieurs livres, en sorte que le malade perdait ses forces, avait le visage verdâtre, une pesanteur des reins et une faiblesse des jambes qui lui permettait à peine de marcher; quand on essayait cependant de l'arrêter trop brusquement, il survenait des anxiétés précordiales, de la dyspnée, des palpitations du cœur : toutefois, en usant de beaucoup de circonspection, on parvint à modérer ce flux durant un grand nombre d'années.

JAUSSON, *Dissertatio* (*præs. Goelike*) *de hœmorrhoïdibus turbatis. Francof. ad Viad.*, 1723. C. P., t. 167, n. 2.

LUDOLFF, *Dissertatio de fine hœmorrhoïdum, principio variorum malorum. Erf.*, 1725.

ALBERTI, *Dissertatio de excrescentiâ nasi cum hœmorrhoïdum anomaliis connexâ. Halæ*, 1729.

GRUMBRECHT, *Dissertatio* (*præs. Segner*) *de morbis ex interceptis hœmorrhoïdibus. Gotting.*, 1741. C. P., t. 167, n. 1.

BRENDEL, *Dissertatio* (*resp. Wolff*) *de hœmorrhoïdibus interceptis morbos verendorum aphrodisiacos simulantibus. Goett.*, 1747. *V. Opp.* II, p. 73. C. P., t. 167, n. 16.

RICHTER, *Dissertatio* (*resp. Wolff*) *de hœmorrhoïdibus interceptis morbos aphrodisiacos naturalium simulantibus. Gotting.*, 1744, C. P., t. 167, n. 15.

ALBERTI, *Dissertatio de hœmorrhoïdibus medicina hypochondriacorum. Halæ*, 1756.

DEUXIÈME PARTIE.

Traitement des hémorroïdes. Le but qu'on doit se proposer dans le traitement des hémorroïdes, pouvant être fort différent, suivant que l'on considère l'affection elle-même, ou au contraire, qu'on n'a égard qu'aux seuls accidens, il importe beaucoup d'établir une distinction entre ces deux sources d'indications différentes.

Indication à remplir dans le traitement des affections hémorroïdales.	Affection ou Fluxion.	Provoquer ou rétablir. Entretenir ou pallier. Guérir.	Selon qu'elle est constitutionnelle, critique, symptomatique ou accidentelle.
	Complications ou Accidens.	Guérir.	Avec les précautions nécessaires. Pour chaque espèce d'accidens.

Première Division, ou première source d'indications pour le traitement.

Traitemens des accidens. Je vais, suivant la marche que l'on a presque toujours besoin de suivre, examiner d'abord le traitement qui convient à chacun des accidens principaux dont l'affection hémorroïdale se complique ordinairement ; parce que l'indication générale étant la même pour tous (guérir), le sujet est plus simple, et que, d'ailleurs, les discussions auxquelles je dois me livrer, mettront le lecteur mieux en état de comprendre et la cause qui fait varier les indications du traitement, par rapport à l'affection elle-même, et les moyens que l'on peut avoir pour remplir ces diverses indications.

Une règle générale à laquelle, dans l'intérêt des malades et dans celui de sa propre réputation, un médecin ne doit pas admettre d'exception, c'est d'examiner soigneusement les parties toutes les fois qu'il est consulté; les accidens les plus graves pouvant quelquefois dépendre d'une particularité qu'il serait facile de reconnaître et à laquelle on pourrait remédier sur-le-champ, tandis qu'elle deviendrait funeste si, par l'effet d'une répugnance ou d'une pudeur mal placée, elle restait inconnue.

CHAPITRE Ier.

Traitement relatif à l'écoulement du sang. Cet accident appelle le premier l'attention, non-seulement parce qu'il peut avoir les suites le plus immédiatement funestes, mais encore parce que, d'après sa propre nature, il peut devenir nécessaire à la constitution, soit par une disposition originelle, soit par un effet de l'habitude. Cette exception à la règle que j'ai établie, de chercher toujours à guérir les accidens des hémorroïdes dépendans d'une complication, n'infirme point cette règle prise en général.

Tant que le flux hémorroïdal est modéré et qu'il paraît à des époques éloignées les unes des autres, on ne peut le considérer comme une maladie, mais seulement comme un assujettissement, une incommodité dont il faut balancer les avantages et les inconvéniens, pour juger s'il convient d'y rester assujetti, ou si l'on peut essayer de s'en délivrer; mais dès qu'il devient excessif, on n'a plus à balancer, et tout doit être mis en usage pour le réprimer ou même l'arrêter complètement.

D'après les exemples que j'ai cités de personnes qui rendaient journellement des quantités considérables de sang, en conservant une santé parfaite, on doit concevoir que c'est moins par la quantité de sang écoulé que par les efforts consécutifs de cette évacuation, que l'on peut juger si elle est excessive et dangereuse; la constitution et l'habitude, mettent, sous ce rapport, de grandes différences entre les individus.

Généralement parlant, toutes les fois que le flux hémorroïdal affaiblit sensiblement, qu'il donne lieu à une pâleur subite et inaccoutumée, avant même qu'il produise des spasmes et des défaillances, on doit chercher à les modérer.

Comme toutes les hémorragies, celle-ci peut être *active* ou *passive*, ce qui doit faire mettre de grandes différences dans les moyens qu'on emploie pour la réprimer. Je vais rendre compte successivement des uns et des autres.

§. 1er. *Du flux hémorroïdal actif, et des moyens de*

le réprimer quand il devient excessif. Ce flux peut être excessif par *impétuosité* ou par *continuité :* dans le premier cas, il met tout à coup en danger la vie du malade ; tandis que, dans le second, le péril est moins pressant, et que l'on a du moins le temps d'y porter remède. L'un et l'autre peuvent exister, avec ou sans rupture de vaisseaux.

1°. *Flux actif, excessif par impétuosité, sans lésion apparente des parties.* Le premier objet du traitement doit être d'arrêter le mouvement fluxionnaire, qui fait dériver, du côté de l'intestin rectum, tout le sang contenu dans les vaisseaux. On ne doit pour cela négliger aucun moyen, puisque l'effet de ce mouvement pourrait être tel que le malade succomberait instantanément à l'hémorragie.

Il est fort rare toutefois que les malades périssent immédiatement des effets de l'hémorragie. Cet accident, pour l'ordinaire, ne leur est fatal que consécutivement. Quoiqu'il en soit, ce n'est pas non plus brusquement et sans précaution qu'on doit arrêter cette fluxion, et tenter d'en opérer la dérivation. Si l'on avait soin de calmer préalablement l'irritation générale, on aurait à craindre le transport du travail fluxionnaire sur un organe important, tel que le cerveau, le poumon, le foie, les reins ; et les accidens les plus fâcheux en seraient la suite nécessaire. D'habiles médecins ont dit, avec raison, qu'une hémorragie était souvent moins nuisible que les moyens employés pour la réprimer.

On doit donc, pour l'application des remèdes, distinguer deux temps ; le premier est celui où le mouvement fluxionnaire est dans toute sa force, où le sang, qui sort avec abondance, produit encore un soulagement marqué, où le visage est coloré, le pouls fort et plein, plutôt que vif et serré.

Dans le second temps, la scène a changé, le sang coule encore, mais par suite de l'action nerveuse plutôt que de l'énergie vitale ; le sujet s'affaiblit, la pâleur est sur son visage ; ses traits sont tirés ; les yeux sont encore quelquefois brillans, mais inquiets et enfoncés ; le pouls est vif, serré, éminemment nerveux ; des spasmes, des défaillances se manifestent.

C'est spécialement les moyens généraux que l'on doit mettre en usage dans le premier temps, puisque leur effet diminue la tendance fluxionnaire. C'est aussi par l'exposition de ces moyens que je vais commencer.

A. *Mettre tout le corps dans un état de calme absolu.* Aussitôt qu'un accident semblable donne de l'inquiétude, le malade sera couché dans un lit frais, et peu couvert ; étendu sur un sommier ferme et assez résistant ; placé au milieu d'une chambre bien aérée, mais d'où la lumière et le bruit soient bannis ; la position du corps doit être horizontale, ou même telle que les pieds soient plus hauts que la tête : il serait convenable que le malade se tînt couché sur le ventre, s'il lui était possible de supporter cette position. Ces premiers moyens ont une efficacité plus grande qu'on ne peut dire, et plus d'une fois ont réussi sans l'intervention d'aucun remède. On ne saurait nier, en effet, que la situation perpendiculaire du corps ne favorise l'abord du sang vers les vaisseaux hémorroïdaux, et n'en rende plus difficile le retour ; les veines chargées de le remporter étant pour la plupart dépourvues des valvules qui empêchent, dans les autres, le sang de revenir en arrière.

On n'est cependant pas toujours assez heureux pour réussir aussi promptement, et l'on doit favoriser, par d'autres moyens, la révulsion que l'on veut obtenir.

B. *La saignée du bras.* Ce moyen agit comme un calmant général des plus puissans ; il diminue l'éréthisme nerveux, et, en désemplissant les vaisseaux, rend moins facile la métastase ; de plus encore, il produit une dérivation avantageuse, en rappelant vers les parties supérieures du corps le sang qui se portait sur le rectum. La saignée du pied, dans ce cas, aurait des inconvéniens faciles à deviner.

On pourrait craindre, en pratiquant la saignée, d'augmenter les dangers de la perte de sang, à laquelle, au contraire, on cherche à remédier ; mais, lorsque l'hémorragie est produite par l'exhaltation des forces vitales, cet inconvénient ne saurait exister que dans le seul cas où le sang proviendrait d'une ouverture que la nature ne pourrait fermer par ses propres forces : telle que serait la rupture d'un gros vaisseau. J'examinerai tout à l'heure les résultats de cette rupture.

C. *Boissons rafraîchissantes.* On doit seconder l'action de ces premiers moyens par l'usage de boissons froides et délayantes : une limonade végétale ou minérale édulcorée, de l'eau de groseilles, du suc de grenades ou toute autre liqueur acidule, une décoction de fleurs de tilleul froide, avec les sirops de limons, de vinaigre, ou bien avec addition de dix à quinze grains de nitrate de potasse par pinte, et d'un léger anti-spasmodique, comme l'eau de fleurs d'oranger ; le petit-lait pur ou mêlé avec le sirop de violettes, etc.

L'emploi de moyens aussi simples, mais qui reçoivent une grande force de leur association aux précédens, parviendra presque toujours, non à interrompre brusquement l'hémorragie, mais à la convertir en un écoulement modéré, avantageux, qui s'arrêtera promptement, sans faire courir au malade les dangers d'une métastase très-grave, quelque soit l'organe sur lequel elle aurait lieu.

Cependant si le sang, après avoir coulé assez abondamment pour satisfaire aux besoins de la nature, continue à se porter avec violence sur les vaisseaux hémorroïdaux, surtout si le malade commence à s'affaiblir, on doit recourir à des moyens plus énergiques.

D. *Ventouses sèches et scarifiées.* Aucun moyen de dérivation n'est plus puissant que l'application des ventouses. Mais c'est principalement vers la seconde période des mouvemens fluxionnaires qu'on doit y recourir, lorsque l'action nerveuse est la cause principale de la prolongation de l'hémorragie. Il faut, suivant le conseil des anciens, les appliquer vers les parties supérieures du corps, et surtout aux épaules et sur les bras. On a prescrit de les placer sur les hypocondres; mais, dans un cas de congestion violente, une assez grande partie du canal alimentaire étant intéressée par la fluxion, je pense qu'on aurait à craindre de la fixer sur quelque point circonscrit des intestins ou sur le mésentère, et d'y produire soit une inflammation gangréneuse, soit une hémorragie plus terrible que la première, soit enfin un de ces coups de sang dans le mésentère, dont j'ai cité plusieurs exemples (*Gazette de santé*, 1er mai 1816), et qu'il me paraît très-convenable de nommer apoplexies abdominales. Si le flux hémorroïdal excessif avait lieu chez une femme, l'application des ventouses à l'hypogastre pourrait être un moyen fort utile, en rappelant sur la matrice le mouvement fluxionnaire naturel à ce sexe.

Les ventouses scarifiées ont une action plus marquée encore que les ventouses sèches; l'écoulement de sang produit par les scarifications, tout modéré qu'il est, contribue à produire la dérivation qu'on veut obtenir, et l'irritation produite sur la peau est plus durable.

E. *Ligatures sur les membres.* Les anciens employaient ce moyen de ralentir la circulation, en s'opposant au libre retour du sang dans les veines superficielles, beaucoup plus que ne font les modernes : il ne doit pas être négligé dans les cas fort graves d'hémorragies, en ne le considérant toutefois que comme un moyen accessoire ; je ne sais même si l'impression irritante portée sur la peau par les ligatures, n'agit pas comme révulsif autant que l'obstacle apporté au cours du sang. Quoiqu'il en soit, on peut appliquer deux ou trois ligatures sur chaque bras, car c'est dans les parties supérieures du corps qu'on doit chercher à retenir le sang. Pour arrêter, dit Galien, le sang des hémorroïdes ou des règles, il faut faire de fortes ligatures autour des mains et des bras ; celles que l'on ferait aux cuisses auraient un effet tout contraire, et l'on ne doit les employer que dans les hémorragies des parties supérieures (*De art. curat. ad Glaucon.*, *c.* 14).

F. *Irritation mécanique de la peau.* Les ventouses, les ligatures agissent déjà de la même manière que les autres moyens dont je veux parler ; ce sont des frictions rudes et prolongées faites avec une brosse ou quelque étoffe de laine sur les membres supérieurs et sur le haut du corps ; on ne doit encore tenter cette ressource que dans le deuxième stade de l'effort hémorragique, le repos absolu ayant plus d'avantages durant le premier, que ne pourraient en avoir les frictions.

Les sinapismes appliqués aux épaules, aux bras,

sont également un puissant moyen de révulsion ; et, faute d'un autre remède plus agréable, on doit regarder comme excellente la pratique populaire qui consiste à appliquer à la face interne de chaque avant-bras un emplâtre d'ail cru pilé.

G. Le vésicatoire agit dans le même sens ; mais, en général, l'action des cantharides est plus long-temps à se faire sentir. Peut-être aussi porte-t-elle dans tout le système sanguin une irritation plus prononcée et qui pourrait n'être pas sans inconvéniens ; c'est surtout quand l'hémorragie devient fâcheuse par sa durée, que l'on peut retirer de grands avantages du vésicatoire.

Lorsque enfin, malgré l'emploi sagement combiné des moyens que je viens d'indiquer, on ne peut se rendre maître de l'hémorragie, on doit recourir aux remèdes locaux, ou même emprunter à la chirurgie des secours dont je ferai l'exposition détaillée, après avoir parlé des cas où l'écoulement sanguin se prolonge trop long-temps. C'est alors, en effet, que ces deux espèces de secours sont le plus spécialement applicables.

2° *Flux hémorroïdal actif, excessif par continuité.* A la longue, l'écoulement modéré de sang, lorsqu'il n'est pas arrêté, produit les plus graves accidens : la paleur, l'affaiblissement, les spasmes, l'anorexie, les flatulences, et finalement l'hydropisie ou le marasme.

La marche qu'on doit suivre dans ce cas est différente de celle qui convenait dans le précédent : sans négliger l'emploi des dérivatifs, comme le mouvement fluxionnaire qu'ils tendent à changer est peu prononcé, c'est spécialement au siége de l'hémorragie que les remèdes doivent être appliqués.

En même temps qu'on donnera des boissons froides, acides, on appliquera sur l'anus des topiques astringens et répercussifs, l'eau froide ou même la glace pilée; on injectera des préparations astringentes, telles que la décoction d'écorces de grenades, d'écorce de chêne, de noix de galle, de bistorte (*polygonum bistorta*, L.), de tormentille (*tormentilla erecta*, L.), une dissolution d'alun ou de sulfate de fer. Burnet rapporte qu'une application de poils de lièvre, hachés et trempés dans l'encre, arrêta une hémorragie occasionnée par des sangsues, laquelle avait résisté à tous les remèdes, et réduisait le malade au dernier terme de l'affaiblissement (*Thes. med. pract.*, t. II, l. 8, s. 5, subsect. 7, p. m. 45). Galien dit que le suc du cyclamen (*cyclamen europeum*, L.) resserre les hémorroïdes, tandis que celui d'oignon les ouvre (*De simpl. medic. facult.*, lib. 7). On a quelquefois retiré des avantages, dans le cas dont nous parlons, de l'application du gros vin rouge, du vinaigre ou même de l'esprit de vin. Enfin, on doit employer la plupart des remèdes qui conviennent pour la cure radicale des hémorroïdes; seulement on n'en continuera pas l'usage aussi long-temps.

S'il arrivait cependant que tant de moyens restassent sans succès, et que l'hémorragie, en continuant, mît en danger le malade, on aurait lieu de croire qu'elle dépend d'une cause organique, et que les secours de la chirurgie sont nécessaires.

3°. *Flux hémorroïdal actif et continu dépendant d'une lésion organique.* Cette lésion peut être une dilatation des pores de quelque tubercule, ou la rupture d'une varice.

A. *Dilatation des pores.* Les écrivains qui ont publié les traités d'hémorroïdes, n'ont point signalé cette cause d'hémorragie ; elle est néanmoins assez commune : j'en ai cité deux cas dans lesquels l'écoulement était momentané et volontaire : j'ai pareillement rapporté des exemples publiés par M. Delatour. En voici d'autres qui ne ressemblent aux précédens que par la manière dont l'hémorragie était produite. Ils m'ont été fournis par M. le docteur Frédéric Chardel, et se trouvent insérés dans la gazette de santé, du 1er mars 1814. « On m'amena, vers la fin de l'automne, une jeune fille de huit à neuf ans, d'une belle constitution, quoique sujette aux engorgemens des glandes, comme la plupart des enfans de la classe indigente. A la suite d'une diarrhée qui l'avait tourmentée pendant plusieurs semaines, et qui occasionnait parfois la chute du rectum, elle avait été prise d'un flux de sang qui se renouvelait dès qu'elle se présentait à la garderobe ; le sang qui sortait alors était d'une couleur vive et assez abondant. Les boissons adoucissantes et les lavemens mucilagineux n'ayant procuré aucun amendement, je soupçonnai que cette évacuation pouvait être déterminée par la présence d'une hémorroïde. Cette opinion me parut d'autant plus probable, que j'avais déjà été consulté, il y a plusieurs années, pour un cas semblable, et que l'extirpation de l'hémorroïde avait fait cesser l'écoulement du sang, et ramené promptement la santé. J'engageai donc la mère de cette jeune fille à examiner le rectum lorsque l'expulsion des matières fécales en déterminerait la chute. Elle vint bientôt me dire qu'elle y avait aperçu une petite tumeur qui fournissait du sang en abondance. Je lui conseillai, en conséquence, de conduire sa fille à l'hôpital de la Charité, où l'on extirpa l'hémorroïde à l'aide de ciseaux. Il ne s'écoula que quelques gouttes de sang. On recommanda de donner un lavement d'eau très-froide. Cette opération avait été si peu de chose, que la petite fille se rendit, comme de coutume, à l'école; mais elle fut prise, au bout de quelques heures, d'une hémorragie assez abondante, qu'un simple lavement d'eau froide fit bientôt cesser sans retour. Cette enfant, que l'écoulement habituel de sang avait rendue pâle et maigre, n'a pas tardé à recouvrer toutes ses forces. »

Mon ami M. le docteur de Dejaër rapporte, dans le procès-verbal de la séance publique de la Société d'émulation et d'encouragement pour les sciences et arts, établie à Bruxelles, une fort belle observation analogue à celle-ci.

« L'enfant de M. Magaud, entreposeur particulier des tabacs, âgé de cinq ans, fit à Tours, sa patrie, une maladie qui fut regardée comme une dyssenterie légère; il avait des selles assez fréquentes, liquides, mêlées d'une certaine quantité de sang. M. Antône, son médecin, lui fit prendre quelques tisanes rafraîchissantes. Tout allait assez bien, lorsque l'enfant dut accompagner sa mère qui se rendait à Liége. En traversant Paris, on observa une nouvelle quantité de sang, et l'on eut de nouveau recours aux moyens adoucissans. L'enfant arriva à Liége, but du voyage. Sa constitution était forte; il était d'une grande vivacité; le sang qu'il rendait encore par intervalles était rouge vif; parfois, dans les efforts qu'il faisait pour expulser les matières fécales, il y avait chute du rectum. On regarda cette affection comme un reste de la dyssenterie dont on supposait que l'enfant avait été attaqué. Des décoctions d'orge, de riz, de tamarins, furent prescrites. Cependant la maladie existait toujours : il n'y avait pas de ténesme, les selles n'étaient pas trop fréquentes; mais, chaque fois que l'enfant allait à la garderobe, il rendait du sang en assez grande quantité, et la chute du rectum se manifestait. On regarda cette hémorragie comme le produit d'une exhalation de la membrane muqueuse intestinale : on conseilla intérieurement du sirop antiscorbutique, on prescrivit des lavemens toniques ; on essaya successivement, dans ce but, l'eau froide, une forte décoction de tan, etc. Les forces, affaiblies par les pertes de sang multipliées, parurent se ranimer un peu ; mais bientôt la maladie reprit sa marche. Le jeune malade perdait quelquefois une once et demie de sang en allant à la garderobe ; la chute du rectum ne se réduisait plus spontanément ; il fallait presser l'intestin avec un linge, ou le laver avec du gros vin rouge. L'enfant tombait dans le marasme : quelquefois il était deux ou trois jours sans rendre du sang ; alors il paraissait regagner un peu de santé qu'il perdait bientôt. Comme il s'échappait souvent, dans les intervalles des selles, un liquide puriforme qui tachait le linge, le docteur Dejaër voulut s'assurer de l'état de l'intestin, et fit prendre au jeune malade un lavement irritant, afin de procurer une selle en sa présence : elle eut en effet lieu. L'intestin s'échappa comme à l'ordinaire, et l'on découvrit, dans sa partie la plus profonde, l'extrémité d'une grosse hémorroïde qui fournissait du sang en abondance, et qui, pressée par la masse excrémentitielle, entraînait avec elle l'intestin rectum. L'indication devenait précise. M. Ansiaux, docteur en chirurgie, fut amené le lendemain pour faire la résection de l'hémorroïde : l'opération fut faite avec la plus grande facilité ; il n'y eut pas la plus légère hémorragie pendant ni après ; la chute du rectum ne revint plus, la gaieté, l'embonpoint se rétablirent, et la guérison fut complète. »

Le seul parti que l'on ait à prendre dans un cas semblable, c'est l'excision des marisques, opération presque toujours facile, et qui ne peut entraîner de suites fâcheuses, quand toutefois on ne se méprend point sur le caractère des tumeurs. Je reviendrai sur ce point, et je décrirai le procédé opératoire, en traitant des moyens chirurgicaux.

4°. *Traitement du flux hémorroïdal excessif* causé par la rupture d'une varice ou par des ulcérations.

On peut reconnaître que l'hémorragie dépend de cette cause, soit en examinant l'intérieur de l'anus au moyen de l'instrument nommé *speculum ani* ou *dilatatoire*, soit en faisant sortir l'intestin par des efforts d'expulsion qu'on peut solliciter par un lavement irritant.

L'emploi des astringens les plus forts, la dissolution des sulfates d'alumine, de fer, de cuivre, le suc d'orties (*urtica dioica*, L.), de plantain (*plantago europea*, L.) de millefeuille (*achillea millefolium*, L.), de prêle ou queue de cheval (*equisetum vulgare*; L.); la décoction de ces plantes ou d'écorce de chêne aiguisée, soit avec le vinaigre, soit avec quelques gouttes d'acide sulfurique; la racine de ratanhia (*krameria triandra*, L.) qui jouit, dit-on, si éminemment de la propriété d'arrêter les hémorragies, conviendraient parfaitement dans ce cas, et l'on devrait employer ces remèdes en boisson, en injection et décoction, et même en substance. La décoction d'écorce de simarouba a quelque fois beaucoup de succès.

Ces moyens et tous ceux de même nature qu'on y peut joindre, doivent être encore employés dans les cas où l'hémorragie proviendrait d'une ulcération; enfin l'introduction de morceaux d'agaric, le tampon et les autres moyens chirurgicaux forment la dernière ressource.

§. II. *Traitement du flux hémorroïdal passif.* J'ai donné précédemment les moyens de le reconnaître.

Tout écoulement sanguin passif étant le produit d'une maladie ou générale ou locale qu'il tend à aggraver, on doit le plus tôt possible y porter remède.

La distinction que j'ai établie dès le principe, d'abord entre la *fluxion* elle-même et les accidens dont elle peut s'accompagner, puis entre chacun de ces accidens, peut faire comprendre comment les divers praticiens ont obtenu des guérisons d'hémorroïdes par l'emploi de moyens dont les propriétés sont toutes opposées entre elles. Comment en effet ajouter foi à ce qu'ils racontent de l'heureuse administration des toniques les plus puissans et des excitans les plus actifs, dans les cas d'hémorragies, si l'on ne comprend en même temps que ces hémorragies étaient passives et totalement différentes dans leur cause de celles que nous venons d'examiner; mais cette distinction une fois établie, tout s'explique, et ce qui paraissait incroyable rentre dans la classe des phénomènes dont il est facile de déterminer les lois générales.

On peut voir, partie Ire, chapitre II, les causes locales ou générales auxquelles ce flux passif peut être dû : les moyens d'y remédier seront dirigés ou sur la partie malade ou sur l'organisme tout entier suivant le cas.

1°. Moyens généraux distingués en *toniques* dont l'action momentanée est peu marquée, mais se prolonge et semble se porter sur le tissu des parties, et en *excitans*, dont l'effet beaucoup plus marqué, est passager.

A. Le *quinquina* a été préconisé par le célèbre Werlhof, qui cite quelques cas de guérison d'hémorroïdes obtenues par ce moyen : c'était sur des personnes affaiblies par de longues fièvres ou exposées à l'influence débilitante des marais (*Observ. de feb.*, sect. 5, §. 9, et s. 3, §. 6). Dans tous les cas analogues, ou même toutes les fois que la faiblesse générale n'est pas compliquée d'une susceptibilité nerveuse extrême, le quinquina en substance, en décoction, en extrait, est sans doute un des meilleurs médicamens à employer. Dans le cas même où l'état de la sensibilité ne permettrait pas de l'employer seul, on pourrait en retirer de grands avantages, en le combinant à quelqu'antispasmodique, et principalement à l'opium.

B. *Les préparations martiales*, en général contre-indiquées dans les hémorragies, conviennent fort bien contre celles qui ont un caractère passif : on administre avec un égal succès la limaille de fer porphirisée, l'oxide de fer noir ou éthiops martial, l'oxide de fer rouge ou safran de mars astringent, le carbonate de fer ou safran de mars apéritif, le sulfate de fer ou couperose verte, le tartrate de potasse et de fer, ou tartre martial soluble : toutes ces préparations jouissent à peu près des mêmes propriétés, et l'on n'a pas jusqu'à présent d'expériences assez précises pour attribuer à l'une plus d'efficacité qu'aux autres : on les administre communément à la dose répétée plusieurs fois par jour, d'un ou deux grains mélangés à quelque conserve tonique, comme celles de roses, de cynorrhodon, de genièvre, etc. Le sulfate de fer vert passe néanmoins pour être plus excitant que les autres, et l'on doit le donner avec prudence. Le tartrite de potasse et de fer se trouve dans le commerce sous le nom de *boule de fer* ou *boule de Nancy*. Comme il est très-soluble dans l'eau, on a coutume de l'administrer en boisson : il ne convient pas moins que les autres préparations de fer.

C. *Eaux minérales*. Non seulement celles qui sont ferrugineuses, comme celles de Bussang, de Spa, de Forges, d'Aumale, de Contrexeville, de Passy, qui sont acidules et froides ; celles de Vichy, de Bourbon-l'Archambault et autres semblables qui sont thermales; mais encore les eaux sulfureuses froides, comme celles d'Enghein (Seine-et-Oise), de la Roche-Posay (Vienne); ou thermales, comme celles d'Aix en Savoie, d'Arles, d'Aix-la-Chapelle, de Saint-Amand, de Bagnères, de Barrèges, de Cauterets, de Plombières, etc.: en un mot, toutes les eaux minérales capables de donner à la constitution du ton et de l'énergie vitale. On les prend en boissons, en bains, en douches.

D. *L'eau de mer.* Les bains d'eau froide, et spécialement ceux que l'on prend dans la mer, peuvent être employés concurremment avec les précédens, et n'ont peut-être pas moins d'efficacité dans ces cas d'hémorragie passive entretenue par un état général de langueur et de débilité.

E. On a recommandé encore divers moyens qui peuvent convenir dans les cas de flux hémorroïdal passif, mais qu'on ne doit regarder que comme des accessoires de ceux qui précedent: ce sont le sirop de roses sèches, le rob de sureau, le suc d'orties, la décoction de pimprenelle (*poterium sanguisorba*, L.) celle d'écorces de grenades, de simarouba, de Winter, de cascarille, de canelle: toutes ces boissons seront plus actives en y ajoutant de l'alun.

F. *L'opium*, la thériaque et les autres calmans sont souvent ce qui réussit le mieux, parce qu'ils n'agissent pas moins comme toniques que comme antispasmodiques; c'est surtout lorsqu'ils sont combinés avec des substances aromatiques ou excitantes qu'ils agissent ainsi: la thériaque, ce mélange informe, mais anciennement consacré, que l'on trouve toujours prêt dans toutes les officines, a été vantée comme pouvant à la fois exciter les hémorroïdes supprimées, et réprimer celles qui sont excessives: *educit in mulieribus sangui-*

nem menstruum et suppressas uteris sedisve sanguinis excretiones frequenter aperit; ac quod admirabilius est, immoderatas ejusdem sanguinis ejectiones detinet (Galenus, *De theriacâ, ad Pisonem*, c. 15).

G. On conçoit que tous ces remèdes auraient peu d'efficacité, ou que du moins l'effet en serait passager, si l'on n'y joignait un régime convenable, de bonne nourriture adaptée à l'état des organes de la digestion; des bouillons nourrissans, des consommés, de la gélatine, des vins généreux, et tout ce qui constitue un régime analeptique.

H. Les sucs d'herbes antiscorbutiques ne devraient pas être oubliés, si l'hémorragie était due aux progrès du scorbut. L'habitation dans un lieu salubre, et dont l'accès soit ouvert à des courans d'air frais et toujours renouvelés, est encore un des moyens accessoires les plus puissans.

2°. *Moyens locaux*. Presque tous ceux dont il vient d'être question, conviennent en applications, en injections: je me bornerai à un seul dont l'efficacité est telle, qu'il peut remplacer tous les autres: c'est l'eau froide en douches et en injections. J'aurai plus d'une fois encore, dans la suite de cet article, à parler de l'usage de l'eau froide dans les affections hémorroïdales.

§. III. *Moyens chirurgicaux propres à arrêter l'hémorragie du rectum*. Lorsque l'on ne peut arrêter le sang par les moyens que j'ai indiqués, on ne doit pas balancer à user de ceux que fournit la chirurgie. J'ai rapporté, plus haut, des cas dans lesquels le sang étant fourni par une tumeur, il a suffi de l'exciser pour arrêter l'hémorragie. Il est des circonstances dans lesquelles on est obligé de recourir à d'autres moyens.

1°. *L'application du feu*. Toutes les fois qu'on peut, en faisant pousser l'intestin au dehors ou en dilatant l'anus à l'aide du spéculum, apercevoir le vaisseau d'où le sang s'écoule, on doit y porter un fer chauffé à blanc, dès que l'on reconnaît que tous les moyens généraux et astringens sont inutiles, ou lorsque l'abondance de l'écoulement ne permet pas de différer. Cette opération, à laquelle recouraient fort souvent les anciens, ne saurait avoir aucun inconvénient, quand elle est faite avec adresse. Scultet rapporte (*Arsenal de chirurgie*) comment, par ce moyen, il sauva la vie d'un malade affecté d'une hémorragie que rien ne pouvait dompter: il paraît que, dans ce cas il appliqua le cautére actuel sur des tumeurs et non sur des vaisseaux ouverts.

S'il n'est pas possible d'atteindre le siége de l'hémorragie par le cautère actuel ou par l'agaric; si, d'ailleurs, les astringens ne produisent aucun effet, et que la vie du malade soit menacée, on doit recourir à la compression intérieure par le moyen du tampon. Voici la manière dont J. L. Petit disposait celui dont il a, dans plus d'un cas, tiré grand parti (*OEuvres chirurgicales*):

« Je forme, dit-il, avec de la charpie, un tampon de figure oblongue, ni trop dur, ni trop mou; sur l'un des bouts de ce tampon je passe en croix deux gros fils, je les réunis à l'autre bout, et, pour les assujettir dans cette situation, je passe circulairement quelques brins de charpie fort longs, depuis un bout jusqu'à l'autre; les quatre fils réunis forment un cordon, qui doit avoir au moins huit à dix pouces de longueur; je mouille l'intérieur de l'anus et l'extérieur du tampon avec du blanc d'œuf, ce qui me donne la facilité de l'introduire dans l'anus, au dessus du sphincter, ou même au-delà du vaisseau ouvert. Ce tampon est assez gros pour remplir l'intestin, mais non pas assez pour arrêter l'hémorragie. Pour lui donner cette faculté, je prends un autre tampon de charpie, à travers lequel je passe le cordon du premier, que je tiens fermé avec l'une de mes mains, et je le retire à moi, pendant qu'avec l'autre main je pousse le tampon extérieur, comme si je voulais le faire entrer dans le fondement; il arrive alors que le tampon intérieur se raccourcit, qu'il s'aplatit par conséquent, et vient presser les parois du vaisseau ouvert. La pression est d'autant plus grande, que le tampon extérieur, pressé à contre-sens, lui résiste; et de cette manière le vaisseau se trouve pressé par trois forces, savoir: par la dilatation du tampon intérieur, par sa détermination de haut en bas; et par la pression du tampon extérieur de bas en haut. Il sort au dehors un grand bout de cordon, que j'enveloppe dans un linge, et que je replie sur la charpie, qui fait le tampon extérieur; je le couvre de plusieurs compresses, puis d'un bandage en T; par ce moyen ce cordon est arrêté, de manière que les deux tampons ne peuvent s'écarter l'un de l'autre ».

M. le professeur Boyer, à la suite d'excision de plusieurs tumeurs hémorroïdales, n'ayant pu se rendre maître du sang au moyen du double tampon de Petit, imagina d'employer une pièce de linge fin carrée, dont le centre fut enfoncé dans le rectum. Le cul-de-sac, formé par cette manœuvre, fut rempli de charpie, après quoi les quatre angles du linge furent tirés en sens contraire, en les couchant sur les fesses; tandis qu'avec une main, appuyée sur l'anus, on empêchait la charpie de sortir: le tout fut maintenu au moyen d'un bandage convenable, et l'hémorragie complétement arrêtée. Au bout de deux jours on leva l'appareil; la malade rendit des vents, qui l'avaient beaucoup incommodée, et alla à la garderobe. On se contenta de panser avec une méche enduite de cérat; bientôt la malade se pansa elle-même; les forces et l'appétit, que les douleurs lui avaient fait perdre, revinrent, et en quinze jours elle fut guérie (Recamier, *Dissertat. sur les hémorroïdes*).

Ces moyens ne conviennent, malheureusement, que dans les cas où la source de l'hémorragie est peu éloignée de l'anus. Si la compression n'atteignait pas le vaisseau, le sang continuerait à s'épancher dans le rectum, ce que l'on reconnaîtrait aux défaillances et au gonflement du ventre : l'hémorragie pourrait même, en ce cas, aller jusqu'au point de causer la mort. Dès qu'on s'aperçoit qu'elle continue, on devrait enlever le tampon, et recourir aux autres moyens, tels que les injections astringentes ou froides, remèdes moins actifs, il est vrai, mais que du moins on peut porter sur le mal. Ce serait encore le cas d'essayer le cautère actuel, que l'on pourrait peut-être conduire assez haut dans le rectum, à l'aide du dilatatoire. C'est à tort qu'on serait arrêté par la crainte du rétrécissement de l'intestin, à la suite de la cicatrisation des brûlures, parce que, 1°. dans la supposition que la vie du malade est en danger, il ne faut s'occuper que du moment présent ; 2°. les rétrécissemens du rectum ne sont fâcheux que lorsqu'ils sont accompagnés d'altération du tissu, et d'épaississement des parois de cet intestin ; dans son état naturel, la membrane muqueuse est tellement extensible, qu'elle aurait promptement repris en dimensions tout ce qu'elle aurait perdu.

CHAPITRE II.

Traitement relatif aux tumeurs. Il est des soins plutôt que des remèdes, qui conviennent également aux deux espèces de tumeurs que j'ai décrites, savoir : les *varices* et les *marisques* ; il en est d'autres qui sont applicables seulement à une espèce.

§. I. *La compression.* Ce moyen pourrait être utile dans tous les cas de tubercules hémorroïdaux ; mais il est souvent impossible de l'appliquer sur les varices qui se trouvent à l'intérieur de l'intestin. Quant aux marisques développées au dehors, toutes les fois qu'on peut les comprimer avec exactitude, on les fait disparaître ; dans le cas contraire, après que l'inflammation est totalement dissipée, elles se flétrissent et restent indolentes, formant des prolongemens semblables à des crêtes, aux dépens de la peau ou de la membrane muqueuse du rectum.

Pour comprimer avec succès les marisques situés à la marge de l'anus, ou sur le contour du sphincter, il faut la volonté la plus constante et les soins les plus assidus : les difficultés à surmonter ne peuvent être comprises que par ceux qui ont eu de ces tumeurs, et qui ont essayé de les comprimer. Comme elles n'occupent ordinairement qu'un petit point du contour de l'anus, et qu'elles sont d'abord assez consistantes, elles échappent à la compression, ou même elles y sont soumises sans se vider, ce qui ne peut que les enflammer davantage. Le seul moyen de réussir quand ces tumeurs sont récentes, c'est d'appuyer dessus de la base à la pointe, le doigt mouillé de salive, en prolongeant cette compression jusqu'à ce qu'on sente la tumeur s'effacer ; et, en effet, la petite dureté qui résiste pendant quelques momens sous le doigt, cède bientôt et s'évanouit ; alors, si le développement s'est fait assez près de l'ouverture du sphincter, on tâche de faire rentrer dans l'anneau musculeux la portion du rebord sur laquelle la tumeur s'était formée. La contraction du sphincter, aidée par le soin qu'on prend de soutenir l'anus, empêche la tumeur de se reformer : on doit, d'ailleurs, s'assurer de temps en temps, par le toucher, qu'elle est restée comprimée; et dans le cas contraire, recommencer l'opération que je viens de décrire, en prenant mieux ses précautions.

Ce qui doit engager à user de ce moyen, c'est qu'en l'employant aussitôt que les tumeurs se manifestent, on parvient souvent à dissiper un paroxysme commençant, dont la formation de ce tubercule était le premier indice; mais si l'on ne réussit pas à comprimer assidûment cette tumeur commençante, elle se développe, durcit et devient douloureuse, au point qu'on ne saurait quelquefois la toucher: il faut bien alors attendre que l'inflammation soit tombée; mais ce qu'il y a de pis, c'est que la douleur qu'elle cause augmente la fluxion, et par conséquent tous les accidens; qu'il se forme d'autres excroissances à la marge de l'anus; que celles qui existaient déjà dans l'intestin s'enflamment, qu'il s'en développe de nouvelles, et qu'un paroxysme complet s'établit avec le cortège entier des accidens dont il est question dans cet article.

Indépendamment de l'espoir très-fondé qu'on peut avoir, en comprimant la première tumeur qui se forme à l'extérieur, d'empêcher le développement d'un paroxysme imminent, on y trouve encore l'avantage présent, que la tumeur comprimée cesse d'être douloureuse du moment qu'elle est vide, ce qui prouve, de surcroît, que la douleur et l'inflammation vive dépendent de la distension que cause le sang accumulé.

En donnant les détails qu'on vient de lire, je ne m'attends guère à être compris de ceux qui ne sont pas dans le cas de s'en servir, et pourraient en conséquence difficilement se rendre raison de particularités que l'expérience toute seule enseigne; mais j'ai lieu d'espérer que quelque malheureux hémorroïdaire, reconnaissant le tableau des maux qu'il a soufferts, ou la peinture fidèle des douleurs dont il est encore déchiré, donnera confiance à mes conseils, et en retirera du soulagement.

B. Ce que je viens d'indiquer ne convient que pour les marisques extérieures ; il n'est pas impossible, néanmoins, d'obtenir la disparition des tumeurs intérieures, peut-être même des varices, par une compression prolongée. On trouve les détails d'une cure semblable dans l'Essai sur les tumeurs inflammatoires, en trois volumes, par M. Guill. Levacher (Parme 1811).

« Une femme, mère de plusieurs enfans très-sains, avait été violemment tourmentée par des hémorroïdes internes et externes ; plusieurs de ces tumeurs internes étaient réunies en une seule, et comme elles étaient en grand nombre, elles occupaient un grand espace dans le rectum, et n'y laissaient qu'un tuyau fort étroit, long de quatre pouces à-peu-près. Cette malade souffrait beaucoup en allant à la selle ; mais comme les lavemens passaient assez aisément au-dessus de l'obstacle, la portion de matière détrempée conservait encore un peu de sa forme, et donnait la mesure du passage étroit de la filière : le mal fit des progrès.... et durant six semaines on employa, sans interruption, des préparations mercurielles, pour tâcher de fondre et de résoudre les duretés qui formaient la tumeur, et désobstruer ainsi le passage. La rétention des matières fécales devenant de plus en plus entière, je commençai à craindre pour la vie de la malade. Je fis l'essai de tentes d'éponge préparée, dont je formai des corps pyramidaux, arrondis autant que possible ; mais je trouvai que le gonflement n'en était pas égal, et qu'il s'y formait des nodosités incommodes ; j'essayai de me servir de boyaux de veau et de mouton, gonflés tantôt par de l'air, tantôt par le moyen de l'eau tiède ; mais l'introduction en était difficile et pénible, sans être pourtant douloureuse. Je ferai grâce de plusieurs autres inventions, qui ne réussirent pas mieux, et je m'empresse d'arriver au fait. Je fis faire par un tourneur une cheville de bois de saule; je lui fis donner la forme d'un cône à pointe émoussée, et j'en bornai la longueur, de manière qu'elle pût se loger toute entière dans le rectum. L'ouvrier la rendit parfaitement lisse et polie. J'y attachai un bout de ruban, formant une anse, pour la retirer avec facilité; je l'oignis d'une pommade simple, et la mis moi-même en place; elle y resta beaucoup de temps sans une grande incommodité: la malade la levait et la remettait elle-même sans difficulté. J'ordonnai ensuite au tourneur de me faire un assortiment de ces instrumens, différens en longueur, en grosseur et même en forme; et nous choisissions, la malade et moi, ceux qui nous paraissaient le plus convenables; elle en continua l'usage durant deux mois entiers. Le grand avantage qu'elle en retira, fut que les lavemens, étant reçus avec moins de peine, produisaient un plus grand effet, et dans peu de temps elle n'eut plus besoin d'en prendre. Je lui conseillai, pour entretenir l'amélioration dans son état, de se servir encore, de temps à autre, de ces suppositoires, afin que l'intestin ne se rétrécît pas de nouveau; et la crainte d'une récidive l'engagea à suivre mes conseils. Cependant quelques mois après elle fut attaquée d'une fièvre continue, avec hémorragie par les selles, à la suite de laquelle elle s'est trouvée complètement guérie; en sorte que non-seulement il ne lui resta plus aucune dureté dans le rectum, mais, de plus, qu'elle fut entièrement débarrassée de plusieurs excroissances qu'elle avait à la marge de l'anus » (*Essai sur les tumeurs inflammatoires*, tom. II, pag. 279 et suiv.)

On voit, par cette observation, les grands avantages

que peut procurer la compression prolongée ; elle est applicable à tous les cas de tumeurs indolentes ; mais on ne peut en obtenir d'avantages qu'en la faisant durer fort long-temps. On fabrique, en gomme élastique, des instrumens qui pourraient remplacer les cônes de bois tendre, de M. Levacher, avec d'autant plus d'avantage, qu'en les faisant creux ils laissent aux matières un libre passage ; cependant le succès obtenu par cet habile praticien, est une preuve de ce qu'on peut obtenir en usant des moyens les plus simples, et qu'on a toujours sous la main.

B. Lorsque les tumeurs intérieures sont fortement engorgées, elles tendent à sortir de l'anus, soit par une impulsion mécanique, soit par l'effort d'expulsion auquel l'extrémité du rectum est alors sollicitée : leur sortie devient un accident de plus, et les douleurs inflammatoires sont bientôt très-violentes ; aussi ne doit-on rien négliger pour les faire rentrer. Lorsque l'inflammation permet d'y toucher, le moyen le plus convenable est d'enduire fortement les quatre derniers doigts d'onguent populeum, d'onguent de linaire, ou autre semblable, et de les faire soigneusement rentrer : c'est une opération que le patient peut toujours mieux faire lui-même que tout autre ; il a toujours à sa disposition, pour cela, sa propre salive, le meilleur des adoucissans ; il apprécie mieux les efforts nécessaires, et s'occasionne moins de douleurs qu'on ne lui en causerait ; mais le paquet hémorroïdal ne tarderait pas à ressortir, si l'on ne prenait pas de nouvelles précautions pour le contenir.

C. On a imaginé plusieurs instrumens pour cet usage ; le moins mauvais me paraît être une espèce de gland coupé par le milieu, ou plutôt de bouchon fait en dé à coudre, dont la surface polie peut être en gomme élastique. Ce gland est destiné à s'introduire à moitié dans l'anus, en le comprimant de toutes parts, et en repoussant le paquet hémorroïdal ; il est fixé, par sa base, à la branche descendante d'un bandage en T, dont la partie supérieure entoure la ceinture, tandis que l'autre descend entre les fesses, et vient, en se relevant, se rattacher par devant.

D. Il arrive souvent que ces machines sont insupportables, ou qu'elles remplissent mal leur destination, parce que, lorsque le sphincter est accoutumé à l'impression qu'elles produisent, les tumeurs s'échappent sur les côtés du bouchon : on peut donc y substituer, avec avantage, le bandage suivant, décrit en ces termes, par M. le professeur Chaussier, dans la dissertation que j'ai déjà citée, page 29 : « Avec de la charpie fine et mollette on remplit le creux du fondement ; on élève, couche par couche, une sorte de massif qui dépasse un peu le périnée et le coccyx ; on passe sur la charpie de derrière en devant, la longue branche d'un bandage en T, et on la fixe aux branches croisées sur le pubis. On a vu cet appareil, aussi simple que facile, réussir lorsque les machines ordinaires avaient échoué ; et nous le croyons le meilleur de tous, pour les personnes obligées d'aller à cheval. Il est inutile de dire que le paquet engorgé, sortant toutes les fois que le malade va à la selle, il faut, avant de le réduire, le laver avec une éponge trempée dans de l'eau fraîche, puis appliquer le même massif, qui, se trouvant tout modelé, vaut mieux qu'un nouveau, et peut être conservé tant qu'il n'est point sali ».

E. Un autre procédé, dont beaucoup de malades se sont bien trouvés par mon conseil, et qu'on met en usage quand on ne garde pas le lit, ou qu'on répugne à s'entourer le corps d'un bandage, c'est d'exercer sur le rectum une pression continue, en restant assis sur un linge ramassé en mamelon : cette méthode est bien contraire à celle que suivent tant de personnes, de s'asseoir sur un coussin percé dans le centre ; celle-ci est propre à aggraver tous les accidens hémorroïdaux, tandis que l'autre est destiné à produire un effet opposé.

Dans les deux cas où je recommande la compression, elle doit être exercée sur des parties différentes, et pour produire des effets divers : dans le premier cas, la compression est fort difficile, parce qu'elle doit être forte, et appliquée sur un seul point très circonscrit du rebord de l'anus, c'est-à-dire, sur un petit tubercule qu'il s'agit de faire disparaître en l'effaçant ; dans le second cas, au contraire, la compression exercée sur la surface toute entière de l'anus, a pour but de repousser dans l'intestin une ou plusieurs tumeurs qui font effort pour en sortir. Il est bien moins difficile de réussir dans ce second cas que dans le premier.

Quand les tumeurs hémorroïdales sont réduites, et qu'on emploie judicieusement les moyens convenables pour apaiser l'inflammation, la douleur, qui dépend uniquement de cette cause, s'apaise assez promptement et ne peut d'ailleurs être comparée à celle que faisaient éprouver ces tumeurs quand elles étaient comprimées par l'anneau musculeux du sphincter.

F. L'inflammation des tumeurs hémorroïdales peut amener la suppuration du tissu celluleux dont elles sont formées. M. de Larroque (ouvrage cité, p. 144) dit avoir ouvert un sujet auquel il trouva « deux tumeurs hémorroïdales totalement suppurées; dans l'une, le pus se trouvait renfermé dans un kiste de la grosseur d'une noisette ; dans l'autre il était infiltré, mais on le distinguait parfaitement. ». Le travail de la suppuration, en amenant la rupture des parois de ces tumeurs, doit être fréquemment la cause des ulcérations que l'on rencontre à l'intérieur du rectum.

Lorsque les tumeurs ont été souvent enflammées, et qu'à diverses reprises elles sont devenues le siege de la fluxion, les parois dont elles sont formées acquièrent une épaisseur prodigieuse. J. L. Schmuker (*Vermischte chirurg. schriften, 1 band. 2 absch., p.108*) rapporte qu'il en a vu dont les parois avaient un doigt d'épaisseur : il se récrie fortement contre l'usage d'y appliquer alors des sangsues, les sangsues, ne pouvant percer une telle épaisseur, ce qui est peu important ; et leurs piqûres exposant ces tumeurs à prendre un caractère cancéreux comme le même chirurgien dit l'avoir vu, ce qui est d'une bien plus grande conséquence.

Lorsque des tumeurs semblables mettent obstacle au passage des matières, qu'elles ne peuvent plus être réduites, qu'elles occasionnent sans cesse des déchiremens ou des retours d'inflammations qui peuvent les rendre carcinomateuses, on doit se décider à les emporter.

§. II. *Opérations chirurgicales pour la destruction des tubercules hémorroïdaux.* De tout temps on a emprunté le secours de la chirurgie dans le cas dont il s'agit, et le père de la médecine décrit plusieurs procédés mis en usage de son temps. Il en est même quelques-uns qui prouvent que l'on confondait avec les véritables tubercules hémorroïdaux les diverses végétations, telles que *choux-fleurs*, *crêtes*, *poireaux*, qui surviennent assez souvent dans ces parties, et dont le principe vénérien est, de nos jours, la principale mais non l'unique cause. Hippocrate d'ailleurs dit positivement qu'ils ont quelquefois l'apparence et la forme de *mûres*, et qu'ils sont situés en dehors de l'anus : il conseille de les arracher avec les ongles, puis d'absterger la partie avec du vin chaud. Plus ces végétations sont anciennes, dit-il, plus il est facile de les guérir *De hæmorroïd. lib.*). Il mettait en usage contre les autres toutes sortes de procédés violens. On peut, dit-il, les employer dans la partie qui est le siége du mal les supportant sans danger. *Nam et anum incidendo, resecando, consuendo aut vinciendo, aut putrefaciendo, etiamsi gravissima esse ista videantur, nullam inferes noxiam* (*De hæm. lib.*) Cette opinion adoptée par Léonides et Aëtius (*Tetrab.* IV, *serm.* II, cap. 8), est cependant loin d'être exacte, comme on le verra plus bas.

On a mis successivement en usage la ligature, l'excision, la réunion de ces deux moyens, enfin l'application des caustiques et celle du feu.

A. *La ligature* est recommandée par Hippocrate, qui veut qu'on la pratique avec un gros fil de *laine grasse* (*De rat. vict. in acut.*). Galien conseille d'employer un fil de lin double auquel on fait traverser la base des tumeurs, que l'on serre fortement et que l'on coupe au bout de deux heures (*Ascripta. introd. seu medicus*, *c.* 18 ; *Isagog. lib.*).

Les modernes ont aussi employé ce procédé ; mais des inconvéniens très-graves auxquels il a quelquefois donné lieu doivent le faire rejeter. 1°. Il est souvent fort difficile et toujours très-douloureux. 2°. Les tumeurs résistent quelquefois à la ligature, ne tombent pas, et s'ulcèrent en se boursoufflant. 3°. Comme on ne peut les lier que successivement, l'irritation produite par les premières ligatures augmente beaucoup l'engorgement de celles qu'on n'a pas encore liées. 4°. Enfin, la ligature peut produire tous les accidens de l'étranglement de l'intestin, et même causer la mort comme il arriva dans un cas rapporté par J. L. Petit (*OEuvres chirurg.*, t. 11). Ces motifs réunis doivent donc faire rejeter la ligature.

B. L'excision n'expose qu'à un seul danger, celui de l'hémorragie, laquelle dépend toujours, quand elle est très-violente, de la méprise qu'on commet d'ouvrir une varice au lieu d'une marisque ou tumeur celluleuse. Il est très-important d'éviter une erreur dont les résultats peuvent être si funestes. Zacutus Lusitanus raconte qu'un jeune homme périt d'hémorragie à la suite de l'incision de tumeurs hémorroïdales (*Praxis historiar.*). Denis Daca dit aussi que l'un des fils de Charles-Quint périt par le même accident. En effet, le sang attiré vers le siége par la fluxion, s'y précipite avec une force inconcevable, et si par malheur on lui avait ouvert à la fois plusieurs grandes issues, il s'en échapperait des torrens que rien ne pourrait arrêter, et avec lesquels la vie s'écoulerait promptement. L'application du cautère actuel, le tampon réuni aux astringens et à tous les moyens indiqués pour diminuer le mouvement fluxionnaire, sont les seules ressources qu'on puisse employer. Il me paraît fort nécessaire de prévenir sur ce danger des médecins de nos jours qui, ayant reconnu que le plus souvent les tumeurs hémorroïdales ne sont pas des varices, iraient s'imaginer qu'elles n'en sont jamais.

On lit dans la Collection de Leipsick (*Commentarii de rebus in scientiâ naturali et medicinâ gestis*, t. VII, p. 163), une observation extraite du Recueil de la Société de médecine de Bude, en 1757, sur le résultat funeste de l'excision d'un tubercule de l'anus par Gottlieb, 1716. « Un homme de quarante ans, robuste et sanguin, s'étant toujours bien porté, souffrait depuis quelque temps d'hémorroïdes aveugles sorties. Un tubercule gros comme une cerise se montrant au dehors, un chirurgien le piqua avec une lancette : il en sortit peu de sang, et bientôt il l'excisa. Aussitôt l'intestin fut rétracté en haut avec de vives douleurs dans la région des lombes. L'excrétion alvine irritant sans cesse le mal, il en coula d'abord du sang, puis du pus. Bientôt survint un ténesme et un flux de sang pur qui tourmenta le malade durant quatre ans, et ne put être soulagé par une infinité de remèdes : rebuté par leur insuffisance, il les rejeta tous, et se réduisit à ne plus prendre que des clystères adoucissans de lait opiacé, dans lequel on trempait un fer rougi au feu : on appliquait en même temps sur la partie un mélange de térébenthine et de jaune d'œuf avec du miel rosat, de verbascum et d'hypéricum, et de l'infusion de concombre sauvage (*momordica*). Ces applications soulageaient le malade durant deux ou trois heures au plus. Il mourut enfin à cinquante-deux ans, de fièvre lente et d'hydropisie, ayant pris en quatre ans plus de deux mille lavemens. »

Avant de faire l'excision, on doit vider l'intestin au moyen d'un ou de plusieurs lavemens ; après quoi le malade étant convenablement placé on l'engage à faire effort pour expulser le paquet hémorroïdal. On saisit alors l'extrémité de chaque tumeur avec de petites pinces ou avec une érigue double, et on la coupe près de sa base. Quelques praticiens donnent, pour cette opération, la préférence aux ciseaux, par la raison qui les fait ordinairement rejeter ; savoir, qu'ils mâchent et donnent lieu à une suppuration plus abondante ; mais quand on enlève la tumeur en entier, on doit au contraire désirer que la citatrice se forme promptement : d'ailleurs l'usage des ciseaux est quelquefois incommode, à cause de la mollesse et de la laxité des parties qui cèdent et se coupent difficilement ; il est donc en général préférable d'employer le bistouri. M. le professeur Chaussier pratique cette opération, en introduisant dans l'anus une sorte de canule ou gorgeret de bois sur lequel il étend la tumeur avec le doigt, puis la coupe aussitôt avec un bistouri.

On a recommandé d'exciser les tumeurs par le milieu, pour éviter le vaisseau qui, disait-on, est à leur base; mais cette pratique est vicieuse, fondée sur une erreur de fait, puisque le vaisseau communique avec toutes les parties de la tumeur, et que loin de diminuer les dangers de l'hémorragie, elle doit les augmenter, en laissant un plus large orifice béant et des bords frangés dont la suppuration est nécessairement longue. Ces remarques avaient été déjà faites par Hippocrate dans son excellent traité des hémorroïdes. « Le sang coule, dit-il, si on coupe les tumeurs à moitié, au lieu qu'il s'arrête si on les coupe à leur base ou pédicule. S'il continue à couler, ajoute-t-il, on s'en rend maître en approchant du vaisseau un fer chaud qui ne doit pas y toucher: puis, en se servant de fleurs de cuivre (sulfate de cuivre) dissoutes dans l'urine. » Il conseille encore de dessécher les tumeurs par l'application réitérée d'un fer rouge qu'on introduit dans l'anus au moyen d'une canule. « Si ces moyens paraissent trop violens, on peut user d'onctions répétées avec un mélange de myrrhe et de noix de galle, parties égales, alun calciné, deux parties et demie; le tout incorporé avec du mélantérium: par ce moyen, la veine qui rend du sang tombera comme un cuir brûlé. »

On a recommandé encore de toucher les parties excisées avec la pierre infernale, pour en faciliter la suppuration. Ce procédé peut-être utile quand il s'agit de modérer l'écoulement du sang, et qu'il s'en échappe plus qu'il ne faut pour produire le dégorgement des parties : dans les pansemens subséquens, il peut encore convenir pour réprimer le bourgeonnement des chairs et en raviver la surface.

D. *Réunion de la ligature et de l'excision.* Dans ce procédé, mis en usage par Galien, comme je l'ai dit plus haut, on lie d'abord les tumeurs que l'on coupe ensuite : il a pour but d'éviter le danger d'une hémorragie ; mais ce danger n'existe pas lorsqu'on examine soigneusement la nature des tumeurs : en second lieu, les varices n'ayant pas un pédicule isolé et rétréci, ne peuvent guères être liées, en sorte que les tubercules qui pourraient causer des hémorragies sont précisément ceux que l'on ne pourrait lier : d'ailleurs encore, la ligature tomberait au moment où l'on inciserait la tumeur, à moins qu'on n'en laissât une portion considérable.

E. *L'application du feu*, ou le cautère actuel, a été fort employée par les anciens pour détruire les tubercules hémorroïdaux : dans le dernier siècle, Morand en faisait un fréquent et très-heureux usage. Appliqué sur des tumeurs peu volumineuses, le feu les détruit ou les fait tomber en suppuration. Cependant cette pratique, bien plus douloureuse que l'excision, doit être à-peu-près réservée pour les cas d'ouverture d'une varice. Toutes les fois, alors, qu'en faisant pousser l'intestin au dehors, ou bien en dilatant l'anus au moyen du *speculum*, on peut apercevoir le vaisseau ouvert, on ne doit pas balancer à y porter un ou plusieurs cautères chauffés à blanc ; j'en ai déjà parlé un peu plus haut, en traitant des hémorragies.

F. *Les caustiques.* On a proposé et employé l'application répétée de ce moyen ; mais il est douloureux, expose les tumeurs à dégénérer et à former des ulcères cancéreux ; d'ailleurs il est difficile à mettre en usage, s'étend fort souvent plus qu'on ne l'aurait voulu, et tous les bons praticiens s'accordent à le rejeter.

G. Il se présente maintenant une question à laquelle on a donné, je pense, beaucoup plus d'importance qu'elle n'en mérite : c'est de savoir si l'on doit enlever toutes les tumeurs, ou s'il convient d'en laisser une pour servir à l'entretien de l'écoulement ? Trois ouvrages du père de la médecine, tous les trois regardés universellement comme authentiques, contiennent cependant deux préceptes contraires sur ce point. Voici les passages : *Ab hœmorrhoïdibus sanato diuturnis, nisi una servata fuerit, periculum est ne hydrops superveniat aut tabes* (*Aphorism.* 12, sect. 6). Le même précepte est répété dans le Traité *de vict. rat. in acut. in fine, Lib.* Cependant, dans le livre *de hœmorrhoïdibus*, au contraire, en recommandant de brûler les tumeurs, l'auteur dit : *Urere verò ità oportet ut earum venarum quæ sanguinem fundunt nulla inusta relinquatur, sed omnes adurantur.* Il faut voir combien les commentateurs se sont donné de peine pour concilier ces deux passages, qui sont évidemment inconciliables, puisqu'ils sont opposés. Quoi qu'il en soit, Foesius et Gorter, deux des plus savans traducteurs d'Hippocrate, ont trouvé un moyen de mettre tout le monde d'accord, en proposant de n'enlever les tumeurs que successivement, de façon que le corps puisse s'accoutumer peu à peu à en être privé. Mais toute l'importance de cette décision étant fondée sur l'opinion où l'on était que les tumeurs sont la voie naturelle et unique de l'écoulement du sang, elle s'évanouit aujourd'hui puisque l'on sait que le sang ne coule que rarement et par accident des tumeurs, et qu'il est le plus souvent exhalé par la membrane muqueuse. Je crois donc être suffisamment autorisé à prononcer qu'il est parfaitement inutile de laisser une tumeur; et qu'on doit les enlever toutes, en n'ayant égard qu'à l'étendue des incisions qu'il faudrait faire, aux vaisseaux que l'on serait exposé à blesser, et au délabrement qui pourrait être produit dans l'intestin.

MYRON, *Ergo ab internis curato hœmorrhoïdibus una relinquenda.* *Parisiis*, 1581.

CHARTIER, *Ergo fistularum et hœmorrhoïdum extirpandarum chirurgiâ χατα ποδα prœstantiâ. Parisiis*, 1625.

CHAPITRE III.

Traitement de l'inflammation des hémorroïdes. Dès que l'inflammation est assez forte pour causer de vives douleurs, on doit chercher à la dissiper. Il est très-remarquable que la confusion qu'on a portée dans l'examen des accidens des hémorroïdes, en a fait mettre beaucoup dans les moyens recommandés contre l'inflammation. Les personnes qui avaient vu des douleurs, que j'ai nommées nerveuses, dissipées par des applications opiacées, ont recommandé ces applications contre les douleurs inflammatoires, qu'elles confondaient avec les autres. De même, ceux qui n'avaient vu que l'inflammation, ont recommandé, contre toutes les douleurs hémorroïdales, les évacuations sanguines, qui n'ont aucun effet sur les douleurs nerveuses. Il importe donc de faire soigneusement la distinction qui peut nous permettre d'assigner le traitement convenable à chaque espèce.

A. J'ai donné, plus haut, les signes de l'inflammation; mais je dois ajouter, à ce que j'en ait dit, que presque jamais elle n'existe avec beaucoup d'intensité, sans une sortie plus ou moins complète des tubercules ou de la membrane tuméfiée de l'intestin. La sortie de ces parties est sans doute un premier effet du mouvement inflammatoire ; mais par la compression qu'elles éprouvent alors de la part du sphincter de l'anus, l'inflammation augmente au point d'amener quelquefois la gangrène.

Il peut sans doute arriver qu'une inflammation très-vive soit développée dans les parois de l'intestin ou dans le tissu cellulaire qui l'environne, sans que les tumeurs hémorroïdales soient sorties, ou même sans qu'il en existe ; mais cette inflammation, qui peut ou non coïncider avec l'existence des hémorroïdes, est un accident d'une toute autre espèce ; c'est, à proprement parler, un phlegmon, dont la marche est indépendante de l'autre affection et dont les terminaisons varient comme elles ont coutume de faire, ayant lieu tantôt par résolution ou par métastase, tantôt par suppuration, d'où résulte la formation des fistules à l'anus, etc.

B. Puisque la sortie des tubercules hémorroïdaux complique presque constamment et augmente beaucoup l'inflammation, la première chose à faire serait donc de les faire rentrer, si cela était toujours possible ; mais l'inflammation est quelquefois portée à tel point, que les moindres efforts, que le plus léger attouchement, occasionnent des douleurs horribles, et qu'on ne pourrait tenter la réduction, qui souvent est fort pénible, sans courir le risque de produire la gangrène des parties ; on verra plus loin que le seul défaut de précautions, en administrant un lavement, a produit quelquefois cet accident.

C. Au reste, la gangrène des tumeurs n'est pas toujours un accident aussi grave qu'on pourrait le croire. Brambilla (*Von der phlegmone* II, tom. 6, cap. 4), rapporte l'exemple d'une femme dont les tumeurs hémorroïdales étranglées, tombèrent en gangrène ; le chirurgien fit quelques incisions, pansa avec un mélange d'onguent digestif et d'onguent basilicum, et fit prendre à l'intérieur l'écorce du Pérou. En suivant ce traitement, la malade fut complétement guérie en trois semaines. Indépendamment de ce fait, on peut compter que la mortification ne se propage point au-dessus de ce qui est soumis à l'étranglement, et la séparation des parties mortes se faisant avec promptitude, on n'a à craindre que l'affection générale qui accompagne souvent ces gangrènes. Il pourrait même arriver que, par l'effet de la mortification, l'obstacle que des tumeurs formaient dans l'intestin, se trouvât détruit et que le résultat de cet accident fût heureux.

D. Il n'en est point de même d'une autre sorte de gangrène dont je vais parler: elle est le résultat d'une inflammation érysipélateuse, produite le plus souvent par métastase, spécialement par une métastase goutteuse ou rhumatismale. La structure des parties dont l'anus est entouré, la facilité avec laquelle s'exaltent les propriétés vitales de ces parties, les fonctions qu'elles remplissent et l'irritation qu'y portent les matières excrémentitielles, accélèrent la marche et précipitent la terminaison funeste de cette maladie, parfaitement comparable à l'inflammation gangréneuse du pharynx et de l'arrière-bouche. Cette maladie, peu connue, doit néanmoins appeler l'attention des praticiens ; les écrivains, qui ont cité fort au long tant d'exemples d'accidens très-communs des hémorroïdes, ne parlent pas de celui-là ; je ne puis malheureusement en rapporter aucun détaillé. Je crois en avoir vu un seul sur un villageois depuis long-temps hémorroïdaire; la mort survint au troisième jour avec des symptômes d'adynamie et d'ataxie analogues à ceux qui surviennent dans l'esquinancie gangréneuse; il ne me fut pas possible d'examiner les parties. On peut voir ce qu'en dit l'auteur de l'article *goutte*, tom. XIX, pag. 133, qui en cite deux exemples empruntés à Stoll et à Musgrave, mais qui ne considère cet accident que dans ses rapports avec la goutte. Dans l'exemple qui s'est offert à moi, il n'existait pas d'affection goutteuse.

Si l'on réfléchit, d'une part, à la difficulté de reconnaître le caractère insidieux d'une semblable inflammation, heureusement rare et située dans des parties que l'on soumet avec répugnance à l'examen; de l'autre, au danger extrême de se tromper dans le traitement qui lui convient, puisque les moyens qui peuvent dissiper une inflammation franche, doivent aggraver celle-ci, on concevra facilement que cette maladie doit avoir presque toujours des suites funestes; on doit donc être bien sur ses gardes, toutes les fois qu'on a sujet de craindre une métastase, et surtout lorsque les douleurs de l'anus, survenues rapidement, se lient à cet état nerveux général, avec fièvre brûlante, anxiétés inexprimables, défaillances fréquentes, mollesse et irrégularité du pouls, suspension presque complète des sécrétions, tous symptômes qui caractérisent l'établissement instant d'un mouvement fluxionnaire de mauvais caractère.

Lorsque, par l'examen des parties, on a pu reconnaître l'inflammation érysipélateuse, les moyens de traitement doivent être bien différens de ceux qui conviendraient dans l'inflammation véritable. La saignée locale est presque toujours très-dangereuse dans l'érysipèle; elle serait mortelle si l'érysipèle était gangréneux; on n'a d'autre ressource que des dérivatifs puissans : il me semble que dans un cas semblable, j'administrerais sur-le-champ un fort vomitif, moins pour vider l'estomac, ce qui néanmoins serait utile, que pour faire diversion et donner à toute l'économie une vive secousse; je ferais succéder au vomitif un bain tiède, après lequel on appliquerait deux larges vésicatoires aux cuisses, dans l'espoir, non d'augmenter la fluxion commençante sur l'anus, mais de lui donner un autre caractère par l'afflux sanguin et l'excitement sympathique. J'administrerais cependant à l'intérieur des boissons fortement acidulées, accommodant les autres remèdes aux divers accidens qui pourraient survenir.

C. L'inflammation qu'on nomme légitime, suit une marche différente et doit être combattue par d'autres moyens. Communément, après avoir duré six ou huit jours avec beaucoup d'intensité, lorsque nulle cause ne tend à la prolonger et surtout lorsqu'un écoulement de sang se fait naturellement, l'inflammation s'apaise, les tumeurs n'étant plus comprimées, rentrent, les douleurs diminuent peu à peu et cessent à la fin entièrement. Lorsque l'inflammation a fréquemment récidivé, surtout lorsqu'il y a quelque ulcération intérieure, il s'établit une inflammation latente peu douloureuse en elle-même, mais donnant lieu à tous les accidens de douleur dont j'ai parlé plus haut; cette inflammation latente constitue le catarrhe du rectum et occasionne le plus souvent la leucorrhée. C'est presque uniquement par les toniques que l'on peut guérir l'inflammation latente; mais je ne veux pas anticiper sur ce que je dois dire en traitant de la leucorrhée anale ou des hémorroïdes blanches.

§. Ier. Lorsqu'il n'est pas possible de faire rentrer les tumeurs et qu'elles sont trop enflammées, pour qu'on puisse exercer sur elles la moindre pression, on doit chercher à diminuer l'inflammation par d'autres moyens; le premier qui se présente est la saignée locale ou générale.

A. *La saignée*. Une faute que j'ai vu souvent commettre, que j'ai commise moi-même avant que l'expérience m'eût appris à la reconnaître, c'est de faire appliquer des sangsues autour de l'anus, dans l'espérance de dégorger les parties par cette évacuation locale. L'effet en est ordinairement tout contraire; la fluxion est presque toujours considérablement augmentée, ainsi que les accidens qu'elle détermine.

Par une raison semblable, on ne doit pas employer la saignée du pied, mais celle du bras, qui est dérivative. Le mieux serait de placer un nombre de sangsues proportionné à la violence de l'inflammation, dans un lieu qui fût assez loin du siége du mal pour que l'irritation locale produite par les piqûres, ne s'étendît pas jusque là, et assez près cependant pour que le dégorgement pût avoir lieu sans peine, ainsi que la dérivation. L'application des sangsues dans la région des lombes, réunit tous ces avantages divers, et c'est là qu'on doit les placer.

C'était dans la persuasion que les sangsues tiraient le sang altéré ou du moins qu'elles produisaient un effet plus avantageux en attirant le sang contenu dans les tumeurs, que l'on conseillait autrefois d'y appliquer immédiatement les sangsues ; l'on sait aujourd'hui que ce n'est point un sang altéré qu'enlèvent les sangsues, mais un sang en tout semblable à celui qui reste, en sorte que les avantages qu'elles procurent, dépendent, non de la qualité, mais de la quantité de sang évacué. Il est facile d'ailleurs d'imaginer que, dans le cas où des sangsues videraient une tumeur, le vaisseau avec lequel elle est en communication ne manquerait pas de la remplir à l'instant, et d'autant plus promptement que la piqûre des sangsues augmenterait la fluxion ; cette dernière raison surtout, doit empêcher de placer les sangsues immédiatement sur les tumeurs, quand on en jugé l'application nécessaire. Enfin, quand on supposerait qu'il pût être utile de vider les tumeurs, les parois en sont le plus souvent trop épaisses pour que les sangsues pussent les percer; l'irritation que ces piqûres y causent, peuvent les faire dégénérer et devenir cancéreuses, comme Schmuker prétend l'avoir vu. Stoll dit positivement (*Dissert. de colicâ; colica hœmorr.*) que si l'on applique des sangsues sur un tubercule enflammé, on le fait tomber en suppuration cette application, d'ailleurs, est beaucoup plus douloureuse qu'elle ne le serait sur toute autre partie; enfin, si l'on se trompait sur la nature de la tumeur, ce qui est facile lorsque l'inflammation les a rendues toutes également tendues et violettes, l'ouverture d'une varice pourrait produire une hémorragie difficile à arrêter, surtout si la tumeur échappait en rentrant dans l'intestin. Toutes sortes de raisons doivent donc empêcher qu'on applique les sangsues directement sur les tumeurs.

VEZOV, *Dissertatio. Ergo rectè medetur qui hœmorrhoïdes venæ sectione antevertit. Parisiis*, 1673.

GHOMEL, *Ergo tumidis hœmorrhoïdibus hirudines. Parisiis*, 1730.

KLAUNIG, *Nosocomium charitatis, p.* 30, *ad lumbos.*

B. *Piqûre des tumeurs.* On pourrait croire qu'un très-bon moyen de faciliter le dégorgement de ces tumeurs, serait d'y faire quelques mouchetures, pour obtenir l'écoulement d'une portion du sang dont elles paraissent gorgées; mais avant de les faire, on doit soigneusement distinguer les varices des marisques, afin de respecter les premières; on donnerait lieu, en les ouvrant, à une hémorragie qu'on serait peut-être fort embarrassé d'arrêter. Quant aux marisques, si, malgré les douleurs, on est décidé à les ouvrir, on doit plonger la lancette à une assez grande profondeur, attendu l'épaisseur du tissu celluleux dont elles sont formées. Il en sort, dans tous les cas, assez peu de sang ; et je ne pense pas que les avantages qu'on obtient de cette ponction, équivalent au danger que peut faire courir la méprise et aux douleurs que cause toujours la piqûre dans un tissu violemment enflammé.

AB HUMBOURG, *Dissertatio ergo hœmorrhoïdi tumidœ sectio non hirudo? Vindobonœ*, 1765.

C. *L'emploi des ventouses* comme moyen révulsif ne serait pas moins avantageux, en les plaçant aux épaules, aussi bien que dans les cas d'hémorragie excessive, ou aux hypocondres, comme le conseille Rivière, ce qui serait ici sans inconvénient.

D. *Bains locaux et généraux, et fumigations.* On recommande généralement les bains de siége, les bains locaux, les fumigations, pour calmer l'inflammation ; mais j'ai constamment remarqué que l'eau ou les vapeurs chaudes augmentaient la saillie extérieure des tumeurs, et, par suite, l'inflammation. M. Recamier, au rapport de M. de Larroque, a vu la gangrène des tumeurs hémorroïdales survenir après l'usage d'un bain de vapeurs trop chaud (*Traité des hémorr.*, pag. 222). C'est donc avec de l'eau qui soit à peine tiède, que l'on doit prendre des bains de siége ; il peut être utile d'employer à cet usage une décoction de camomille, de sommités d'hyssope, de petite sauge, de benoîte, de mélilot, de cerfeuil ou d'autres plantes semblables. On peut substituer à l'eau, du lait ou de la décoction de graines de lin, de racines de guimauve, de graines de fenugrec.

On met encore en usage les fumigations résineuses, avec la myrrhe, l'encens, le mastic, le benjoin et autres substances pareilles ; mais tous ces moyens, propres à augmenter une inflammation très-vive, ne conviennent que lorsqu'elle est tombée, et spécialement quand elle passe à l'état chronique.

C. *Cataplasmes émolliens et applications adoucissantes.* Quand on ne peut faire rentrer les tumeurs enflammées, on a recours à des topiques, soit pour en favoriser le dégorgement, soit encore pour accélérer la rupture de celles qui pourraient être disposées à abcéder.

Les cataplasmes doivent être préparés avec du lait, avec de l'eau et de la mie de pain, ou, mieux encore, avec la farine de graines de lin.

1°. On a recommandé, pour le même usage, une pulpe préparée avec les fleurs, les fruits, les feuilles de l'écorce moyenne du sureau (*sambucus nigra*, L.), ou les mêmes parties du sureau bouillies et ramollies par la cuisson : de la pulpe de citrouille, celle de pomme cuite ou d'ognon cuit sous la cendre, pétrie avec de la mie de pain.

2°. Les feuilles de scrofulaire (*scrofularia aquatica*, L.), de petite chélidoine (*ranunculus ficaria*, L.), d'orpin (*sedum telephium*, L.), de grande joubarbe (*sempervivum tectorum*, L.), de beccabunga (*veronica beccabunga*, L.).

3°. On compte parmi les substances adoucissantes simples, l'huile d'olive ou d'amandes douces, le suif de divers animaux, la graisse de chien ou de porc, le beurre frais, le beurre de cacao en onctions et en suppositoires, lorsque l'introduction de ces derniers n'est pas trop douloureuse.

4°. *La salive humaine.* Cet excellent adoucissant, qu'on porte toujours avec soi, est un des meilleurs que l'on puisse employer. Wedel rapporte qu'il a vu des tubercules hémorroïdaux réprimés par des onctions que faisait le malade de sa propre salive à jeun (*Miscell. nat. cur. dec*, ann. 1, observ. 1). J'ai connu un homme qui, ayant été guéri par l'usage de la salive, croyait avoir trouvé un spécifique. Ce n'est point par aucune propriété particulière néanmoins que la salive soulage les hémorroïdes, mais parce que l'onction de ce fluide en humecte, assouplit les tumeurs et en favorise singulièrement la réduction dans l'intestin, but principal à rechercher dans l'emploi des moyens que je viens d'exposer.

On a proposé comme linimens ou adoucissans, plusieurs préparations dont on raconte des merveilles ; je ferai connaître les principales en parlant de la cure radicale des hémorroïdes.

F. *Lavemens et injections.* L'inflammation de l'intestin rend quelquefois la moindre tentative, pour donner un lavement, extrêmement douloureuse ; cependant l'expulsion des matières fécales ne pouvant être interrompue, il est indispensable de trouver assez promptement le moyen de faire quelqu'injection pour faciliter le passage de ces matières, en même temps qu'elle peut contribuer à apaiser l'inflammation.

J'ai déjà dit que nulle cause ne contribue aussi puissamment à la formation des hémorroïdes que l'usage des lavemens chauds ; mais je dois ajouter maintenant qu'aucun remède n'est plus capable ou de les guérir, ou d'en diminuer les accidens, que les lavemens froids. J'avais été conduit, depuis longtemps, à l'emploi de ce moyen héroïque par des observations particulières et de nombreuses expériences toujours heureuses. J'ai vu depuis, avec grande satisfaction, M. le professeur Hildebrandt présenter l'emploi des lavemens froids comme l'une des principales bases du traitement des hémorroïdes ; et j'ai appris de M. le professeur Chaussier lui-même qu'il les employait fort souvent, en sorte que si je n'avais aucun mérite à la découverte d'un moyen employé déjà par plusieurs bons praticiens, du moins j'avais été conduit, par l'expérience et le raisonnement au meilleur traitement à suivre.

Il n'est pas possible de faire usage de lavemens froids tant que l'inflammation est extrême, et l'on ne doit y recourir qu'après en avoir diminué la violence par les moyens qui précédent; et comme cet excellent remède est spécialement indiqué dans le traitement des douleurs chroniques et nerveuses, ou comme moyen de guérison radicale, je renvoie à ces divers articles pour en parler avec détail. Je me contenterai de dire qu'aussitôt qu'on pourra user d'injections dans l'intestin, on devra employer la liqueur plus fraîche que chaude, et que cette température convient également au liquide des lotions, ou même des bains de siége.

On se fera difficilemnet, sans avoir vu les parties, une idée de la sensibilité extrême que peut leur donner l'inflammation; elle va quelquefois au point que des tentatives inconsidérées produiraient d'affreux désordres. Zacutus raconte qu'un homme étant tourmenté d'hémorroïdes aveugles, comme l'anus était presque entièrement fermé par le gonflement des tumeurs, et que depuis plusieurs jours il n'y avait pas eu d'évacuation, une personne maladroite voulut lui donner un lavement et déchira quelques veines (quelques tumeurs). Il en résulta une telle douleur et un si grand afflux d'humeur, que toutes les parties enflammées furent frappées de gangrène, et que le malade mourut en deux jours (*Prax. med. admirab.*, liv. III, observ. 137). Gassendi rapporte, dans la vie de Peiresc, que cet illustre Mécène des gens de lettres périt par un événement semblable. *Voyez* ci-après les moyens de remédier à la constipation.

La même crainte d'irriter trop vivement les parties

devrait engager à n'injecter à la fois dans l'intestin qu'une petite quantité de liquide, la valeur d'une tasse à café par exemple. On ne doit d'ailleurs employer, pour cette opération, qu'une canule en gomme élastique, qui cède mollement aux parties, et ne les meurtrit pas, comme ferait une canule de bois ou de métal.

3°. *Boissons et remèdes intérieurs.* On ne saurait, dans l'application de la médecine, donner des préceptes généraux et sans exception; si l'on ne pouvait diminuer assez promptement l'inflammation, pour prévenir le besoin d'évacuations alvines, je conseillerais d'user promptement de boissons laxatives, pour en faciliter l'éjection en les maintenant liquides; mais comme il est rare qu'on ne puisse, en trois ou quatre jours, par l'emploi judicieux des moyens que j'ai indiqués, abattre au moins l'inflammation, pour que le passage des matières, favorisé par des lavemens frais, se fasse sans douleurs atroces, on peut, dans ces cas, profiter des dispositions ordinaires de la nature à produire la constipation. On fera donc usage de boissons rafraîchissantes, acidules, nitrées; la limonade légère, l'orangeade, l'eau de groseilles et tout ce qui ressemble à ces moyens; une eau de tilleul, de feuilles ou de fleurs d'oranger, etc., édulcorée avec le sirop de limons, de groseilles, de vinaigre framboisé, etc. Mais dès que l'inflammation est un peu calmée, ou lorsqu'on ne peut suspendre l'éjection des matières jusqu'à ce qu'elle le soit, on doit tout faire pour remédier à la constipation et à l'accumulation de ces matières, qui sont alors une cause puissante d'irritation.

Au demeurant, les douleurs inflammatoires excessives doivent cesser promptement; car, ou la résolution se fait, ou la suppuration s'établit, ou la gangrène s'empare des parties, et le proverbe vulgaire, *ce qui brule ne dure pas*, est fort applicable à cette espèce de mal. Il n'en est malheureusement pas de même des autres douleurs, dont nous examinerons le traitement après avoir parlé des ulcérations et de la leucorrhée.

CHAPITRE IV.

Traitement des ulcérations qui peuvent être la suite des hémorroïdes. Le traitement varie suivant que ces ulcérations dépendent, 1°. de l'ouverture des tumeurs ou marisques abcédées; 2°. de l'ouverture des abcès formés dans le tissu cellulaire qui entoure le rectum; 3°. de crevasses, fissures ou déchirures occasionnées par la pression mécanique des matières endurcies; 4°. de la rupture des varices; 5°. de la gangrène.

§. Ier. *Ouverture et suppuration des parois des marisques.* C'est sans doute à cette cause, mal connue jusqu'à présent, qu'on doit attribuer le plus souvent ces ulcérations que l'on a nommées fistules borgnes internes, dont l'ouverture ne se fait point au dehors. Il est facile de concevoir en effet que l'orifice de ce petit ulcère étant situé à l'extrémité d'une marisque, et par conséquent dans une position déclive, ne permet pas aux matières fécales d'y pénétrer pour en augmenter l'inflammation, et pour déterminer dans le tissu cellulaire la formation d'un nouvel abcès, duquel résulterait une fistule complète. Cette maladie n'ayant point encore été observée avec des données assez exactes pour en bien juger la nature, on ne peut que former des conjectures sur la marche qu'elle doit tenir, suivant la manière dont l'inflammation aura modifié la tumeur.

A. Si tout le tissu celluleux dont les parois de la marisque sont formées, se trouve désorganisé par l'inflammation, les débris en seront entraînés par la suppuration ; et lorsque le dégorgement qui en doit être la suite aura été suffisant, la marisque aura disparu, et l'ulcère se trouvera réduit à l'état de simplicité qui en favorise la cicatrisation.

Dès qu'on en reconnait l'existence, on doit employer tous les moyens les plus convenables, soit pour accélérer et favoriser la suppuration et le dégorgement, soit pour empêcher que le contact prolongé des matières n'irrite la surface de l'ulcère, et ne le fasse dégénérer.

L'usage des lavemens et d'injections détersives, renouvelés deux fois par jour remplit à la fois ces deux indications. On sert plus particulièrement la première par l'introduction d'une mèche de charpie enduite d'onguent basilicum ou d'onguent digestif. Pour la seconde, il suffit que la charpie soit enduite de cérat simple, ou mêlé d'extrait de saturne.

1°. Si les bords de l'ouverture par laquelle la tumeur se serait vidée, restaient épais et frangés, on devrait en faire l'excision comme il sera dit ci-après.

2°. Les abcès formés dans le tissu cellulaire, dont l'extrémité du rectum se trouve environnée, ne s'ouvrent pas toujours dans l'intestin, et se font jour, à la marge de l'anus par leur partie la plus déclive ; il en résulte alors une fistule qu'on nomme *fistule borgne externe*. Le plus souvent néanmoins les parois de l'intestin sont affaiblies et dénudées au point que la rupture a lieu tout à la fois ou consécutivement dans l'intestin et à la marge de l'anus ; il en résulte une fistule complète. Ce qui concerne le traitement de cette nouvelle maladie, les motifs qui peuvent empêcher d'en rechercher la guérison, les procédés opératoires que l'on doit mettre en usage sortent entièrement de mon sujet, on en trouvera les détails à l'article *fistule*.

3°. *Crevasses, fissures et déchirures.* On peut voir au mot *fissure* de ce Dictionnaire, que M. le baron Boyer attribue à cet accident les douleurs cruelles que je regarde comme nerveuses, et le resserrement spasmodique de l'anus. J'ose néanmoins être d'un autre avis que ce célèbre professeur, et ne regarder les crevasses que comme une des nombreuses causes d'irritation sans cesse renouvelée, qui peuvent finir par déterminer l'établissement de ces douleurs. M. Boyer reconnaît qu'assez souvent les douleurs existent, sans qu'on puisse reconnaître aucune fissure. De mon côté, j'ai vu plusieurs fois des crevasses exister sans produire ces douleurs, dont je vais indiquer le traitement. Je crois donc devoir les considérer comme des ulcérations superficielles, toujours douloureuses par leur nature, et très-sujettes à dégénérer, parce qu'elles sont sans cesse irritées et renouvelées par la cause qui les a produites.

Le traitement qu'emploie M. le professeur Boyer consiste à fendre entièrement le sphincter de l'anus, en coupant, autant que possible, sur la fissure.

Cette cruelle opération n'est pas toujours un remède assuré; je connais un malade qui l'a deux fois inutilement subie. Les moyens qui m'ont réussi sont moins douloureux, et, en définitif, n'empêcheraient pas de recourir à l'opération s'ils étaient sans succès. Pour guérir les crevasses, il doit toujours suffire de s'opposer aux causes qui les entretiennent, ce que l'on obtient de l'usage répété des lavemens frais, ou même de l'excision des tumeurs, si l'obstacle qu'elles apportent au passage des matières ne pouvait être détruit autrement. Il pourrait arriver cependant que le petit ulcère formé par la crevasse trop souvent irritée, eût besoin d'être régénéré, soit par une légère incision, soit par l'application du cautère actuel. Quant aux douleurs et à la constriction, on peut voir ci-après le traitement qui convient à ces deux sortes d'accidens.

4°. La rupture des varices, reconnaissable à l'écoulement continuel d'un sang noir dont la sortie n'est liée à aucun effort hémorragique, est un accident entièrement du ressort de la chirurgie; l'ulcération qui en résulte en est la considération la moins importante, et le traitement doit en être renvoyé plus loin. J'en ai déjà parlé au sujet de l'application du cautère actuel.

5°. *Gangrène.* Le traitement des deux espèces de gangrènes dont peuvent être frappées les hémorroïdes et les parties environnantes, doit varier suivant l'espèce de gangrène.

A. La première, celle qui dépend de l'excès d'inflammation, étant le plus ordinairement produite par l'étranglement du paquet hémorroïdal, s'arrête d'elle-même, et n'a le plus souvent que des suites peu fâcheuses. On doit se proposer d'accélérer la chute des escarres au moyen d'injections détersives fréquemment renouvelées; des mèches de charpie, enduites d'onguent digestif, seront introduites, deux fois par jour, dans l'intestin; après qu'on aura eu soin de le vider par des lavemens émolliens. A moins que le délabrement ne soit fort grand, un traitement intérieur est peu nécessaire, et le malade peut suppléer à tout autre boisson par une limonade vineuse, ou suivre d'ailleurs les indications qui se présenteront pour l'administration des remèdes intérieurs, soit calmans, soit excitans.

B. La deuxième espèce de gangrène, celle qui dépend d'une inflammation de mauvaise nature, produite le plus ordinairement par une métastase, exige un traitement bien plus compliqué. Le malade est ordinairement dans un état de stupeur; une fièvre universelle le dévore, et n'offre aucun témoignage de réaction ou d'effort salutaire : une fausse apparence d'inflammation pourrait tromper le médecin, s'il ne trouvait en même temps le pouls d'une mollesse et d'un affaiblissement extrêmes, les yeux caves et cernés, le teint plombé.

A l'exception de la saignée, dont l'effet serait presque certainement funeste, tous les moyens dérivatifs, tous ceux qui peuvent relever les forces opprimées, et rétablir le cours des mouvemens réguliers, doivent être mis en usage. Un bain tiède est le meilleur préliminaire que l'on puisse donner aux remèdes plus directs. Il tend à détruire cet éréthisme général, ce resserrement, qui sont la première cause du mal. On doit y faire aussitôt succéder l'application vive d'un grand nombre de ventouses sur toute la région dorsale jusqu'aux épaules, pendant qu'on fomente le siége du mal avec des décoctions émollientes, ou du vin chaud, selon l'état des parties et l'époque de la maladie. Les remèdes intérieurs doivent être pris parmi les excitans les plus actifs, les infusions aromatiques, celles de camomille, d'arnica, de serpentaire, de valériane, aiguisées avec quelques gouttes d'acide sulfurique ; les décoctions de quinquina en boissons, en injections ; telles sont, en général, les bases du traitement à employer.

Dans le cas de métastase goutteuse, érysipélateuse, dartreuse ou autre, c'est sur le lieu où siégeait d'abord la maladie qu'on doit, avant tout, porter les moyens d'irritation; c'est là que doivent être placées les ventouses, dont l'emploi sera suivi de l'application d'un vésicatoire.

Lorsque la gangrène est bornée, on emploie, pour favoriser la chute des escarres et la détersion des ulcères, les moyens indiqués précédemment.

CHAPITRE V.

Traitement de la leucorrhée anale, ou écoulement blanchâtre par l'anus. C'est ce que les auteurs ont nommé *hémorroïdes blanches* (*hœmorroïdes albæ, mucosæ*). Elle complique fréquemment l'affection hémorroïdale avec laquelle il n'est plus permis de la confondre.

Le traitement qu'on y doit appliquer diffère suivant qu'elle est vraie ou inflammatoire, fausse ou ulcéreuse, symptomatique ou vénérienne, suivant enfin qu'elle est aiguë ou chronique.

A. *Leucorrhée anale, vraie ou inflammatoire.* Les moyens de la guérir seront différens, suivant que l'inflammation sera aiguë et douloureuse, ou chronique et indolente.

Dans le premier cas, on doit, avant tout, chercher à calmer l'inflammation par des émolliens, des bains de siége ou des bains généraux tièdes; l'injection répétée de décoctions émollientes et calmantes; un régime adoucissant; des alimens légers, de digestion facile et peu abondans; quelquefois des saignées du bras, ou l'application des sangsues aux lombes.

Lorsque l'inflammation a pris un caractère chronique, on doit user, dans le traitement de cette affection, des mêmes précautions que pour le traitement des flueurs blanches des femmes. En supprimant, brusquement et sans precaution, un écoulement ancien, surtout s'il est abondant, on ferait courir au malade les dangers d'une métastase, ou tout au moins du transport de la fluxion sur un organe important à la vie. Ce danger existe principalement pour les personnes nerveuses et débiles, telles que sont, le plus souvent, celles qui sont affligées d'hémorroïdes blanches. On ne doit donc pas, pour la cure de cette maladie, négliger l'emploi des moyens intérieurs et généraux ; on y doit surtout recourir dans les cas où l'écoulement est continuel et si abondant qu'il épuise les malades, ainsi que j'en connais des exemples.

En même temps on mettra le malade à l'usage des remèdes fortifians, des amers, des stomachiques, car les fonctions des organes digestifs sont toujours plus ou moins altérées ; des préparations martiales, de quinquina, etc. ; on lui administrera fréquemment des purgatifs choisis parmi ceux qu'on nomme *eccoprotiques*, c'est-à-dire, qui déterminent doucement des évacuations alvines, pour suppléer, autant que possible, par ces purgations réitérées, à l'écoulement d'humeurs qui se faisait habituellement par l'anus, et pour prévenir la constipation.

Quand, par l'emploi de moyens semblables, aidés du régime, d'un exercice régulier, particulièrement de l'équitation, de l'habitation dans un lieu sec et bien aéré, etc., on est parvenu à modérer l'activité de ce flux, des moyens plus directs doivent être employés pour le faire cesser entièrement ; c'est alors qu'on doit recourir à l'usage intérieur des préparations balsamiques, qui jouissent de la propriété de faire cesser les écoulemens muqueux ; tels sont le baume de Copahu, celui de Judée, l'huile de cajéput, l'huile de térébenthine, ou la térébenthine en substance combinée aux aromates, comme la canelle, le gérofle, le macis, ou aux astringens, comme l'alun, le sang-dragon, le cachou, l'écorce de grenades, le sulfate de fer et les autres préparations martiales, en buvant par dessus une infusion aromatique de petit cardamome, ou de fleurs de camomille.

C'est alors, surtout, que les douches froides d'eau

simple, d'eau de mer, d'eau minérale sulfureuse ou ferrugineuse, produiraient d'heureux effets.

Tous ces moyens sont quelquefois insuffisans pour supprimer cette excrétion, dont la nature s'est fait une habitude, puis un besoin : on doit alors lui présenter une autre voie dans l'établissement d'un cautère à la cuisse, dont le concours rend plus efficace l'action des remèdes précédemment indiqués.

B. Dans le traitement de la *leucorrhée anale fausse*, on doit avoir moins d'égard à l'écoulement lui-même qu'aux ulcères dont il est un symptôme. On peut voir ci-dessus les moyens qu'on peut mettre en usage pour prévenir la dégénérescence des ulcères, et en favoriser la cicatrisation.

C. Le traitement de *la leucorrhée anale vénérienne* ne doit pas faire partie de ce travail. On peut voir au mot *fluxion* ce qu'en dit le savant professeur Cullerier.

CHAPITRE VI.

Traitement des douleurs hémorroïdales nerveuses.

J'ai déjà fait connaître les raisons qui me portent à regarder ces douleurs comme nerveuses. Ce qui me reste à dire confirmera de plus en plus cette opinion.

Ces douleurs sont intermittentes ; mais je dois faire remarquer qu'elles n'ont communément ce caractère qu'autant qu'elles sont excitées par une nouvelle cause ; en sorte que si l'on pouvait éloigner la cause locale qui les renouvelle, on n'en serait probablement pas affecté. Voici ce qui peut m'autoriser à le croire. Avant de connaître la grande efficacité des lavemens froids et des douches ascendantes contre ces douleurs, ayant à donner des conseils à des personnes qui ne pouvaient aller à la garderobe sans renouveler leurs souffrances, j'ai su que lorsqu'elles rendaient leurs garderobes, le corps plongé dans l'eau d'une rivière, ou dans la mer, selon le pays qu'elles habitaient, quelquefois la douleur n'étaient pas renouvelée par le passage des matières, soit que cela dépendît de l'action délayante de l'eau, soit que cela tînt à la vertu tonique du froid prolongé encore après l'excrétion. Si ce moyen réussissait toujours, on pourrait le mettre en usage dans une baignoire, malgré le dégoût qu'il doit inspirer, parce que la douleur fait surmonter la répugnance, et que d'ailleurs il ne serait pas nécessaire de la prolonger long-temps, attendu que six ou huit jours de répit pourrait suffire à la guérison complète de cette douleur; mais, par malheur, ce moyen ne réussit pas toujours, et souvent les malades n'éprouvaient qu'un retard de quelques heures dans l'époque où la douleur recommençait. Au reste, ces douleurs sont le plus souvent réveillées par une cause si légère, elles s'accroissent ensuite avec tant de fureur, et alors il existe si peu de proportion entre l'intensité des tourmens qui en sont la suite et celle de la cause qui les a produits, qu'il ne semble pas possible d'en méconnaître le caractère nerveux.

La facilité avec laquelle des remèdes singuliers, bizarres, ou même uniquement superstitieux, font disparaître quelquefois ces douleurs, après que le traitement le plus rationnel s'est trouvé sans succès, confirme encore ce jugement. Je ferai connaître ce que je sais sur ce point en traitant de la cure radicale.

§. Ier. A part les laxatifs qui conviennent pour diminuer la constipation, accident commun à tous les cas d'hémorroïdes, on n'a guère que des remèdes locaux à employer contre les douleurs nerveuses dont il s'agit. Ceux qu'on peut faire entrer dans un traitement rationnel, se divisent en adoucissans, calmans ou narcotiques; et en excitans, résineux, balsamiques ou autres.

Je vais les faire connaître, en m'arrêtant spécialement à ceux que des praticiens célèbres ont le plus recommandés. Il faut se rappeler d'ailleurs que les douleurs nerveuses semblent être assujetties à des caprices, en sorte qu'après avoir résisté à beaucoup de remèdes très-bien choisis, elles cèdent tout d'un coup à l'action d'un moyen qui semblait ne devoir produire aucun effet.

Parmi les remèdes adoucissans, on doit compter les huiles diverses, simples ou composées, d'olives, d'amandes, de graines de lin; l'huile rosat, de genièvre, de buis, de succin, de sureau; l'oignon et le poireau cuits sous la cendre, écrasés avec de l'huile rosat et du safran; ou encore, ce que Solenander présente comme un remède miraculeux, les poireaux fricassés dans la poële avec du beurre; le cérat de Galien ou le mélange d'huile et de cire, le cérat de Saturne ou le cérat mêlé à l'acétate de plomb; l'axonge ou la graisse de porc, fraîche et non salée; les pommades à la rose, au concombre; le jaune d'œuf; les plantes suivantes, écrasées, ou seulement le suc qu'on en exprime.

A. La scrofulaire aquatique (*scrofularia aquatica*, L.), plante appelée *herbe du siége*. Plusieurs auteurs célèbres en rapportent des merveilles, au point que H. Slevogt déclare que l'effet de cette plante, employée seule, ou combinée avec la linaire, en infusion, en décoction, en lotion ou en onguent, est tellement salutaire, qu'il serait à désirer que la providence nous eût donné des remèdes aussi certains et aussi promptement efficaces pour toutes les autres maladies (*Diss. de scrofulariâ*; in-4°., *Jenœ*, 1720). Plusieurs grands praticiens ont recommandé l'usage intérieur de la scrofulaire aquatique dans l'affection hémorroïdale. Sennert dit, positivement, qu'un homme tourmenté d'une douleur enragée (*insano dolore*) d'hémorroïdes, en sera délivré sur-le-champ, pour peu qu'il prenne de scrofulaire dans sa boisson ou ses alimens; soit qu'il use de la substance même de la plante verte ou sèche, soit qu'il n'en prenne que la décoction. Henr. ab Heers, Solenander, Ettmuller, rapportent pareillement des exemples de personnes qui se sont guéries des hémorroïdes en mangeant tous les jours des feuilles ou de la racine de cette plante, ou en la faisant infuser dans leur boisson ordinaire.

B. La mille-feuille (*achillea millefolium*, L.). L'usage de cette plante, à l'intérieur comme en applications, a pareillement été recommandé par des praticiens très-célèbres; on la regardait comme antispasmodique et doucement astringente. Alberti (*Diss. de hœmorr. cœcis*) recommande d'en boire la décoction durant trois jours, pour calmer les grands accidens. L. Rivière (*Prax. med.* l. 10, c. 11) donne le même conseil; mais il regarde comme dangereux celui que donnait Arnaud de Villeneuve, d'en continuer l'usage pendant un mois. G. Schuster dit que l'infusion théiforme de sommités de mille-feuille, dissipe les hémorroïdes aveugles, et apaise les douleurs; mais il prétend avoir plusieurs fois observé que l'essence de cette plante, employée de la même manière, occasionnait des douleurs intolérables.

C. La grande valériane (*valeriana officinalis*, L.). Peu de praticiens ont employé cette plante contre les douleurs hémorroïdales. Les propriétés antispasmodiques dont elle est douée, doivent néanmoins la rendre fort utile. L. F. B. Lentin (*Beobacht, einiger Krankh.*) déclare qu'il n'a trouvé dans le traitement des hémorroïdes aucun remède comparable à celui-là : il conseille d'en prolonger l'emploi, et de mettre le malade au régime le plus convenable.

D. Petite chélidoine (*ranunculus ficaria*, L.). On la nommait autrefois *hœmorroïdalis herba*. C'est encore une plante dont les auteurs rapportent des merveilles. R. Solenander (*Consil.* 20, sect. 4) dit « qu'il avait vu, dans sa jeunesse, un empirique qui guérissait tous les maux d'hémorroïdes avec la petite chélidoine. Son secret consistait à faire boire de la bière, dans laquelle il avait fait macérer des paquets de cette plante, desséchée toute entière; il en employait encore de l'eau distillée, en lotions et en applications. Depuis lors (ajoute Solenander) je me suis servi fréquemment de cette herbe: le suc, exprimé, agit plus promptement en lotions que l'eau distillée. L'herbe pilée agit aussi bien en applications. J'ai guéri, avec l'eau distillée, des malades qu'un flux excessif avait presque épuisés, et qui semblaient menacés d'hydropisie; cependant j'emploie de préférence la plante même, et la bière ou le vin dans lesquels elle a macéré. Quelques personnes font cuire les fleurs ou la plante avec des œufs, et mangent ce ragoût dès le matin. Cette plante (dit toujours Solenander) possède une admirable efficacité contre les hémorroïdes ».

E. *L'orpin* (*sedum telephium*, L.). On l'emploie en applications; mais ce que l'on raconte de plus remarquable sur cette plante, ne pouvant être compris parmi les moyens d'un traitement rationnel, je dois renvoyer plus bas à en parler.

F. *La linaire* (*antirrhinum linaria*, L.). Cette plante avait, jadis, une réputation prodigieuse pour la guérison des douleurs d'hémorroïdes les plus cruelles. La manière dont elle fut connue a peut-être plus contribué que ses vertus réelles, à cette réputation. J. Wolf, médecin de Louis, prince de Hesse, avait le secret d'une préparation, au moyen de laquelle le prince avait été souvent guéri des hémorroïdes. Le prince ayant désiré la connaître, Wolf y consentit, à condition qu'on lui donnerait tous les ans un bœuf gras. En faisant connaître la formule, il prit soin de distinguer, par le vers suivant, la plante qui en fait la base, de l'ésule à feuilles de cyprès, avec laquelle elle a des ressemblances :

Esula lactescit; Sine lacte linaria crescit.

Voilà la formule que donna ce médecin : prenez une poignée ou deux d'herbe de linaire avec les fleurs, et l'écrasez dans quantité suffisante de graisse de porc ; faites cuire pour préparer un liniment ; exprimez et laissez refroidir, puis y mêlez un jaune d'œuf.

Cet onguent, appliqué sur la partie souffrante, avec de la laine ou de la soie, apaise miraculeusement les douleurs. W. Hoferus dit qu'il vaut mieux le préparer avec les fleurs seulement, qu'il est plus calmant : c'est ainsi, dit-il, que je calmais, presqu'en un moment, des douleurs qui ne permettaient ni de se tenir debout, ni de marcher, ni de s'asseoir (*Hercul. med.*, l. 3, c. 5). N. Chesneau, après avoir rapporté des cures nombreuses qu'il a faites, dit qu'il conserve toujours de cet onguent sans jaune d'œuf, et qu'au moment de l'employer il en ajoute la quantité nécessaire. Je n'ai jamais trouvé (ajoute-t-il) aucun remède aussi capable de calmer les douleurs hémorroïdales, quoique j'en aie essayé beaucoup (*Observat. médic.* l. 3, c. 12, obs. 2) Une foule de [illegible] rapporté des exemples de guérisons extraordinaires obtenues par ce moyen, quand tous les autres avaient échoué. Néanmoins l'illustre Stahl (*Colleg. casual. casus* 16) déclare qu'il n'a jamais vu ces préparations réussir, si ce n'est pour des hémorroïdes ulcérées. Alberti, son élève, tient un langage semblable, difficile à concilier avec les rapports avantageux et les faits positifs rapportés par tant d'autres médecins.

G. *La jusquiame* (*hyoscyamus niger*, L.). Des plantes réellement narcotiques ont dû souvent être employées pour calmer les douleurs hémorroïdales. G. E. Hamberger recommande, à cet effet, les feuilles de jusquiame bouillies dans le lait avec du safran.

H. *La belladone* (*atropa belladona*, L.) On a pareillement rapporté des exemples de guérisons obtenues par l'application des feuilles ou des baies écrasées de cette plante, ou même par des onctions d'huile d'olive, dans lesquelles on avait fait infuser de ces baies.

I. *La morelle noire* (*solanum nigrum*, L.). Cette plante, communément employée contre les irritations, démangeaisons et douleurs cutanées, a plus d'une fois, au rapport de Binninger, guéri les douleurs d'hémorroïdes, étant écrasée et appliquée sur le siége du mal.

K. *La pomme épineuse* (*datura stramonium*, L.). Les bons effets que l'on a quelquefois retirés de cette plante contre les douleurs nerveuses, doivent faire présumer que l'emploi en serait utile dans le cas dont il s'agit : on en prépare, en Angleterre, un onguent contre les douleurs hémorroïdales. On pourrait essayer, à l'intérieur, l'extrait, qui, plus d'une fois, a réussi à calmer des douleurs nerveuses très-violentes.

Les Commentaires de Leipsick rapportent que les feuilles de laurier-cerise, macérées dans le lait, apaisent les douleurs d'hémorroïdes (tom. 30, p. 601).

Enfin on peut retirer les mêmes avantages de l'emploi de toutes les substances narcotiques, et spécialement de :

L. *L'opium*. Diverses préparations d'opium ont été recommandées dans le cas de douleurs hémorroïdales aiguës ; mais je dois dire ici, ce qui devient applicable à tous les narcotiques, c'est que les propriétés stupéfiantes de ces substances en rendent quelquefois l'emploi dangereux, surtout quand les douleurs nerveuses sont compliquées d'inflammation, et que, tout au contraire, lorsque ces substances sont irritantes par elles-mêmes ou par ce qui leur sert de véhicule, elles augmentent souvent l'irritation locale, comme je l'ai éprouvé du laudanum, dont le vin irritait beaucoup plus des hémorroïdes enflammées, que l'opium ne pouvait les calmer. On doit donc choisir spécialement les préparations aqueuses d'opium, lorsqu'on juge convenable de l'employer contre les hémorroïdes. Valsalva faisait un fréquent usage d'un emplâtre de thériaque, mêlée à quelques grains d'opium, appliqué sur le nombril. Au surplus, on doit varier les moyens ; car celui qui réussit dans quelques cas, échoue fréquemment dans d'autres : tel a été mon principal motif pour multiplier les citations de ces moyens.

M. *Les préparations de plomb.* L'extrait de saturne, le vinaigre lithargiré, les emplâtres ou onguens, dans lesquels le plomb est incorporé, conviennent encore fréquemment, seuls ou combinés avec des émolliens, lorsqu'il existe de l'inflammation ; avec des toniques, dans les cas contraires. On doit se rappeler, néanmoins, que l'emploi de toutes les préparations de plomb exige beaucoup de prudence à cause des inconvéniens qu'elles peuvent entraîner à leur suite.

§. II. La seconde série des médicamens employés contre les douleurs hémorroïdales nerveuses, sont des substances irritantes spiritueuses ou balsamiques.

A. *L'esprit de vin.* Heister (*Instit. chir.*) propose l'esprit-de-vin contre les douleurs hémorroïdales, et dit en avoir obtenu de grands succès. G. Harris (*De morb. aliquot gravior.*, obs. 10) dit la même chose. Mais je pense qu'on n'aura pas de peine, après avoir lu ce qui précéde, à admettre que ce ne peut être que des douleurs de la nature de celles dont il est question dans cet article, qui ont été soulagées par l'esprit-de-vin ; elles n'avaient jamais été distinguées des douleurs inflammatoires, que l'esprit-de-vin augmenterait sans doute beaucoup.

B. *Le vinaigre.* Il en est de même du vinaigre, en applications ou en vapeur, recommandé par Rivière (*Observ. collect. hist.* 4). Ce remède et le précédent conviennent pour réprimer le flux excessif, plus que dans toute autre indication. On vante spécialement, pour cet objet, l'application d'un sachet de son bouilli dans le vinaigre.

C. *L'huile d'œufs.* Suivant Forestus, l'huile d'œufs seule, ou mêlée à l'huile rosat, apaise souvent les douleurs hémorroïdales les plus cruelles.

D. *Le baume de soufre.* Cette préparation, qui n'est qu'une solution, ou plutôt une simple suspension de fleurs de soufre dans l'huile de térébenthine, est recommandée par Roder à Fonseca, comme un secret merveilleux (*Consult. med.* cent. 3, curat. 6). Ruland, après avoir rapporté plusieurs exemples de guérison, ajoute : il est prouvé, par des exemples innombrables, que ce remède est certain et ne manque jamais (*Cur. empir. cent.* 1, *cur.* 87).

E. *Le vernis des peintres.* Allen (*Synopis univers. medicin. pract.*, c. XII) présente, d'après Mayerne, cette préparation comme un excellent remède contre les hémorroïdes, appliquée seule ou mêlée à de l'huile rosat. C'est par ce moyen, dit-on, qu'une femme guérit Charles-Quint, que nul autre remède n'avait pu soulager. Voici comment ce vernis doit être préparé : mêlez ensemble douze parties d'huile de lin siccative, quatre de térébenthine de Venise, et trois de sandaraque ou résine de genevrier très-pure : faites fondre le tout sur un feu modéré.

Il me semble inutile de grossir cette liste de médicamens ; on y peut ajouter tous ceux de même espèce, et dont on doit espérer une efficacité semblable.

§. III. *Eau froide.* J'ai rapporté tous les remèdes précédens, parce que l'emploi en est consacré par des expériences toutes assez authentiques, pour mériter de la confiance : il n'est, à mon avis, cependant aucun qui puisse entrer en comparaison avec l'eau froide, ou plutôt simplement fraîche, employée en lotions, en douches et en lavemens. L'effet des douches ascendantes est de soulager instantanément en diminuant les douleurs, qui cessent, pour l'ordinaire, complètement après deux ou trois. Cet usage convient spécialement dans les cas de constipation opiniâtre, comme je le ferai voir plus bas. J'ai dit que l'eau devait être employée fraîche plutôt que froide ; en effet, si la plupart des personnes peuvent, sans inconvénient, employer même l'eau glacée, j'en ai vues de très-irritables, sur lesquelles les premières douches de cette nature produisaient une tuméfaction plus grande de l'intestin ; il en est de même des lotions et des lavemens ; l'eau très-froide produirait une révulsion qui pourrait être fort nuisible surtout aux personnes sujettes à l'hémoptysie, ou disposées à la phthisie pulmonaire. Le professeur Hildebrandt fait la même remarque dans son écrit sur les hémorroïdes sèches, dont j'ai déjà parlé. On doit employer l'eau fraîche dans tous les cas d'hémorroïdes douloureuses, à moins que l'inflammation ne soit encore trop vive ; car, cette seule circonstance exceptée, ce moyen convient également contre les douleurs nerveuses, l'inflammation latente, et les engorgemens indolens.

Je pourrais citer de nombreux exemples de guérisons obtenues par ce moyen; je me contenterai de rapporter les suivans, parce qu'ils ont rapport à des personnes très-anciennement tourmentées d'hémorroïdes constitutionnelles, et parce que les avantages qu'elles en ont retirés ont été durables.

Un homme de trente-quatre ans, d'une constitution athlétique, bilieux, sanguin, avec des veines très-saillantes sur tous les membres, né de parens hémorroïdaires, et sujet aux hémorroïdes depuis son enfance, en avait éprouvé chaque année, depuis cinq à six ans surtout, des accès très-longs et très-douloureux. Un dernier, enfin, le tourmentait depuis trois mois, sans qu'il reçut aucun soulagement d'une foule de remèdes. Des sangsues appliquées à diverses reprises, n'avaient produit d'autre effet que d'augmenter l'inflammation et le gonflement des tumeurs; diverses préparations d'opium n'avaient pas eu de résultats plus heureux. Des douleurs nerveuses, qui s'étaient jointes aux autres, étaient renouvelées par chaque éjection stercorale; en sorte que le malade, privé le plus souvent de sommeil, était réduit au désespoir, et refusait tous les alimens, de peur d'ajouter encore à ses tourmens: c'est dans cet état qu'il commença l'usage des douches ascendantes froides, qu'il s'administrait lui-même au moyen d'une seringue à bec recourbé (vulgairement nommée seringue à bateau). Le premier effet de ces injections, dont une portion pénétrait dans l'intestin, fut de diminuer les douleurs que causait la sortie des matières, et de réduire assez l'engorgement des tubercules, pour qu'il fût possible de les faire rentrer. Ce moyen, continué pendant trois ou quatre jours, fit cesser entièrement les douleurs. Cinq ans se sont écoulés depuis, sans qu'ils ait éprouvé d'autres indices d'hémorroïdes, que de voir quelquefois des stries de sang sur ses excrémens, ou quelques tubercules commençans à la marge de l'anus, que la compression a fait promptement disparaître.

Le second exemple que je veux citer, a été inséré dans la *Gazette de santé* (1er octobre 1813) ; c'est celui d'un homme de quarante ans, de haute taille et pléthorique, attaqué depuis dix ans d'hémorroïdes internes sans flux. Une vie sédentaire, une application constante et un travail assidu pendant plusieurs mois, sans se coucher, lui causèrent un gonflement hémorroïdal qui fut suivi d'inflammation et d'ulcération très-profonde et très-étendue.

A cet état, se joignaient des douleurs inouïes, sans cesse augmentées par l'impossibilité de changer de vie et de se soumettre à quelque traitement régulier.

Ce malade avait, dans son cabinet, des lieux d'aisance dits à l'anglaise, dont le réservoir était fort élevé et d'une grande capacité ; il imagina d'exposer la partie souffrante à l'action ascendante d'un jet d'eau très-froide, qui s'élevait à deux pieds environ : les douleurs insupportables qu'il éprouvait, furent d'abord soulagées d'une façon qu'il appelle délicieuse.

Chaque fois que ces douleurs devenaient considérables, il renouvelait la douche jusqu'à huit ou dix fois en vingt-quatre heures, et la prolongeait assez pour en obtenir un soulagement notable.

Après un mois ou cinq semaines, l'ulcération s'est fermée et les hémorroïdes ont disparu.

Depuis vingt ans, il n'a plus éprouvé d'attaque de cette espèce, quoiqu'il ressente de temps à autre des engorgemens hémorroïdaux, qu'il ait continué à peu près la même manière de vivre et qu'il soit occupé de travaux semblables.

« J'ai conseillé, dit-il, l'emploi de ce moyen à plusieurs hémorroïdaires qui en ont obtenu le même succès que moi ».

§. IV. *De l'équitation.* Bien que l'exercice violent du cheval soit une cause d'hémorroïdes pour les personnes qui n'y sont pas accoutumées, j'ai déjà dit que je ne connaissais aucun meilleur moyen d'en diminuer tous les accidens, que cet exercice modéré; rien ne peut seconder d'une manière plus efficace l'action des injections d'eau froide et assurer de plus longs intervalles de repos aux personnes qui ne peuvent être radicalement guéries de cette incommodité. On doit savoir néanmoins qu'en montant à cheval avec des tumeurs très-enflammées et très-volumineuses, on pourrait s'exposer à les rompre et peut-être à y causer la gangrène. Quoiqu'il soit raisonnable de craindre cet accident, il m'est permis de croire qu'il doit être excessivement rare, par cette cause, puisque non-seulement je ne l'ai vu arriver à personne, mais encore que j'ai connu un médecin fort habile qui, jusqu'à la fin de sa très-longue carrière, n'a cessé de recommander la course à cheval, au galop, aux personnes affectées d'hémorroïdes très-enflammées; il n'en avait, disait-il, jamais vu résulter d'autre inconvénient, que des douleurs très-vives durant le premier quart-d'heure; mais soulagées promptement et d'une manière durable. Ce que j'ai rapporté, d'après M. le baron Larrey, de la guérison presque instantanée de militaires forcés de monter à cheval au milieu des paroxysmes inflammatoires, tend encore à justifier mes présomptions. Je ne conseillerais toutefois un semblable moyen que lorsque l'inflammation serait diminuée, ou, du moins, que les tumeurs pourraient être repoussées et contenues dans l'intestin; on doit surtout ne se servir que d'une selle assez bien faite pour remplir l'espace qui est entre les fesses et s'appliquer exactement contre l'anus. Alors le ballottement des intestins et les secousses répétées occasionnées par les mouvemens du cheval, favorisent la circulation dans tout le système abdominal, et spécialement dans les vaisseaux hémorroïdaux, en même temps que la partie inférieure du rectum et tout ce qui participe à la fluxion hémorroïdale, en reçoit une augmentation de ton, très-propre à dissiper les engorgemens. Un exemple rapporté par W. Gabelchower, doit engager néanmoins à mettre beaucoup de prudence : « Il s'agit d'un vieillard qui, au moment d'un flux hémorroïdal abondant, fit une longue course à cheval qui lui supprima le flux hémorroïdal et lui occasionna une hématurie dont il mourut le onzième jour (*Curat et observ. med.*, cent. VI, cur. 50, p. 116).

CHAPITRE VII.

Traitement du ténesme et de la chute du fondement, considérés comme complications de l'affection hémorroïdale.

§. 1er. Ce que j'ai dit de la sortie des tumeurs hémorroïdales, s'applique également à la sortie de l'intestin rectum, entraîné par ces tumeurs ou poussé au dehors par les efforts que déterminent l'engorgement inflammatoire de ses parois.

Cet accident permet de reconnaître l'existence et la disposition des tumeurs développées sur la membrane muqueuse; on cherche quelquefois à le produire au moyen d'un purgatif ou d'un lavement âcre, afin de reconnaître la cause d'une hémorragie continuelle ou d'un écoulement de pus.

On doit, dans tous les cas, rétablir en son lieu

l'intestin, aussitôt que la chose est possible, pour prévenir les douleurs et l'engorgement que produirait la pression du sphincter, et, dans le cas où les douleurs ne seraient pas très-vives, pour empêcher que l'intestin ne s'habitue à cette situation.

Lorsque l'aide du chirurgien est nécessaire pour opérer la réduction, il doit faire placer le malade à genoux, la tête inclinée et plus basse que le corps; avec les doigts nus, ou recouverts d'une peau fine, et préalablement enduits, ainsi que l'intestin, d'un corps gras, tel que l'huile d'olives, le beurre frais, le cérat, l'onguent populeum, etc.; le chirurgien comprime la portion sortie de l'intestin, de manière à la faire rentrer, ce qui présente ordinairement peu de difficultés, à moins que des tumeurs très-volumineuses, également sorties, ne présentent un obstacle insurmontable : dans ce cas, il est indispensable de procurer promptement le dégorgement de ces tumeurs; et comme on ne peut espérer de l'obtenir par des moyens généraux, qui n'agiraient point avec assez d'efficacité pour détruire l'effet de la strangulation causée par le sphincter, on doit recourir à l'ouverture des tumeurs par la lancette, et non par les sangsues, qui, au lieu de diminuer la fluxion, l'augmentent le plus souvent, ainsi que je l'ai déjà dit.

Lorsque l'intestin sort très-facilement, cet accident arrive chaque fois que le malade va à la selle. Il doit alors lui-même le faire rentrer, après, toutefois, l'avoir lavé avec de l'eau froide; il peut encore, dans ce cas, substituer l'usage de la salive à tous les autres corps onctueux.

On prévient le renouvellement de la chute de l'intestin, par des injections astringentes et toniques, celles de décoction de bistorte, d'écorces de grenades, d'écorces de chêne, où de noix de galle, d'alun, de sulfate de fer; et surtout encore par des lavemens froids, car ce moyen est le meilleur à employer contre presque tous les accidens des hémorroïdes. Si ce que je viens de conseiller était insuffisant, on emploierait le tampon de charpie, soutenu par un bandage, que j'ai décrit en parlant du traitement des tumeurs.

§. II. Le ténesme est le plus souvent la cause de la chute de l'anus, ce qui doit faire porter beaucoup d'attention à ce symptôme, indépendamment de l'irritation nerveuse générale qui en résulte.

Tout ce qui diminue l'inflammation et l'irritation locale, doit soulager le ténesme. Les saignées révulsives au bras, l'application des sangsues aux lombes, doivent être comptées parmi les remèdes les plus puissans; l'application des ventouses aux épaules et le long du dos, doit surtout produire beaucoup d'effet, en raison du caractère nerveux et spasmodique de cet accident.

Les lotions d'eau fraîche, plutôt que froide, renouvelées plusieurs fois par jour, m'ont paru le remède le plus efficace que l'on pût employer. On a vu cependant les épreintes du ténesme persister malgré les soins les mieux entendus, et ne céder qu'à l'usage des douches et des bains d'eaux minérales. J. G. Seignitz a cité l'exemple d'une jeune fille affectée d'un ténesme très-douloureux, par suite de la suppression des règles, laquelle ne put être guérie que par le retour et l'établissement régulier de cette évacuation (*Miscell. phys. med.*, a. 1729, novemb., cl. 4, art. 5).

CHAPITRE VIII.

Traitement du rétrécissement de l'anus. Les moyens à employer varient suivant que ce rétrécissement dépend:

1°. de l'engorgement inflammatoire des parties ; 2°. du resserrement ou de la constriction spasmodique; 3°. d'un obstacle mécanique, tel que la présence de tumeurs volumineuses; 4°. d'un épaississement des parois, avec endurcissement indolent ; 5°. d'une dégénérescence squirreuse ou cancéreuse des parties.

§. I. Tout ce qui peut diminuer l'inflammation, favorise le dégorgement : on le complète, lorsque la douleur est passée, par l'emploi des liqueurs astringentes et résolutives, qu'il est inutile de nommer encore ici, et spécialement par les injections et douches froides. Le rétrécissement produit par cette cause, disparaît avec elle.

§. II. *Traitement du resserrement ou de la constriction spasmodique de l'anus*, comme suite d'hémorroïdes. Cet accident, l'un des plus graves qui puissent affecter les hémorroïdaires, est ordinairement lié aux douleurs nerveuses que j'ai décrites plus haut, soit que le resserrement occasionne la douleur par suite de l'irritation que causent les matières, soit, au contraire, que les douleurs produisent le resserrement, ce qui est plus probable ; car j'ai remarqué que, lorsque les accès d'hémorroïdes sont très-douloureux et durent depuis long-temps, il existe presque toujours un peu de resserrement spasmodique qui ne permet pas aux matières de s'échapper aussi facilement qu'elles le font ensuite, quand un long intervalle de repos a permis à l'anus de reprendre l'élasticité dont cette ouverture est naturellement douée.

A. On peut voir la description de cet état, dans l'exposition que j'ai faite des accidens des hémorroïdes, ce que j'ai dit du traitement des douleurs hémorroïdales nerveuses, et les moyens médicamenteux que l'on a employés pour dissiper ces douleurs ; ils conviennent presque tous également pour remédier à la constriction de l'anus, spécialement les narcotiques et les stupéfians, tels que l'opium, la jusquiame, la belladone, le datura stramonium; mais aucun de ces moyens ne peut entrer en comparaison avec les douches ascendantes froides, mises en usage au moment où le besoin d'aller du ventre se fait sentir; la colonne d'eau, poussée avec force, surmonte, sans causer de douleur, l'obstacle que lui présente l'anus contracté; le liquide s'introduit dans l'intestin, délaye les matières, et sort bientôt avec elles sans occasionner ces angoisses dont les malades ont coutume d'être torturés. Ce moyen, mis en usage pendant plusieurs jours de suite, suffit, le plus souvent pour guérir et les douleurs et la constriction.

B. J'ai parlé, quelques pages plus haut, de l'opération douloureuse pratiquée par M. le baron Boyer, pour remédier à cette constriction; on serait toujours à temps d'y recourir, si on la jugeait indispensable.

C. Quelquefois le resserrement, quoique subit, n'est pas borné à l'anus, mais s'étend à toute la longueur du rectum, et va même au-delà. Hoffmann (*Rat. med. syst.*, tom. 3, s. 1, c, 9, §. 18) parle d'un homme d'environ cinquante ans, qui, ayant supprimé, par des boissons et des bains froids, un flux hémorroïdal, fut attaqué de goutte et d'hypocondrie : Hoffmann le guérit en rétablissant les hémorroïdes; mais le malade, incommodé par le flux, ayant pris mal à propos des remèdes pour le faire cesser, fut tout-à-coup saisi, dans la nuit, d'inquiétudes et d'horribles anxiétés précordiales, avec des douleurs de ventre atroces, et un tel resserrement du rectum, que ni injections huileuses, ni lavemens d'aucune espèce, n'y purent pénétrer. Le troisième jour le malade, ayant eu un accès de colère, fut pris d'aphonie, avec délire et convulsions, dans lesquelles il mourut. Son corps fut ouvert le lendemain. Nous vîmes, avec étonnement, dit l'auteur, que non seulement le rectum, mais encore la portion gauche du colon, se trouvaient tellement contractés, qu'ils avaient à peine la grosseur du doigt; l'estomac était enflammé et rempli d'une sérosité putride et sanguinolente. C. G. E. Schmid rapporte également le cas d'un homme de quarante ans, qui, par suite aussi de suppression d'un flux hémorroïdal journalier, fut pris d'accidens pareils à ceux qu'éprouvait l'autre malade, et spécialement d'un resserrement de l'anus, qui ne permettait pas l'injection d'un lavement. Il mourut, et l'on trouva, comme dans le malade précédent, le rectum et le commencement du colon resserrés, au point d'être à peine de la grosseur du petit doigt. Les vaisseaux de ces parties étaient vides de sang, mais on en vit deux amas dans deux autres parties des intestins, qui paraissaient enflammées (*Dissert. sistens virum apoplexiâ extinctum ab hœmorroïdum inconsultâ suppressione*; in-4°., *Altorfii*, 1723).

Il est évident qu'on ne peut remédier à un tel spasme, que par les moyens calmans généraux les plus actifs, tels que les bains tièdes, les saignées générales, et surtout de nombreuses applications de sangsues à l'anus.

§. III. *Le traitement du rétrécissement occasionné par un obstacle mécanique*, tel que la présence de tumeurs très-volumineuses, appartient tout entier à la chirurgie, et je décrirai plus bas les moyens qu'elle doit employer. Les lavemens froids et les douches froides d'eau pure ou d'eau minérale, peuvent être, dans ce cas, de puissans auxiliaires, et quelquefois même produire assez de dégorgement des tumeurs pour dispenser de l'excision.

Je ne dois pas m'occuper ici des cas où cet obstacle

serait produit par un polype ou par un fongus, dont le développement ne dépendrait point de l'affection hémorroïdale.

§. IV. *Traitement du rétrécissement produit par l'épaisseur, avec endurcissement indolent des parties.* L'art ne possède encore aucun moyen d'attaquer directement cette maladie : on remédie au rétrécissement, qui en est la suite, par l'introduction dans l'anus, de mèches de charpie plus ou moins grosses ; par des morceaux, convenablement taillés, d'éponge préparée, ou par des canules en gomme élastique. Si l'on ne peut se promettre, par ces moyens, une guérison radicale, du moins on diminue les inconvéniens que ce rétrécissement présenterait, et l'on peut même les réduire à très-peu de chose. On peut voir au traitement des tumeurs (partie II, chap. II) les détails du procédé mis, avec tant de succès, en usage par M. Levacher. Le célèbre Desault, dit M. Portal, s'est beaucoup occupé de cette maladie. « Je lui ai confié des malades qui en étaient affectés, et dont quelques-uns ont été guéris entre ses mains. Il insistait principalement sur les moyens dilatatoires, introduisant graduellement dans le fondemeut des tentes plus ou moins grosses ; mais non dans tous les cas » (Portal, *Anat. médic.*, t. 5, p. 250).

§. V. *Traitement du rétrécissement causé par la dégénérescence squirreuse ou cancéreuse.* Aux moyens de dilatation recommandés pour le cas précédent, il faut joindre ici tous ceux qui ont pour but d'apaiser les douleurs et de retarder la marche d'une maladie, que la médecine ne sait point encore surmonter. Les émolliens, les narcotiques, doivent être employés ensemble ou simultanément, dans la triste conviction que les hémorroïdes, avec leurs accidens les plus graves, ne sont qu'une maladie légère, en comparaison de celle qui est venue les compliquer.

CHAPITRE IX.

Traitement de la colique hémorroïdale. Cet accident n'étant, à son premier degré, qu'une fluxion sanguine plus ou moins violente sur les vaisseaux du mésentère, d'où peut résulter ou la rupture de ces vaisseaux, et un épanchement de sang entre les feuillets de ce repli du péritoine, et tous les accidens qui naturellement en sont la suite; on ne doit rien négliger pour la dissiper promptement. Il n'est aucun moyen aussi efficace, pour cela, que l'établissement du flux hémorroïdal, à l'aide de sangsues à l'anus, suivies de ventouses. On seconde l'effet dérivatif des sangsues par des lavemens tièdes, par des frictions irritantes à l'anus, lorsqu'il n'existe pas d'inflammation; on substitue aux lavemens émolliens des injections irritantes, telles que des dissolutions de sels neutres; on ne doit employer l'aloës, dans ce cas, qu'avec beaucoup de réserve, à cause de ses propriétés vivement irritantes: on voit, que dans ce cas, l'extrême gravité des accidens qui peuvent survenir, doit faire préférer l'établissement du flux hémorroïdal, malgré les inconvéniens qu'il peut entraîner, aux chances que l'on aurait à courir d'une péritonite aigue, ou même d'une *apoplexie abdominale*.

CHAPITRE X.

Traitement de l'irritation des organes voisins, produite par les hémorroïdes. Il existe entre le rectum et la vessie dans l'homme, entre cet intestin et les organes génitaux chez la femme, des rapports non-seulement de contiguité, mais de continuité fort étendus; leurs vaisseaux, leurs nerfs viennent des mêmes sources, ou s'entrecroisent et s'anastomosent, en sorte que les voies de communication des maladies sont à la fois nombreuses et fort étendues entre ces divers organes.

§. Ier. Chez les femmes, les tubercules développés dans le rectum peuvent être doués d'une telle sensibilité, qu'ils deviennent l'occasion de douleurs excessives dans l'acte de la génération. « Une femme de vingt-trois ans, dit M. F. Alix, sanguine, mais peu réglée, mariée à un homme vif et robuste, se plaignait chaque fois que son mari l'approchait: ces souffrances lui ayant laissé quelques semaines de relâche, elles recommencèrent ensuite au point de lui faire à chaque fois pousser les hauts cris. Un an s'étant passé de la sorte, le mari, mécontent et soupçonnant quelque mauvaise volonté, fit examiner sa femme par une accoucheuse: celle-ci ne reconnut aucune cause de douleur, et le mari, confirmé dans ses soupçons, commença à maltraiter sa femme. Cependant, s'étant aperçu qu'elle avait consulté secrètement un médecin, qui lui avait ordonné quelques remèdes, dans la pensée qu'elle avait une maladie de l'utérus, il se radoucit, et réclama les soins de l'auteur de cette observation. Celui-ci apprit de cette femme que ses règles étaient peu abondantes, mais que du reste elle était bien portante; que les douleurs n'existaient qu'au moment du coït, et se faisaient sentir au haut du vagin. En y portant le doigt, il reconnut, au tact, plusieurs tubercules dans le rectum. Ayant alors demandé à cette femme si elle souffrait en allant à la selle, et si elle rendait quelquefois du sang, elle en convint, et déclara même que, lorsqu'elle en avait rendu beaucoup, le coït n'était plus douloureux. Le doigt, introduit dans l'anus, servit encore au médecin à confirmer son jugement que les hémorroïdes seules occasionnaient toutes ces douleurs. En conséquence, il fit faire une saignée, prescrivit un régime convenable, des bains tièdes, des onctions dans le rectum avec l'onguent *populeum*, et définitivement fit appliquer des sangsues. A l'aide de ces moyens, continués pendant quatorze jours, les hémorroïdes et les règles commencèrent à couler ensemble et plus abondamment que de coutume, et les tumeurs s'affaissèrent peu à peu. Cette femme alors, recevant son mari sans douleur, devint bientôt enceinte, et accoucha heureusement d'un fils (*Observ. chirurg.*, fasc. 3, append., p. 400). W. Cockburn (*Essais de médecine*, p. 2) parle également d'une femme qui souffrait, dans l'acte du coït, des douleurs intolérables : elle avait été inutilement médicamentée, par deux autres médecins, pour un cancer de l'utérus, quand elle s'adressa à l'auteur : celui-ci, assuré qu'il n'existait aucun vice à l'utérus, et que la malade au contraire avait des hémorroïdes, fut bientôt convaincu que les douleurs provenaient de la distension et de la compression que les tumeurs du rectum éprouvaient dans l'acte de la génération ; s'étant appliqué à les guérir, il y réussit promptement, et mit cette femme en état de recevoir sans peine son mari.

Ces exemples suffisent sans doute, et si l'on ne peut pas proposer le traitement employé par Alix comme un modèle à suivre, du moins ne saurait-on mettre plus de sagacité que ce chirurgien n'en mit dans l'art de reconnaître la véritable nature du mal.

Il est évident que si les moyens palliatifs ne pouvaient diminuer les tumeurs, et faire cesser les douleurs dont elles sont la cause, on devrait les enlever.

§. II. Les hommes sont exposés, par suite de l'inflammation hémorroïdale, à des douleurs de la vessie, à l'ischurie, à la dysurie, à la strangurie; et ces accidens, fréquemment renouvelés, peuvent produire une inflammation aiguë ou chronique de la vessie. Je n'entends pas parler des accidens rapides et graves produits, dans les reins ou la vessie, par la suppression des hémorroïdes, ni de cette espèce d'affection, avec ou sans écoulement de sang, que l'on a nommée *hémorroïdes vésicales* ou *varices de la vessie*. (*Voyez* ce mot ci-après.) Il est question seulement ici de l'irritation communiquée, par continuité, du rectum à la vessie; il peut en résulter, outre des douleurs vives, un pissement de sang toujours fâcheux. Si les récidives d'irritation sont fréquentes, l'état inflammatoire de la vessie devient habituel, et il s'établit un catarrhe de la vessie, maladie très-grave, laquelle, entre autres accidens, peut donner occasion à la formation de graviers ou calculs dans ce viscère.

On doit donner une grande attention à cette extension des douleurs à la vessie. Les applications dérivatives de sangsues, les saignées générales, les bains tièdes généraux ou locaux, les boissons abondantes doivent être sur-le-champ mises en usage; le meilleur moyen de faire cesser l'irritation de la vessie étant de dissiper l'inflammation hémorroïdale.

CHAPITRE XI.

Traitement de la constipation. Cet état, qui ne peut être regardé comme une maladie que lorsqu'il est porté à l'excès, forme néanmoins une complication très-ordinaire et très-grave de tous les accidens hémorroïdaux, et je ne balance pas à le regarder comme la principale des causes qui font des hémorroïdes la maladie la plus cruelle du monde. C'est en effet à l'irritation causée par les matières endurcies, que sont dues, dans l'origine, beaucoup de fluxions hémorroïdales ; c'est encore la même cause qui renouvelle si fréquemment les paroxysmes, indépendamment du besoin de la constitution ; c'est par suite de la constipation que les tumeurs de l'intestin sont expulsées au-dehors, et soumises à la pression du sphincter, ou bien encore que ces tumeurs sont distendues et écartées violemment, ce qui donne lieu à des crevasses ou fissures, à des suppurations intérieures, à des ulcères, et définitivement à la longue série de maux que j'ai fait connaître dans les paragraphes précédens.

On remédie à la constipation par des moyens généraux et internes, et par des moyens locaux; on ne doit pas oublier que, n'ayant à traiter de cet état que par rapport aux hémorroïdes, je ne dois point m'attacher à des considérations générales, qui sont le sujet d'un article particulier.

§. Ier. *Régime*. A. Tout ce qui augmente la transpiration cutanée et le travail des vaisseaux absorbans dont le canal intestinal est rempli, ou diminue l'excitation à laquelle sont habituées les glandes muqueuses intestinales, produit immédiatement la constipation. Les hémorroïdaires doivent donc éviter les exercices violens et inaccoutumés qui occasionnent la sueur : les bains chauds, et surtout les bains de vapeurs chaudes, produisent la constipation, et l'on ne doit, dans les affections hémorroïdaires, les employer qu'avec l'espoir fondé d'en obtenir des avantages qui fassent au moins compensation.

Il est des genres d'exercices qui, plus spécialement que d'autres, produisent la constipation, inconvénient auquel on doit avoir égard en les prescrivant aux hémorroïdaires. L'équitation, avant qu'on y soit accoutumé, m'a toujours semblé produire cet effet, ce qui diminue, dans les premiers jours au moins, les avantages qu'on peut en retirer dans les affections hémorroïdales. Le mouvement en voiture resserre encore le ventre, et d'autant plus, qu'on a souvent l'usage de s'asseoir sur des coussins mous et très-chauds. Je dois excepter, pour les deux cas dont je viens de parler, quelques personnes d'organisation singulière sur lesquelles le mouvement des voitures produit un effet tout contraire à celui que j'ai dit.

Une vie trop sédentaire, l'habitude de rester dans un lit trop chaud, ou assis sur des coussins épais, produisent la constipation; au contraire l'exercice modéré à pied est ce qui convient le mieux pour la dissiper.

B. Le choix des alimens sera tel qu'ils excitent suffisamment les intestins, en évitant néanmoins de les rendre assez irritans pour produire directement la fluxion dont le resserrement du ventre n'est qu'une complication. Les assaisonnemens, lorsqu'ils sont admis dans des termes modérés, ne nuisent point aux hémorroïdaires : j'ai vu un homme dans la vigueur de l'âge, habitué depuis plusieurs années à composer sa boisson d'un mélange d'une partie de vin avec deux d'eau ; la saveur du vin ne lui ayant jamais paru agréable, il y renonça pour boire de l'eau pure. Il se trouva d'abord fort bien de ce nouveau régime ; il ressentait plus de vigueur que de coutume ; cependant ces évacuations alvines, qui avaient ordinairement lieu tous les jours avec beaucoup de régularité, devinrent plus rares, la constipation habituelle produisit, en peu de mois, plusieurs attaques d'hémorroïdes, en sorte qu'il fut obligé de revenir à son ancienne boisson de vin et d'eau.

Le besoin de donner aux alimens quelque vertu stimulante, a poussé tous les hommes à l'usage des assaisonnemens, sans lesquels le plus souvent la digestion s'accomplirait difficilement, ou avec trop de lenteur. Il ne faut pas méconnaître cependant les abus que l'on fait en ce genre, et les inconvéniens qui en résultent. Le plus grand peut-être de ces inconvéniens c'est la débilité des parties trop fréquemment irritées, et l'inaptitude à toute espèce de sensations où les conduit cet abus. On avait dernièrement adopté en Angleterre une sorte de traitement empirique des hémorroïdes, qui consistait à administrer de très-grandes doses de poivre en poudre, mêlé à une conserve. Je présume que ce remède, maintenant abandonné, dit-on, avait été imaginé par suite de l'effet que l'on avait vu les substances irritantes produire dans la constipation.

C. La quantité des alimens influe encore, d'une manière assez marquée, sur les excrétions alvines, pour devoir fixer l'attention des hémorroïdaires. Un homme en santé peut, sans inconvénient, changer l'ordre de ses repas, ou même en manquer quelqu'un; mais il en résulte ordinairement une constipation qui pourrait déterminer un paroxysme d'hémorroïdes. J'ai vu des personnes, sujettes à cette affection, obligées par ce motif de prendre un peu plus d'alimens qu'elles n'auraient eu sans cela besoin de le faire. Il est important néanmoins de ne prendre alors que des alimens légers et peu nourrissans, sous un grand volume, tels que des herbages, les épinards, la chicorée, la laitue, les poireaux, la bette, etc.

D. Il est ensuite des dispositions ou *idiosyncrasies* particulières, en vertu desquelles ceux qui en sont doués sont constipés ou relâchés par des substances qui produisent un effet opposé sur d'autres personnes. Les hémorroïdaires doivent faire attention à ces dispositions particulières, pour régler en conséquence leur régime. Ainsi ceux qui ne sont pas délivrés de la constipation par l'usage des pruneaux ou d'autres fruits pulpeux cuits, y remédient quelquefois en usant de pain de seigle, en mangeant, le soir, deux ou trois figues sèches, un peu de beurre sur du pain, en prenant après le repas une tasse de café. On doit essayer de divers moyens pour s'en tenir à ceux qui auront réussi. Il suffit quelquefois de se présenter à la garde-robe tous les jours à la même heure, pour faire venir le besoin. Pechlin cite un cas de constipation guérie par ce moyen (*Observ. physico-médic.*, p. 288); et j'en connais un autre exemple.

§. II. *Remèdes laxatifs*. Lorsque le régime ne suffit pas pour détruire la constipation, il faut y remédier par des moyens directs, tels que de doux laxatifs, le petit-lait, le jus de pruneaux; un mélange d'huile d'amandes douces et de sirop de guimauve, parties égales, aromatisé avec l'eau de fleurs d'oranger : la manne, la casse peuvent être employées dans les mêmes vues. Parmi les sels neutres purgatifs, il en est un dont le professeur Hildebrandt a préconisé l'emploi, au point de le considérer presque comme un spécifique contre les hémorroïdes fermées. Comme il est purgatif, on peut le substituer aux autres sels neutres pour remédier à la constipation.

A. *Le tartrate de potasse, tartre tartarisé, sel végétal, tartre soluble*, est le sel tant recommandé par le professeur Hildebrandt, qui propose de l'employer directement pour calmer et ensuite dissiper les accidens des hémorroïdes. Ce sel convient fort bien, chez les hémorroïdaires, pour remédier à la constipation, administré, matin et soir et même plus souvent, à la dose d'un gros, incorporé dans un extrait amer, ou en solution dans une eau aromatisée, telle que l'eau de mélisse ou de menthe.

B. *La fleur de soufre*, mêlée à la crême de tartre (tartrate de potasse acidule) est un remède vulgaire et très-efficace encore, soit pour combattre l'irritation générale, soit pour remédier à la constipation. On prend ce mélange, comme le sel dont il vient d'être question, aux mêmes doses également répétées.

C. On est communément dans l'usage d'employer l'aloës pour remédier à la constipation habituelle, et l'on vend même dans le public des préparations aloétiques pour cet usage. On a pu voir, dans ce qui précède, que de grands praticiens ont attribué la fréquence des affections hémorroïdales, dans quelques pays, à l'usage devenu populaire de ces mélanges. Rien n'est donc moins convenable, toutes les fois qu'on ne veut pas exciter des hémorroïdes; et même, dans ce cas, l'aloës, ainsi que les substances qui agissent d'une manière analogue, produit-il quelquefois sur le rectum une irritation beaucoup plus vive qu'on ne l'aurait voulu.

D. M. le professeur Hildebrandt attribue à la rhubarbe en poudre la même propriété irritante qu'à l'aloës; j'ai dit aussi que j'avais vu la teinture aqueuse de cette racine occasionner une irritation inflammatoire; on doit en conséquence éviter de s'en servir en pareil cas.

§. III. *Moyens locaux de remédier à la constipation.* C'est une pratique si commune d'employer les lavemens tièdes pour remédier à la constipation, que les idées de ces deux choses se présentent toujours ensemble. Cependant comme on a vu précédemment que rien ne disposait aux hémorroïdes autant que les lavemens ordinaires, on conçoit que les hémorroïdaires ne pourraient en user habituellement sans inconvénient. Au lieu de cela, les lavemens froids, ou plutôt frais et d'une température modérée, réunissent tous les avantages que l'on peut désirer ; non-seulement ils diminuent la stase du sang, en facilitant la résorption, et conséquemment la diminution des tumeurs indolentes, mais encore, en remédiant à la constipation présente, ils en font cesser les causes. Les lavemens chauds ou tièdes produisent à la longue l'indolence et la paresse des intestins; quand on a depuis long-temps l'habitude d'en user, on ne saurait aller à la garderode sans en prendre, et très-souvent leur secours doit être répété deux, trois fois et plus, pour produire quelque effet. Il n'en est pas de même des lavemens froids; ils rendent peu à peu aux intestins du ton et de la force ; la membrane muqueuse reprend, sous leur influence, la facilité de sécréter les fluides qui doivent faciliter le passage des matières; et la régularité des sécrétions est la suite de cette pratique salutaire. L'exemple suivant fera voir tout à la fois la manière la plus convenable le les prendre, et les avantages qu'on peut en retirer. Un homme de trente ans, ancien hémorroïdaire, éprouvait, depuis plusieurs mois, un paroxysme des plus cruels; une fissure à l'anus était, à chaque évacuation alvine, l'occasion de douleurs nerveuses des plus cruelles. S'étant mis, par mon conseil, à l'usage des lavemens frais; au moment où il éprouvait le sentiment du premier besoin d'aller à la selle, il prenait la moitié ou le quart d'un lavement d'eau à la température ordinaire en été. Au bout d'une ou deux minutes, l'intestin distendu, se trouvait sollicité vivement à se vider, et les matières étaient évacuées avec l'eau : dès les premiers jours, les douleurs que l'évacuation avait coutume de renouveler, furent beaucoup moindres que de coutume, et bientôt il ne s'en manifesta plus du tout. Le malade, encouragé par ce succès, continua cette pratique tous les jours, pendant quatre à cinq mois. Assez souvent, durant les froids rigoureux, il employa, sans inconvénient, de l'eau mêlée de petits glaçons, la seule qu'il eût sous la main; mais ayant quelquefois éprouvé qu'elle irritait l'intestin au point de faire sortir les tumeurs, il eut soin ensuite d'y mêler un peu d'eau chaude, pour la ramener à une température plus modérée. Au bout de ce temps, il a quitté tout d'un coup l'usage des lavemens, et n'a pas laissé, depuis plusieurs années, d'éprouver, régulièrement tous les matins, le besoin naturel d'une évacuation qui n'a rien de pénible. Il n'a d'ailleurs pas eu d'autre ressentiment d'hémorroïdes, depuis ce temps-là, que quelques gouttes de sang rendues sans aucune douleur.

Il ne m'a pas semblé que les lavemens entiers fussent aussi avantageux que les demi-lavemens pris dans les conditions que je viens d'indiquer. Ceux-ci remplissent seulement le rectum, et en excitent à-peu-près exclusivement les parois; les lavemens entiers au contraire pénètrent dans les trois gros intestins, et peut-être au-delà; ils déterminent la sortie de matières qui n'étaient pas encore destinées à être expulsées si promptement, et qui parfois irritent vivement l'anus; enfin ils produisent assez souvent l'engorgement momentané des tubercules. Je conseille donc de s'en tenir aux demi-lavemens pris de la manière que j'ai indiquée. Les précautions que je recommande peuvent sembler minutieuses; j'ose promettre qu'on en tirera assez d'avantages, pour ne pas regretter de les avoir prises.

Ce que je dis des lavemens frais convient au moins aussi bien aux douches ascendantes: la secousse qu'elles procurent au canal intestinal peut néanmoins quelquefois les rendre trop actives: c'est au médecin de déterminer, dans chaque cas particulier, s'il est convenable d'y recourir. Voici une observation qui prouve que, loin de supprimer toujours le flux sanguin, les douches ascendantes peuvent le décider lorsqu'il existe une congestion bien décidée; elle m'est communiquée par M. le professeur Moreau de la Sarthe. Un de ses malades, âgé de soixante ans, de famille hémorroïdaire, ayant lui-même beaucoup souffert dans sa jeunesse de cette affection, vivant dans l'opulence, au milieu de toutes les agitations des affaires et de la politique, éprouvait habituellement une difficulté et une lenteur extrêmes de la digestion avec pesanteur abdominale et constipation habituelle et terrible. Tous les moyens ordinaires étant insuffisans, M. Moreau proposa l'emploi des douches ascendantes froides. L'effet en fut prompt et très-marqué, la constipation céda, et il en résulta un écoulement de sang abondant venant des parties supérieures du canal intestinal, à la suite duquel il y eut un soulagement notable. M. Moreau pense que ce sang provenait d'une congestion formée en quelque partie élevée du canal intestinal, laquelle lui semble constituer, dans ce point, de véritables hémorroïdes. On peut voir à ce sujet ce que j'ai dit, en traitant des maladies que l'on est exposé à confondre avec le flux hémorroïdal, de l'opinion de Richter et de celle du professeur Hildebrandt (*Voyez* ci-dessus, 1re. partie, chapitre III : *des maladies qui peuvent être confondues avec le flux hémorroïdal*).

§. IV. *Contre-indications à l'emploi des lavemens froids*. Il n'est aucun remède également bon dans toutes les circonstances, et l'on doit prévoir les cas où les lavemens frais, d'ailleurs si salutaires, pourraient devenir nuisibles. Ces cas sont tous ceux où la constitution éprouve le besoin d'une fluxion très-forte, soit par la disposition générale, soit par l'effet d'une tendance à des mouvemens fluxionnaires dangereux, soit encore par suite de l'affection de quelque organe principal. Il est enfin d'autres empêchemens produits par l'état actuel de la fluxion hémorroïdale.

A. *Disposition générale contre-indiquant l'emploi des lavemens froids.* Un état de pléthore très-marqué, une constitution apoplectique ou très-nerveuse indiquée par la coloration du visage, par la brièveté du col, par une sensibilité tellement vive, que l'action de l'eau froide dans les intestins irrite et cause des spasmes universels. Dans de telles circonstances, on ne doit employer les lavemens frais qu'avec une grande circonspection et avec des tâtonnemens qui fassent connaître sans danger l'effet ultérieur et général qu'on en peut attendre.

B. *Tendance à des mouvemens fluxionnaires dangereux.* Les personnes qui sont disposées à l'apoplexie, qui ont éprouvé des vertiges, qui ont eu des hémoptysies ou des vomissemens de sang, qui sont sujettes à la goutte vague, ne pourraient, sans danger, user à l'ordinaire d'un moyen qui diminue aussi puissamment la fluxion hémorroïdale. Il est rare qu'il n'existe pas entre les hémorroïdes et la goutte, les rhumatismes articulaires, les coliques néphrétiques, et quelques autres affections intermittentes semblables, des rapports qui ne permettent pas d'employer assidûment un pareil moyen: c'est alors au praticien expérimenté de déterminer jusqu'à quel terme il convient d'aller, pour prévenir les accidens ou les dissiper entièrement, en se contentant de modérer la fluxion dont on ne doit pas supprimer l'habitude.

C. *Affection de quelque organe principal.* Ce que je viens de dire est encore plus spécialement applicable au cas d'affection déjà existante d'un organe essentiel à la vie. Qui pourrait, après une attaque d'apoplexie, ou lorsqu'il existerait une phthisie pulmonaire déclarée ou commençante, une maladie du cœur ou des gros vaisseaux, des engorgemens au foie, à la rate, au mésentère; sur un malade disposé à quelque névrose ou altération des facultés intellectuelles; qui pourrait, dis-je, dans de telles circonstances, concevoir l'idée de supprimer l'heureuse tendance aux fluxions hémorroïdales? On doit tout au plus alors chercher à diminuer les divers accidens, en usant avec beaucoup de circonspection des moyens que j'ai indiqués.

D. *L'état actuel de la fluxion hémorroïdale* peut contre-indiquer l'usage des lavemens froids: par exemple, s'il existait une inflammation très-vive, il se pourrait que l'eau très-froide l'augmentât, ou même qu'il fût impossible d'user de lavemens. Si l'on pouvait en prendre, on ne devrait employer que de l'eau dégourdie, ou telle qu'elle se trouve en plein air durant l'été. L'existence actuelle d'un flux sanguin habituel, et qu'on ne veut pas supprimer, doit encore faire différer l'emploi des lavemens froids, jusqu'à ce qu'il soit arrêté, ou du moins que l'on puisse juger qu'il n'y a pas d'inconvénient à le supprimer.

Maintenant que j'ai parcouru le cercle entier des accidens qui forment le cortége ordinaire de l'affection hémorroïdale; qu'après avoir fait sentir qu'on devait toujours chercher à délivrer le malade de ces accidens, j'ai indiqué les moyens d'atteindre sans danger à ce but; il me reste à examiner le traitement que peut exiger l'affection hémorroïdale elle-même, indépendamment de tous les symptômes accessoires qui la peuvent compliquer.

Deuxième Division ou deuxième source d'indications pour le traitement des hémorroïdes.

TRAITEMENT DE L'AFFECTION ELLE-MÊME.

1re. Indication : *provoquer ou rétablir ;*
2e. *Entretenir et pallier ;*
3e. *Guérir radicalement.*

La discussion des motifs qu'on peut avoir de suivre l'une ou l'autre de ces trois indications, doit nous mettre en état d'éclaircir toutes les obscurités qui resteraient dans ce sujet, et de mettre d'accord entre eux les médecins les plus opposés d'opinion sur l'utilité ou sur les inconvéniens des hémorroïdes.

CHAPITRE XII.

Distinction des hémorroïdes en constitutionnelles et accidentelles.

Cette distinction doit servir de base au traitement général de l'affection : car si l'on ne doit guérir les hémorroïdes constitutionnelles qu'après avoir fait changer la disposition intérieure qui les rend nécessaires, on peut et l'on doit au contraire débarrasser les malades aussitôt que la prudence le permet, des hémorroïdes accidentelles ; et pour cela il suffit toujours d'enlever la cause qui les a produites.

Les hémorroïdes constitutionnelles ou qui sont un besoin pour la constitution, existent communément depuis longtemps, quelquefois même depuis l'enfance ; ou bien elles ont remplacé quelqu'affection grave et habituelle : les individus sont nés de parens sujets aux hémorroïdes ; ils offrent tous les signes d'une complexion pléthorique ou de celle qu'on pourrait nommer hémorroïdaire ; ils habitent un pays où cette affection est endémique : les accès se sont déjà renouvelés dans des circonstances très-variées, et sans qu'on pût les attribuer à des causes locales ; les époques en ont été plus ou moins régulièrement périodiques : l'établissement des paroxismes ou accès est accompagné des signes précurseurs généraux que j'ai indiqués ; ils procurent constamment un bien-être marqué, soit qu'il existe un écoulement de sang ; soit qu'il n'en existe point : enfin l'individu est languissant, mal à l'aise quand la fluxion hémorroïdale n'a pas lieu à l'époque accoutumée, et lorsqu'elle est supprimée il en éprouve des accidens plus ou moins graves, tantôt locaux, tantôt généraux.

Les hémorroïdes accidentelles au contraire se manifestent dans des conditions toutes différentes. Si les individus en ont été attaqués de bonne heure, on pourrait presque toujours assigner les causes auxquelles ils les doivent, et ces causes n'ont pas continuellement depuis exercé leur action : la complexion de ces personnes n'annonce pas une disposition prononcée aux hémorroïdes ; ils ne sont pas sujets à des hémorragies périodiques : les accès ne se renouvellent pas communément à des intervalles fixes ; les signes généraux qui caractérisent l'invasion prochaine d'une attaque d'hémorragie constitutionnelle n'existent pas ou sont peu remarquables : l'affection est presqu'entièrement locale ; elle ne donne pas ordinairement lieu, en différant de se montrer, à ces symptômes fâcheux qui résultent du retard des autres.

On doit savoir néanmoins que tous les actes fréquemment répétés finissant par devenir en quelque sorte nécessaires, les hémorroïdes accidentelles mêmes peuvent, après avoir longtemps duré, donner lieu à des accidens quand elles sont supprimées ; de plus encore l'établissement de cette affection peut devenir nécessaire pour quelques personnes qui n'y seraient pas disposées par leur organisation ; mais ce qui se rapporte à ce point délicat de médecine doit être traité ci-après, et je vais rendre compte d'abord de ce qui est relatif aux trois sortes d'indications dont j'ai parlé.

CHAPITRE XIII.

PREMIÈRE INDICATION. *Provoquer ou rétablir l'affection hémorroïdale.* La nécessité, quelquefois pressante, de rétablir la fluxion hémorroïdale, ne peut être méconnue par aucun praticien, et doit embarrasser ceux qui mettent beaucoup d'importance à soutenir que les hémorroïdes sont toujours une maladie ; à moins qu'ils ne reconnaissent, en même temps, qu'il est des maladies nécessaires, et dont on doit, en quelques circonstances, favoriser le développement. Mais ne nous engageons point dans des disputes de mots, puisqu'on peut éviter toute équivoque en s'expliquant. Conformément à la distinction que j'ai suivie jusqu'ici, je me servirai du mot *affection* (*Voyez*, ci-dessus, en note, chapitre II, 1ère partie, la description de ce mot) pour désigner la fluxion hémorroïdale dans sa simplicité : je ne lui donnerai le nom de maladie que lorsqu'elle sera compliquée d'accidens.

§. I. *Causes qui peuvent porter à provoquer les hémorroïdes ; discussion des inconvéniens.* Quoique nous ayons reconnu, précédemment, que l'affection hémorroïdale simple était rarement une chose dangereuse en elle-même, comme elle entraîne d'assez grands inconvéniens, qui sont : 1°. d'être toujours une cause d'assujettissement; 2°. qu'il est quelquefois impossible de la maintenir dans son état de simplicité, et d'empêcher que les complications ne deviennent des maladies cruelles et très-dangereuses; 3°. enfin, qu'elle finit par assujettir l'individu à une fluxion, dont la suppression aurait les plus grands dangers; il ne peut être convenable de la provoquer, que lorsque l'on a droit d'en attendre d'assez grands avantages, pour balancer les inconvéniens qu'elle peut entraîner. Ainsi, dans le cas d'une disposition à la phthisie pulmonaire, d'une maladie chronique du foie, d'une tendance à quelqu'une des altérations de l'intelligence que cette affection a coutume de soulager, je ne crois pas qu'on fasse difficulté de convenir qu'il ne pût être quelquefois très-utile d'établir une fluxion hémorroïdale périodique. J'ai eu occasion d'observer un cas singulier de constitution individuelle, qui faisait, ce me semble, à celui qui est doué, un besoin de l'affection hémorroïdale : il s'agissait d'un homme de trente-six ans, court, mais gros et très-musculeux, lequel, depuis l'âge le plus tendre, était sujet à des accès d'apoplexie, renouvelés périodiquement à peu près tous les mois. Cet accident s'annonçait par des aigreurs d'estomac, un flux abondant de salive dans la bouche, et, en même temps, par une pesanteur de tête et des étourdissemens qui duraient quelques heures, après quoi il survenait un sommeil comateux, avec une absence à peu près entière du sentiment pendant douze ou dix-huit heures : passé ce temps, tous les symptômes se dissipaient graduellement, le malade conservant seulement un peu de mal de tête durant deux ou trois jours.

Ces accidens, qui se renouvelaient, comme je l'ai dit, depuis la plus tendre enfance, n'avaient point empêché cet homme de mener une vie extrêmement pénible: il avait été soldat durant plusieurs années, et avait fait plus d'une campagne; il a exercé longtemps le métier de porte-balle ou de marchand forain. Cet homme, observant très-peu ce qui se passait en lui, n'avait fait aucune remarque sur ce qui pouvait éloigner ou rapprocher ces accès; il ne se livrait point habituellement aux excès de boisson, mais n'avait pas observé qu'après avoir fait de ces excès, son état fut aggravé. Il s'était aperçu, en général, que lorsqu'il lui arrivait de perdre du sang par le nez, il se trouvait bien; et il pensait que les accès de son mal en étaient éloignés. Le père et la mère de cet homme, encore vivans, n'avaient jamais éprouvé rien de semblable, non plus qu'aucun de ses parens; il avait un fils qui s'y trouvait assujetti, quoiqu'il n'eut que neuf ans.

Depuis quelques années les accès semblaient se rapprocher davantage, et il lui était arrivé d'en avoir jusqu'à trois par mois. Un grand nombre de médecins lui avaient fait prendre, en différens temps, des remèdes de toute sorte, sans aucun soulagement. Un seul, parmi ceux qu'il avait consultés, s'était avisé de le faire quelquefois saigner au bras, ce dont il s'était assez bien trouvé. Quant à moi, il m'a paru que l'unique moyen de soustraire cet homme au sort qui le menace, serait de l'assujettir, par des moyens appropriés, à une fluxion sanguine périodique; et la fluxion hémorroïdale est sans doute ce qui serait le plus convenable, bien qu'il n'y ait jamais eu la moindre disposition. Mon premier soin, en conséquence, a été de lui faire faire un usage habituel d'une composition aloétique, par l'effet de laquelle, après quelques jours, il a commencé à sentir de l'irritation à la marge de l'anus; alors, seulement, j'ai employé les sangsues, en lui en faisant appliquer deux par jour, durant trois jours de suite : j'aurais voulu pouvoir, à ces remèdes, ajouter un régime délayant, des bains de pieds, de l'exercice en plein air, et quelques autres moyens subsidiaires, auxquels mon malade, homme de l'espèce la plus grossière, ne put jamais s'astreindre ; néanmoins l'effet obtenu fut assez grand pour que, dès le premier mois, cet homme n'éprouvât qu'une pesanteur de tête passagère, qui ne le força point de s'aliter, ni même d'interrompre ses travaux ; le mois suivant j'obtins du malade, quoiqu'avec beaucoup de peine, qu'il continuerait les remèdes indiqués, et cette fois l'effet fut encore plus marqué, puisqu'il n'y eut pas de ressentiment de l'accès accoutumé ; mais à cette époque cet homme s'éloigna, et j'ai lieu de croire qu'il n'a pas continué assez longtemps l'emploi des moyens qui pouvaient le mettre à l'abri du danger, en assurant le retour périodique de la fluxion hémorroïdale. Je n'ai pas eu de nouvelles de lui depuis son départ. Il est probable que les effets d'un traitement analogue auraient encore été plus marqués et plus salutaires sur le fils de cet homme, sujet, comme lui, à une apoplexie toujours imminente ; mais je n'ai pu tenter aucun moyen de m'en assurer. On peut voir précédemment, au titre du *pronostic*, chapitre VIII, l'observation d'une femme menacée de phthisie pulmonaire, qui en fut préservée tant qu'elle demeura sujette à l'affection hémorroïdale, et succomba promptement lorsqu'elle eut cessé d'entretenir cette fluxion salutaire; et celle d'un jeune homme, chez lequel la phthisie, qui semblait déjà avancée, fut définitivement prévenue par le même moyen.

Parmi les thèses d'Haller, on en trouve une de L. R. L. Chomel (*Ergo tumidis hœmorroïdibus, hirudines : præ. Morand*, §. 5), dans laquelle est rapportée une observation qu'il peut être utile de rapprocher des précédentes : une femme de trente-neuf ans, sujette à des accès d'asthme suffocant, rappelés par les variations de la température, était tourmentée de douleurs du foie, de colique néphrétique, intestinale et hystérique, accidens encore aggravés par une disposition héréditaire à la goutte vague et par les suites de la suppression d'une éruption de l'enfance ; tout cela, joint encore à une telle irritabilité nerveuse, que la moindre cause produisait de la douleur et des mouvemens spasmodiques. On avait si souvent pratiqué la saignée sur cette infortunée, depuis son enfance, que tous les vaisseaux du pli du bras, de l'avant-bras, du dos de la main et du pied, étaient pleins de cicatrices, de manière à ne pas laisser de place pour les ouvrir de nouveau. Dans un des paroxysmes accoutumés de ces maux divers, ayant trouvé, dit l'auteur, le ventre douloureux, le foie gonflé, et le diaphragme en quelque sorte refoulé en haut (un violent accès d'asthme existait), le pouls, d'ailleurs, étant petit, je m'aperçus que la nature, opprimée et fatiguée par tant de maux, cherchait à se soulager en excitant des hémorroïdes. Je prescrivis, en conséquence, l'application des sangsues. A peine un sang épais, gluant et noirâtre eut-il commencé à couler, que le pouls se releva ; le ventre devint souple, les urines coulèrent, le diaphragme s'abaissa, et l'air put entrer dans les poumons ; en un mot, toutes les fonctions se trouvèrent rétablies ; et, ce qu'on ne saurait assez admirer, tous les accidens ne furent pas seulement arrêtés pendant quelques mois, comme il arrivait autrefois, par l'usage des bains, des saignées et des remèdes tempérans, mais pendant une année et plus ; en sorte que, par le seul effet de l'application des sangsues et de l'établissement du flux hémorroïdal, une infortunée, qui, depuis plusieurs années, passait toutes les nuits à souffrir dans un fauteuil, put, depuis ce temps, dormir à l'aise dans son lit ».

« J'ai vu, dit Dom. Raymond, de Marseille, un jeune homme d'environ vingt-huit ans, sujet à de fréquens accidens d'épilepsie parfaite, qui s'en trouvait tout à fait exempt pour longtemps, toutes les fois que ses hémorroïdes fluaient abondamment, ou que la fièvre continue le prenait ; mais le flux hémorroïdal, ou la fièvre, ne paraissant pas dans l'espace de deux ou trois mois, il retombait dans ses anciennes attaques » (*Traité des maladies qu'il est dangereux de guérir*, deux. édit., pag. 442).

L'illustre Stahl rapporte l'observation d'un homme de vingt-neuf ans, guéri d'une ancienne sciatique, par un flux hémorroïdal continuel, dans lequel il rendait, chaque jour, environ deux onces de sang. Après dix ans, cet écoulement se supprima, et la douleur sciatique renouvelée ne disparut que par l'établissement d'une hématurie. Le malade fut, à la fin, délivré du mal, par l'application de sangsues au fondement, qui rétablirent les hémorroïdes habituelles (*Theoria medica vera*).

On peut voir, au chapitre du pronostic, les exemples analogues que j'ai rapportés.

C'est principalement pour les sujets atteints ou menacés de quelqu'une de ces maladies, avec lesquelles les hémorroïdes ont le plus souvent des affinités, que l'établissement de cette fluxion peut être à désirer. Ces maladies sont spécialement : la frénésie, l'apoplexie, les vertiges, les fluxions habituelles sur les yeux, la pleurésie, la difficulté de respirer, et l'asthme chronique, auquel, sans doute, on doit joindre le genre d'affection qui le produit souvent, savoir, les affections du cœur, aiguës et chroniques; les inflammations et engorgemens du foie, de l'estomac et de la rate ; l'ictère, l'hydropisie, la néphrite et la néphrétique ; toutes les maladies des voies urinaires, et spécialement le catarrhe de la vessie et l'hématurie ; les maladies habituelles de la peau, les douleurs des membres et des articulations, notamment la goutte, dont la liaison avec l'affecion hémorroïdaire est quelquefois si marquée, que des praticiens ont cru devoir reconnaître une *goutte hémorroïdale*. *Voyez* GOUTTE, tom. XIX, p. 133.

On ne doit cependant jamais oublier combien les hémorroïdes deviennent fréquemment une maladie fâcheuse, capable d'entraîner des accidens qui fassent regretter la maladie à laquelle on les a substituées, ou quelquefois même n'y portant aucun soulagement, et devenant un malheur ajouté à ceux dont on était déjà accablé.

GARMANN, *Dissertatio. Curatio fluxûs hæmorrhoïdalis. Basil.*, 1715.
— *Dissertatio : cautelæ practicæ circà curationem fluxûs hæmorrhoïdalis. Basil.*, 1715.
ALBERTI, *Dissertatio* (*resp. Hermann*) *de fluxûs hæmorrhoïdalis provocatione. Halæ*, 1719. C. P., t. 167, n. 20.
— *Dissertatio de hæmorrhoïdum salubri et insalubri provocatione. Halæ*, 1726.
LUDOLFF, *Dissertatio* (*resp. Breithaupt*) *de utilitate fluxûs hæmorrhoïdalis præsertim adsueti, positivam curationem prohibente. Erf.*, 1721. C. P., t. 166, n. 28.
HARTMANN, *Dissertatio de medendi methodo in provocandis hæmorrhoïdibus sæpè perversâ. Fr.*, 1765.

§. II. *Rétablir les hémorroïdes supprimées, et traiter les maladies qui résultent de la suppression.* Si l'on ne doit provoquer qu'avec la plus grande réserve l'établissement de la fluxion hémorroïdale dans les sujets qui n'en ont pas encore éprouvé d'atteintes, il est également des règles de conduite pour les cas où cette fluxion est accidentellement supprimée. Ici l'on a, de plus que dans le cas précédent, une indication des avantages que l'on peut en retirer : on n'est plus, par conséquent, dans la même incertitude sur les effets qu'elle pourra produire ; de plus, encore, le seul fait de l'existence antécédente diminue les difficultés à surmonter pour l'établir ; néanmoins, dans ce cas, on ne doit agir que lorsque les inconvéniens de la suppression se font sentir et qu'ils sont graves. Lorsqu'il n'en résulte aucun accident, on doit suspendre tout remède.

Mais lorsqu'un accident de la nature de ceux que j'ai fait connaître à la fin de la première partie, vient à se développer; on ne doit mettre aucun retard dans l'emploi des moyens qui peuvent favoriser ou provoquer le retour des hémorroïdes : car la partie essentielle du traitement consiste, dans le principe surtout, à détruire cette cause de tout le mal qui se produit.

Reconnaissant, à chaque pas que je fais, les limites dans lesquelles je dois me renfermer, je sens qu'il ne m'est pas possible d'aborder les détails du traitement applicable à chaque genre d'accidens, et que je dois les renvoyer au traité spécial que je compte publier ; mais je dois au moins dire d'une manière générale, les principales règles qu'on doit suivre dans ces cas.

Si l'on portait alors ses soins, et les moyens d'action les plus puissans sur l'organe nouvellement affecté, on commettrait une erreur funeste au malade : on fixerait dans ce lieu, un principe d'altération qu'il est presque toujours possible de faire disparaître, en rétablissant la fluxion hémorroïdale ; et l'on doit se borner à des adoucissans locaux, destinés à rendre supportables quelques symptômes trop menaçans. On peut voir à l'article *déviation*, de ce dictionnaire, ce que j'ai dit de la conduite à suivre pour préparer et opérer le retour des mouvemens fluxionnaires déplacés. Je vais en examiner maintenant les moyens, directement applicables à la fluxion hémorroïdale.

§. III. *Moyens de rétablir la fluxion hémorroïdale.* Dans le cas d'accidens causés par la suppression des hémorroïdes, il importe, avant tout, de dissiper, ou du moins de diminuer le trouble général, l'état d'irritation et de spasme qui résulte du transport de la fluxion sur quelque organe important : on obtiendrait difficilement, sans cela, le rappel de la maladie dans son lieu; il n'est aucun moyen qui produise plus sûrement cet effet, que la saignée, suivie d'un bain tiède.

1º *De la saignée.* L'effet général de la saignée est de porter dans toute l'économie une détente qui convient parfaitement à l'état dont il s'agit : on attribue avec raison, dans ce cas, une très-grande supériorité à la saignée du pied sur celle du bras; elle est dérivative, c'est-à-dire, qu'elle contribue à ramener le sang vers les parties inférieures, et par conséquent à rétablir la fluxion hémorroïdale : *saphena quæ est versus partem inferiorem pedis, aperta, hæmorrhoïdum orificia aperit* (Galen., *De anat. vivor. cap. de anat. venar. manûs. Spur. lib.*). Néanmoins je sais, par expérience, qu'une ample saignée du bras, par une large ouverture, introduit, sur-le-champ, dans toute l'économie un état de calme et de relâchement très-propre à seconder l'action d'un bain tiède, auquel on a fait succéder l'application d'une sangsue à l'anus, répétée chaque jour, jusqu'à l'apparition des signes de la fluxion.

Cette méthode a l'avantage d'éviter l'explosion violente d'un paroxysme, qui pourrait produire des douleurs atroces, et même la gangrène.

2º. *Des bains*, généraux et locaux. A. Les bains généraux doivent être à une température modérée, tièdes plutôt que chauds. Tièdes, les bains calment, diminuent l'intensité des fluxions, favorisent la déviation qu'on veut obtenir dans ce cas; chauds, au contraire, ils précipitent la circulation, introduisent dans toute l'économie un éréthisme qui peut devenir très-dangereux, soit en augmentant tous les accidens causés primitivement par la suppression, soit en exaspérant les symptômes de la fluxion hémorroïdale.

B. Les bains locaux agissent d'autant plus fortement, qu'ils sont plus chauds : on les administre fréquemment en vapeurs; lorsque la chaleur en est modérée, ils tempèrent et adoucissent, mais ont peu d'action; au lieu qu'en les employant très-chauds, ils appellent vivement la fluxion hémorroïdale.

C. Les bains de pieds sont employés comme un des meilleurs moyens de rappeler la fluxion hémorroïdale. On doit, suivant la remarque de plusieurs praticiens, ne pas faire monter l'eau au-dessus des pieds, pour éviter une réaction vers le cerveau, qui se fait ordinairement quand les jambes sont plongées dans le bain. L'eau doit être employée aussi chaude qu'on pourra la soutenir; il convient même, dans des cas pressans, de la rendre plus irritante, en y ajoutant une forte quantité de sel de cuisine, de la moutarde en poudre, à la dose d'une ou deux onces par pinte d'eau, ou, enfin, un pareil poids d'acide muriatique concentré (*hydrochlorique*).

3°. *Des sangsues*. Les sangsues sont un de ces moyens héroïques, auxquels le médecin habile doit ses plus grands succès, et ses succès les plus difficiles à obtenir. Indépendamment de la déplétion du système sanguin, et du dégorgement des vaisseaux capillaires, elles ont, plus que tous les autres moyens d'évacuer le sang, un effet dérivatif très-marqué, et agissent, en ce sens, à la manière des exutoires. Ces divers motifs portent à les employer de préférence, pour rappeler les hémorroïdes supprimées, dans lequel cas Stahl pense qu'elles méritent le nom de remède spécifique (*De sanguisug. utilit. dissert.*, *Halæ*, 1699); cependant la manière inconsidérée dont on en use, est cause qu'elles donnent souvent lieu à des accidens, dont le moins grave est une inflammation et des douleurs très-violentes, quelquefois suivies d'abcès, ou même de mortification: est-ce l'expérience de ces inconvéniens, ou le désir de contredire l'illustre Stahl, qui a porté Hoffmann à les présenter comme un remède incertain et suspect (*Rat. med.*, setct. 2, c. 9)? Santorinus en parle encore plus défavorablement (*De hæmorrhoïd.*, §. 49). Mais on préviendra toutes les suites fâcheuses, en ne recourant à l'application des sangsues qu'après avoir calmé l'éréthisme général au moyen d'une saignée abondante, et par un bain tiède; on devra ensuite, comme je l'ai dit, n'employer les sangsues qu'en très-petit nombre, et en réitérant l'application durant plusieurs jours de suite. On ne doit, en général, appliquer que très-rarement à l'anus un grand nombre de sangsues à la fois, et seulement lorsque le sujet que l'on traite a l'habitude de perdre par cette voie de grandes quantités de sang; ce n'est même qu'au sortir d'un bain tiède qu'on doit tenter cette application, toutes les fois que l'irritation générale est fort grande. Le seul cas de l'imminence d'un grand accident, comme une apoplexie, une fluxion de poitrine, une péritonite, ou autre semblable, peut faire oublier toute considération secondaire.

4°. *Des ventouses.* Ce moyen, généralement trop négligé en France, peut être fort utile pour rappeler la fluxion hémorroïdale supprimée; on en augmente l'activité par de légères scarifications pratiquées dans l'endroit où l'on veut placer la ventouse; on l'applique sur la région des lombes, sur les hanches, sur le sacrum, sur les fesses, sur les cuisses, et, même pour en obtenir plus d'effet, sur l'anus même; dans ce cas, la turgescence qui en résulte est aussi semblable que possible à la fluxion hémorroïdale, et contribue très-puissamment à la rétablir (*Voyez* Trnka, §. 116, D.). Les ventouses ainsi employées, ont l'avantage sur les sangsues, lorsque l'on n'a pas l'intention d'exciter une perte de sang, et que la fluxion seule pourrait être nécessaire, comme dans les cas d'un grand affaiblissement général, avec lequel coïnciderait l'affection particulière d'un organe important.

Les anciens recommandaient les ventouses comme un des remèdes les plus efficaces. Galien, Oribase, Anthyllus, donnent le conseil positif d'en appliquer de scarifiées aux cuisses, dans les cas de suppression d'hémorroïdes; mais ils recommandent, en même temps, d'absterger soigneusement le lieu de l'application avec de l'eau très-chaude, pour y produire de la rougeur et une vive excitation. Il est remarquable que les anciens, beaucoup moins avancés que nous en physiologie, tiraient cependant bien plus de parti de l'emploi des moyens accessoires ou préparateurs, que l'observation leur avait indiqués, et qui leur procurent des succès dans les cas où les modernes échouent le plus souvent.

5º. *Les purgatifs* étant une cause très-puissante d'hémorroïdes, on y recourt souvent aussi dans le dessein de rétablir cette affection quand elle est supprimée, on doit les employer conjointement avec les autres moyens, lorsque le mouvement fluxionnaire se dirige vers la poitrine, et spécialement vers la tête. On augmenterait les accidens, ou l'on en produirait de nouveaux, si l'on administrait des purgatifs lorsque la fluxion est établie sur les organes abdominaux ; il est cependant quelques cas d'affection du foie, dans lesquels ils deviendraient utiles ; mais on ne pourrait donner, pour de semblables cas, des règles de conduite générale, et l'on ne peut se décider que sur la considération des circonstances particulières. En général, lorsqu'on veut exciter les hémorroïdes, les purgatifs ont l'avantage de produire un flux muqueux, en même temps qu'ils favorisent la turgescence sanguine locale, et les effets sur l'économie en deviennent plus marqués et plus salutaires.

A. *L'aloës* est connu, parmi toutes les substances purgatives, pour irriter d'une manière spéciale l'extrémité de l'intestin rectum, et déterminer, en conséquence, la formation d'hémorroïdes ; c'est à l'usage trop répété de ce purgatif, que de grands observateurs ont attribué les dispositions de certains peuples aux hémorroïdes. La manière la plus convenable d'employer l'aloës, est de le mettre en pillules et de l'administrer à la dose de deux à cinq grains par jour, en interrompant ou continuant, selon l'effet qu'on lui voit produire.

B. *La rhubarbe*. Le professeur Hildebrandt, dans son ouvrage sur les hémorroïdes, attribue à la rhubarbe en substance, la même propriété d'exciter les hémorroïdes qu'à l'aloës ; il recommande, comme n'ayant pas les mêmes inconvéniens, la teinture aqueuse de cette substance. Néanmoins je lui ai vu produire des résultats semblables, c'est-à-dire, une très-vive irritation des intestins, et symptomatiquement une attaque subite d'hémorroïdes. On peut donc, pour rappeler cette fluxion, employer la rhubarbe dans les mêmes vues que l'aloës.

C. *Le sulfate de soude* (*sel admirable de Glauber*), entre tous les sels purgatifs, produit encore le même effet, suivant le professeur allemand que je viens de citer. On peut l'administrer en pillules, ou de toute autre manière, en doses de quinze grains à un scrupule plusieurs fois par jour; mais une façon très-convenable de l'employer, c'est dissous en lavemens.

6°. *Lavemens.* Les lavemens chauds ou irritans sont une cause très-active d'hémorroïdes, et dont l'emploi ne doit pas être négligé lorsqu'on veut les rappeler.

A. Les lavemens purgatifs doivent être spécialement composés des substances qui jouissent de la propriété de rappeler les hémorroïdes, et le sulfate de soude mérite la préférence sur toutes les autres, par la facilité qu'on a de le fondre dans l'eau; l'aloës peut encore servir à cet usage.

B. *Lavemens irritans.* On les compose avec une grande diversité de substances : le sel de cuisine ou muriate de soude, le sulfate de soude, le savon dissous dans l'eau, la décoction de fleurs d'*arnica montana* : j'ai vu cette dernière préparation, trop chargée, occasionner une douleur épouvantable, accompagnée de défaillance; deux ans après, la personne qui l'avait éprouvée n'y pouvait penser encore sans frémir; toutefois il n'en était point résulté d'autre accident, ni même d'hémorroïdes.

7°. *Les suppositoires.* Ce sont des corps alongés, terminés en pointe, et d'une grosseur proportionnée à la dilatation dont l'anus est susceptible; ordinairement on les prépare avec une substance que la chaleur puisse ramollir et fondre, comme le beurre de cacao : pour les rendre actifs, on les couvre d'une poudre irritante, celle d'aloës est encore la plus convenable. Dans des cas pressans, on forme un suppositoire irritant avec un morceau de savon, avec une racine d'iris, de navet, ou même avec une gousse d'ail, dont on a préalablement enlevé l'écorce : ce dernier moyen passe, dans le peuple, pour causer un accès de fièvre violent, mais passager. On fait, au contraire, des suppositoires adoucissans avec du suif, avec quelque plante mucilagineuse, comme un pétiole de feuilles de bettes ; on peut leur donner la forme et les dimensions d'un gland, et les enduire d'huile avant de les mettre en place.

8°. *Les irritations extérieures.*

A. Les frictions avec un corps irritant suffisent souvent pour rappeler les hémorroïdes supprimées. On a conseillé de tout temps d'employer pour cet objet les feuilles de figuier, en raison des aspérités dont elles sont hérissées. J'en ai fait une fois usage avec succès.

B. L'application de la chaleur sèche a quelquefois suffi pour rappeler des hémorroïdes supprimées : ordinairement on se sert d'une brique chauffée enveloppée de plusieurs linges mis en contact avec l'anus.

C. Enfin, au rapport de différens écrivains, on a quelquefois obtenu beaucoup de succès de l'application de l'électricité.

Il est extrêmement rare que par l'emploi combiné des divers moyens que je viens d'indiquer, on ne parvienne assez promptement à rétablir la fluxion hémorroïdale supprimée : c'est surtout en se conformant aux règles que j'ai prescrites, et en persistant longtemps, qu'on peut espérer de vaincre la résistance qu'oppose une mauvaise direction des forces de la nature ou le développement de quelque fluxion sur un organe important. S'il était néanmoins absolument impossible de réussir, il faudrait alors, après avoir de son mieux combattu les accidens de diverses natures qui se manifesteraient, suppléer aux hémorroïdes par l'établissement d'une fluxion artificielle, comme serait un exutoire à la cuisse ; et dans le cas où le besoin d'évacuations sanguines se manifesterait par des signes de pléthore ou par quelque hémorragie insolite, il ne faudrait négliger ni l'application réitérée de quelques sangsues à l'anus, ni même des saignées du bras ou du pied.

CHAPITRE XIV.

IIe INDICATION GÉNÉRALE DU TRAITEMENT DE L'AFFECTION HÉMORROÏDALE. *Entretenir la régularité des mouvemens.* On a pu comprendre, par tout ce qui précède, qu'on était souvent dans la nécessité d'entretenir la fluxion hémorroïdale, non point comme un paroxysme toujours instant, mais comme des mouvemens dont la série n'est jamais interrompue, et dont les causes, s'accumulant sans relâche, produisent de temps à autre des explosions.

Notre nature se prête merveilleusement à la périodicité des actes; en sorte que l'on a presque toujours des facilités pour régler le mouvement hémorroïdal et l'assujettir à des époques fixes assez éloignées pour ne pas être fort incommodes. Beaucoup d'hémorroïdaires ne ressentent d'atteintes de leur mal qu'une seule fois l'année, au retour du printemps ou de l'automne: d'autres en ont deux, trois accès par an: il en est qui tous les mois en sont incommodés avec une régularité parfaite; on en a même vu dont les accès étaient renouvelés chaque semaine, ce qui pouvait être considéré comme une maladie, ou du moins une incommodité fort pressante, dont l'art devait chercher à les soulager. Je me contenterai de citer, sans aucun détail, quelques-uns des faits les plus remarquables relativement à la régularité du flux.

H. Smetius (*Miscell. med.*, lib. 10) parle d'un jeune

homme qui, depuis quelques années, avait à chaque printemps un flux hémorroïdal. Schenfelder (*Hist. enarrat. med.*, hist. 12, p. 45) et Stegmann (*Hist. nat. cur.*, dec. 3, ann. 4, obs. 102) rapportent des faits semblables. Alberti (*Act. nat. cur.*, vol. 1, obs. 217) cite pareillement un jeune homme chez lequel ce flux se renouvelait deux fois par an; et Fortis (*Consult. et resp. med.*, t. 2, cent. 2, cons. 69) fait mention d'un conseiller qui en était atteint tous les trois ou quatre mois. Quant à des récidives plus fréquentes, les exemples n'en sont pas moins communs, et je crois inutile d'en faire une mention plus détaillée.

Bien que la fluxion hémorroïdaire seule, et indépendamment de l'écoulement sanguin ou de tout autre symptôme, suffise fréquemment aux besoins de la nature, ce qui est assez prouvé par le grand nombre de personnes qui éprouvent un soulagement habituel des hémorroïdes, quoiqu'il n'y ait jamais eu d'écoulement de sang, cette circonstance de l'écoulement réitéré d'une plus ou moins grande quantité de sang, ne saurait être indifférente. Le premier effet qu'elle produit est une diathèse pléthorique qui finit par devenir constitutionnelle, si la chose est plusieurs fois répétée, la nature dirigeant ses forces de manière à former plus de sang à mesure qu'il s'en écoule; et cette direction des forces de la vie persistant encore lorsque la perte n'a plus lieu : d'un autre côté, cette diathèse pléthorique concourt à son tour à rendre l'écoulement nécessaire; en sorte qu'on se trouve dans ce cercle vicieux, que l'écoulement de sang répété engendre la pléthore, et que la pléthore occasionne l'écoulement. Il en résulte un obstacle de plus à la guérison, et la nécessité de donner une attention particulière à la quantité de sang répandue, dans les cas où l'on croît devoir entretenir l'affection. On peut voir précédemment les différences prodigieuses qui se trouvent, sous ce rapport, entre les divers hémorroïdaires (1re partie, chap. III.)

Quand, après avoir dissipé les accidens hémorroïdaux, on se contente d'éloigner les causes occasionnelles, sans rien faire pour empêcher les accès de s'établir, les besoins de l'économie étant la seule cause qui puisse les renouveler, ils reviennent à la vérité plus rarement, les paroxysmes n'en sont plus si longs ni si douloureux, mais ils ne sont pas moins salutaires, et c'est lorsqu'ils restent dans ces justes limites que le nom d'*affection* leur convient plutôt que celui de maladie : ce sont les hémorroïdes de cette espèce qu'on peut appeler, avec les Allemands, *fluxus aureus : auro amninò dignor et pretiosior*, parce qu'elles entretiennent la santé, préviennent les maladies et conduisent à une grande longévité. Mais il importe de tracer, d'une manière générale, les règles de la conduite que doivent tenir les hémorroïdaires, pour empêcher leur état de dégénérer en maladie très-grave.

CHAPITRE XV.

Règles de conduite pour un hémorroïdaire. Il doit être maintenant démontré que certaines personnes ne sauraient se flatter raisonnablement d'être complétement délivrées des hémorroïdes; les unes, parce que leur organisation toute entière les dispose à cette affection, les autres, parce qu'un organe important se trouve relativement plus faible, et que les hémorroïdes sont nécessaires pour détourner les mouvemens fluxionnaires, qui deviendraient funestes en se portant sur cet organe ; un grand nombre enfin, parce qu'elles se trouvent hors d'état de s'assujettir au régime et aux soins nécessaires pour se guérir sans danger. Relativement à ces personnes, on doit donc s'efforcer, non de supprimer les accès, mais de les rendre aussi rares qu'il soit possible, d'en abréger la durée, et d'empêcher que tous les accidens que j'ai décrits ne les viennent compliquer.

§. 1er. *Règles générales.* Des règles générales de conduite doivent être tracées, abstraction faite de toute considération particulière, et de ce qu'il est possible à chacun d'exécuter. Il n'est que trop évident que personne ne saurait en tout point s'y conformer ; mais, une fois qu'elles sont connues, c'est à ceux qui désirent en profiter d'en emprunter tout ce qui peut s'appliquer aux conditions dans lesquelles ils se trouvent. Toutes les situations, sans exception aucune, assujettissent à certains inconvéniens, que nous pouvons tout au plus diminuer, mais qu'il n'est pas au pouvoir humain de faire entièrement disparaître. La vie toute entière se compose de bien et de mal, qui se balancent avec plus ou moins d'exactitude. La seule chose que je puisse promettre ici, c'est que plus on se rapprochera des conditions que je vais indiquer, et moins on aura à souffrir d'une incommodité que je suppose indispensable.

A. *Le climat tempéré* convient spécialement aux hémorroïdaires : trop de chaleur exalte les organes biliaires, affaiblit le reste du système digestif, et cause des constipations opiniâtres. Ce dernier effet est pareillement le résultat d'un froid vif. Je connais des personnes qui, vivant dans les pays du nord, ont constamment souffert des hémorroïdes, dont elles ont été guéries par un long séjour sous la douce influence du ciel de Paris. Les brusques variations de température sont nuisibles aux hémorroïdaires, principalement en supprimant la transpiration cutanée. Le séjour à la campagne, dans une habitation peu élevée, dans un site agréable, est sans doute celui qui conviendrait le mieux ; mais comme il n'est pas possible au plus grand nombre de se placer dans de telles situations, il faut, dans toutes les conditions de la vie commune, chercher celles qui sont le moins nuisibles. Une habitation humide, obscure, qui n'est pas visitée par les rayons du soleil, est nuisible aux hémorroïdaires plus qu'à tous les autres hommes ; le séjour dans des appartemens trop échauffés, le passage subit de ces sortes d'étuves dans un air très-froid, augmenteront les dispositions qui leur sont naturelles, et les exposeront à de nombreux accidens.

B. *Les bains tièdes,* jamais très-chauds, doivent faire partie de leur régime habituel. L'immersion dans l'eau très-chaude, au lieu de mettre du calme dans notre être, y porte une agitation extrême. Le pouls devient, suivant la remarque de Galien, rapide, fréquent, mais en même-temps serré et nerveux ; le sang paraît dilaté et disposé à faire irruption dans diverses parties : aussi rien ne dispose-t-il davantage aux hémorragies intérieures, et notamment aux hémorroïdes. Le bain tiède, au contraire, calme, délasse, rafraîchit ; en augmentant la transpiration cutanée et la sécrétion des urines, il produit, néanmoins, une constipation momentanée, à laquelle on doit remédier par des moyens locaux. Quant aux bains froids, et surtout aux bains de rivière, en les prenant à toute autre époque que celle de l'invasion et de l'*état* d'un paroxysme, les hémorroïdaires en retireront les plus grands avantages ; rien ne fortifie autant le système digestif, toujours plus ou moins languissant chez les hommes de cette complexion, et ne donne, à la longue, plus d'énergie à la peau et aux membranes muqueuses. Les bains de pieds, autres que ceux de propreté, leur conviennent peu, à moins que ce ne soit dans la vue de rappeler les hémorroïdes. Le froid humide des pieds, tantôt supprime ces mouvemens fluxionnaires, tantôt les excite avec une violence inconcevable.

C. *Les lotions froides*. Je fais de ce point l'objet d'une recommandation spéciale, parce que l'expérience m'en a démontré l'extrême importance pour les hémorroïdaires. Ils doivent se laver tous les jours l'anus avec de l'eau froide, et surtout après être allés à la selle, ou du moins l'essuyer soigneusement avec une éponge ou un linge mouillé. Lorsque des tubercules hémorroïdaux sont sortis durant l'expulsion des excrémens, ce n'est jamais qu'après les avoir soigneusement épongés qu'on doit les faire rentrer. Cette attention, que réclamerait la seule propreté, a l'avantage de donner aux parties le ton qu'elles peuvent avoir perdu en cessant d'être distendues par les matières excrémentitielles; de plus, il enlève de dessus la membrane muqueuse qui tapisse l'anus et le spincter, une humeur âcre très-irritante, dont le séjour sur cette membrane suffit fréquemment pour rappeler la fluxion hémorroïdale. L'eau froide convient, en toute saison, à ces lotions de simple propreté; on peut se contenter de ne pas employer de l'eau glacée en hiver, et dans les cas d'imminence d'un paroxysme, ou d'inflammation violente des tubercules.

D. *Les vêtemens* doivent être comme pour les personnes sujettes aux rhumatismes et aux douleurs d'articulation, chauds et de nature à favoriser la transpiration insensible, en mettant le corps à l'abri des variations de la température. Je connais des hémorroïdaires qui doivent, selon toute apparence, la diminution de leurs longues et anciennes douleurs à l'habitude qu'ils ont prise de porter continuellement de la laine sur la peau. Leur lit ne doit être ni très-mou, ni très-chaud, conditions qui favorisent l'afflux du sang vers le bassin. Un hémorroïdaire ne doit point s'asseoir sur un banc de pierre froid, ou qui aurait été échauffé par l'action du soleil. Il doit éviter tous les siéges dont le milieu est enfoncé, en sorte que l'anus ne soit pas soutenu. Le plus convenable pour lui serait un coussin garni de crin, bombé dans le milieu, et recouvert de maroquin ou de cuir lisse, mauvais conducteur de la chaleur. On peut suppléer à un semblable coussin au moyen d'un linge ramassé en mamelon, ou, si l'on veut, par le petit coussinet de charpie dont il est mention parmi les moyens destinés à soutenir le rectum ; mais, quelque moyen qu'on emploie pour cela, je ne saurais dire combien cette précaution est importante pour les hommes de cabinet qui restent long-temps assis. On doit, dans tous les cas, avoir soin de ne pas faire porter la compression sur le canal de l'urètre.

On a cherché à diminuer, pour les hommes de cabinet, l'inconvénient de rester long-temps assis : on a inventé pour cela des bureaux où l'on écrit debout, et qui portent le nom du docteur Tronchin. Il est effectivement très-bon de changer, de temps en temps, de position, d'être tantôt debout, tantôt assis. Indépendamment de l'avantage qu'on retire, dans le cas d'affection hémorroïdale, de l'habitude, très-pénible il est vrai, d'écrire debout, c'est un moyen de prévenir ces cruelles maladies de vessie, ordinaire fléau des hommes qui ont vieilli dans les travaux de cabinet.

E. *Nourriture*. Les alimens âcres et piquans doivent,

en général, être bannis de la cuisine des hémorroïdaires. L'ail, l'ognon, la moutarde, le safran, les épices, les salaisons de toute espèce, n'y doivent entrer qu'avec réserve. Les liqueurs spiritueuses, les eaux-de-vie diverses, les vins forts et étrangers, tels que le Madère, le Porto, le punch surtout à la fois chaud et spiritueux, agissent encore plus sûrement pour produire des hémorroïdes. M. le professeur Hildebrandt regarde l'usage des alimens chauds et surtout des boissons chaudes, telles que le thé et le café, comme des causes si actives de cette incommodité, qu'il prescrit aux personnes qui veulent s'en guérir, et conséquemment à celles qui ne veulent rien faire pour augmenter les accidens auxquels elles sont exposées, de ne prendre aucun aliment chaud, ni potage, ni autre. L'opinion de cet habile praticien me paraît d'un très-grand poids, et, bien que mon expérience personnelle ne m'ait pas donné les mêmes motifs de crainte à ce sujet, je crois qu'il est très-prudent de se conformer à cet avis, si l'estomac néanmoins peut s'y faire, et si le trouble de la digestion, que ce changement pourrait occasionner, n'entraîne pas des suites fâcheuses. Je ne crois pas cependant qu'une tasse de café par dessus le repas soit assez nuisible pour en priver les personnes qui y sont habituées. Les boissons à la glace, et surtout ces préparations fortement aromatisées qu'on nomme *des glaces*, m'ont paru provoquer assez fortement les hémorroïdes chez quelques sujets très-irritables; quelquefois au contraire elles pourraient les supprimer.

M. le professeur Hildebrandt, après avoir fortement recommandé aux hémorroïdaires de s'abstenir de tout aliment chaud, conseille aux personnes qui ne pourraient absolument s'en passer, d'y substituer *la soupe à la bière,* aliment précieux, dit-il, qui convient surtout aux personnes maigres, parce qu'il est à la fois fortifiant et nourrissant. M. le docteur Marc nous fait connaître la manière de préparer cette soupe, dont il exalte pareillement les avantages, non-seulement pour les hémorroïdaires, mais encore pour les enfans maigres et débiles qu'on veut sevrer, et qui ne peuvent supporter le lait des animaux. « Ils restent souffrans, dit M. le docteur Marc, jusqu'à ce qu'on change leur nourriture, et profitent, à vue d'œil, lorsqu'on leur fait prendre de la soupe à la bière.

« Pour préparer ce mets un peu baroque, on fait bouillir une pinte de bière, à laquelle on ajoute deux jaunes d'œufs bien battus avec du sucre pour en corriger l'amertume; on y détrempe ensuite du pain rôti et coupé en petits morceaux. Quelques personnes y ajoutent du lait. » (Ouvrage cité, p. 79.)

Les légumes farineux fatiguent les intestins par les flatuosités qu'ils y font développer, et par conséquent conviennent peu aux hémorroïdaires. En général, ceux qui nourrissent beaucoup sous un petit volume leur sont peu avantageux. Il est d'ailleurs des convenances particulières, des résultats d'idiosyncrasie, que l'expérience seule peut enseigner, et que l'on doit soigneusement respecter. C'est ainsi que j'ai vu la bière et surtout le cidre occasionner des hémorroïdes à des familles entières qui, depuis peu, s'étaient mises à cette boisson. J'ai rapporté précédemment le fait d'un hémorroïdaire qui n'avait pu conserver l'usage de ne boire que de l'eau, parce qu'il en résultait une constipation qui devenait ensuite cause occasionnelle d'hémorroïdes. Le vin, mêlé d'eau, me paraît, à tous égards, la boisson que doivent préférer tous ceux qui sont exposés à cette incommodité.

Ce n'est point du reste une diète purement végétale

ou purement animale qui leur convient le mieux, mais une heureuse combinaison des deux, en choisissant en général les alimens aqueux, les moins chargés de principes nutritifs, les viandes blanches et peu savoureuses, les fruits doux, crus et cuits, en n'oubliant pas néanmoins que les dispositions individuelles doivent faire admettre des exceptions, par exemple, je connais des personnes que l'usage des raisins constipe horriblement. On comprend bien encore que les personnes dont l'estomac a besoin d'être stimulé pour remplir ses fonctions, forme un autre genre d'exception, et que je ne parle pas non plus de celles qui sont affaiblies par l'âge, de longues souffrances ou d'abondantes évacuations.

F. *L'état des excrétions* est d'une grande importance pour les hémorroïdaires, puisque une suppression de transpiration peut donner lieu aux paroxysmes. Ce ne sont point cependant des transpirations abondantes qu'il faut exciter ; elles produisent la constipation, qui est toujours un mal dans le cas dont il s'agit. Au contraire, la transpiration insensible, qui dépend de l'activité du systême cutané, est très-utile ; il est bon de l'entretenir par des frictions journalières avec une flanelle, ou même avec une brosse douce : les vêtemens de laine, immédiatement appliqués sur le corps, ont encore l'avantage d'exciter la peau, en même temps qu'ils la préservent des impressions du froid. Des boissons aqueuses, abondantes, en délayant les urines, empêchent qu'elles n'irritent la vessie, et, par contiguité, l'extrémité du rectum. Quant aux excrétions alvines, on doit, par tous les moyens possibles, les empêcher d'être irritantes, soit mécaniquement, soit par leur acrimonie. J'ai indiqué précédemment la conduite à tenir pour prévenir la constipation, ou pour y porter remède. C'est principalement par le choix des alimens qu'on prévient l'âcreté des matières excrémentitielles. Je signalerai encore ici un inconvénient, qu'on doit ajouter à tous ceux qui résultent pour les hémorroïdaires de l'usage de rester long-temps sur le siége des lieux d'aisance ; c'est que, par les efforts réitérés que l'on y fait, on ne manque pas d'amener l'éjection des matières imparfaitement élaborées, qui, se trouvant placées dans des proportions plus élevées du canal intestinal, ni produisaient aucune sensation perçue, tandis qu'elles brûlent en quelque sorte l'anus en y passant, et l'irritent, du moins assez vivement, pour y appeler la fluxion hémorroïdale. On doit rapporter ici ce que dit le professeur Hildebrandt d'un hypocondriaque sujet aux aigreurs d'estomac, qui, chaque fois qu'il en éprouvait, était sûr d'être molesté le lendemain de ses hémorroïdes fermées (Ouvr. cité, p. 60). Du reste, on ne doit point attendre, pour évacuer les excrémens, après que le besoin s'en est fait sentir, mais se présenter aussitôt à la garderobe, et n'y rester que le temps strictement nécessaire.

G. *Exercices*. Les avantages que peuvent procurer les exercices corporels violens sont balancés, pour les hémorroïdaires, par plusieurs inconvéniens graves. En augmentant la rapidité du mouvement circulatoire, ils produisent une turgescence sanguine, une sorte d'effort d'expansion, qui favorisent beaucoup les hémorroïdes ; de plus, ils font suer et resserrent le ventre; enfin, la plupart obligent à des mouvemens brusques, à des efforts qui font sortir de l'anus les tumeurs hémorroïdales, et sollicitent ainsi un paroxysme. On doit donc choisir des exercices auxquels on puisse se livrer sans craindre ces inconvéniens; car c'est faute de les avoir prévus que des conseils fort sages, et d'ailleurs très-convenables, n'ont procuré à quelques hémorroïdaires qu'un accroissement de maux. Au demeurant, on ne doit jamais se livrer à aucun exercice inaccoutumé, sans avoir soigneusement fait rentrer toutes les tumeurs, à moins qu'il ne s'agisse de quelques tumeurs anciennes absolument indolentes, et situées trop au dehors de l'anus pour pouvoir y rentrer. Dans ces conditions, on doit mettre au premier rang, pour l'utilité qu'on en retirera, la promenade à pied, et, selon ce que j'ai toujours expérimenté, l'exercice à cheval à toutes les allures, même au trot : le travail sur le *tour*, le jeu de paume, le mail, le billard, le labourage à la bèche, ne viennent qu'après; la natation surtout réunirait tous les avantages, s'il était possible de s'y livrer en toute saison. M. le professeur Hildebrandt recommande de scier du bois; mais je ne connais pas d'exercice qui fatigue davantage les organes de la poitrine; au point que les personnes qui n'y sont pas habituées en éprouvent de violentes palpitations que j'ai vu aller jusqu'à l'évanouissement : raboter serait beaucoup meilleur, parce qu'on se reprend souvent; mais, comme il faut un but même aux choses qu'on fait en jouant, on ne pourrait raboter longtemps sans y mêler d'autres travaux de menuiserie, qui pourraient être moins convenables.

H. *L'acte vénérien* est évidemment utile aux hémorroïdaires, à moins qu'il ne soit répété d'une manière excessive, ce qui incommode tout le monde. Il est clair cependant que s'il existait quelqu'autre maladie qui fournît une contre-indication, ce que je viens de dire n'y serait point applicable.

I. *Etat moral.* Tout ce que j'ai dit jusqu'à présent se rapporte à l'état physique; mais l'exercice régulier et modéré des actes de l'intelligence, les passions, les affections, en un mot ce qui constitue le moral de l'homme, ne contribuent pas moins essentiellement à la conservation de la santé; la gaîté, l'hilarité, les distractions de l'esprit entremêlées à celles du corps, sont plus nécessaires à celle de l'hémorroïdaire qu'à tout autre. Les travaux de tête trop assidus, la trop forte application, fatiguent le système nerveux, portent de l'embarras dans les fonctions du foie, dont le tissu même finit par être altéré. Il serait ridicule de recommander d'éviter le chagrin; tout ce qu'on peut dire, c'est que la dissipation, l'entier oubli des travaux et des affaires sont souvent indispensables à l'individu sujet aux hémorroïdes. Ces dernières conditions se trouvent, par malheur, le plus ordinairement très-difficiles à remplir, parce que les hémorroïdaires sont pour la plupart des hommes de lettres, ou des savans voués à des travaux sédentaires, dont le sérieux n'est guère interrompu par des amusemens.

En résumé, les conseils que je viens de donner aux hémorroïdaires ont pour but de diminuer, autant que possible, le nombre et l'intensité des paroxysmes d'une affection à laquelle nous avons supposé qu'il leur était indispensable de rester assujettis.

Il me reste maintenant à parler du traitement des accès, pour complèter ce que j'avais à dire sur les moyens d'entretenir et de pallier l'affection hémorroïdale.

§. II. *Traitement à suivre pendant les accès.* Toutes les fois qu'un accès d'hémorroïdes s'établit et que les symptômes en sont bien prononcés, il peut être dangereux de le supprimer, mais il est toujours utile d'empêcher le développement des accidens dont il pourrait être accompagné, ou du moins d'en arrêter les progrès.

Tout ce qui produit une forte diversion au moral

comme au physique, peut supprimer un paroxysme instant d'hémorroïdes ; ainsi, un accès de colère aussi bien qu'un bain froid, l'inflammation de quelqu'organe, non moins que l'application d'un irritant mécanique sur la peau, parviennent-ils souvent à dissiper les prodromes d'un accès. Je connais un homme très-vigoureux affecté depuis le bas âge, d'hémorroïdes dont il n'a jamais pu se délivrer entièrement, mais dont il est parvenu à rendre les accès très rares et très-légers ; lorsqu'en parfaite santé, il a observé pendant dix ou douze jours une continence rigoureuse, il commence ordinairement à éprouver tous les signes locaux d'un paroxysme hémorroïdal dont il se délivre par l'acte vénérien répété deux ou trois fois. L'effet de ce singulier remède est immanquable, si la personne dont il s'agit peut, après en avoir usé, dormir tranquillement durant quelques heures. Il a cependant remarqué que lorsqu'il attendait trop longtemps pour recourir à son remède, l'effet en était communément inutile ; quelquefois même, il a paru alors que le paroxysme hémorroïdaire en avait reçu plus d'intensité. Les physiologistes ne seront point embarrassés de connaître ces faits, qui se rattachent parfaitement à la théorie générale des mouvemens fluxionnaires.

Toutefois, on doit remarquer, à l'occasion de ce qui précède, que nul autre supplément possible ne réunit autant de conditions avantageuses que celui dont il s'agit, en mettant même de côté la nature du moyen. Ces avantages sont principalement 1°. que les parties sur lesquelles s'établit le nouvel orgasme, sont très-rapprochées de celles où commençaient les mouvemens fluxionnaires, et que les unes et les autres se trouvent en communauté de vaisseaux et de nerfs, circonstances qui rendent la dérivation très-facile ; 2°. que cet orgasme passager est terminé naturellement par une crise, dans laquelle la sensibilité des organes s'épuise en quelque sorte, momentanément, tandis qu'en même temps il se fait une éjection d'un liquide qui titillait continuellement les réservoirs dans lesquels il était contenu.

Aussitôt qu'un accès hémorroïdaire s'annonce, si l'on n'a pu se soustraire à l'action de quelque cause occasionnelle, comme un travail assidu et prolongé, l'usage de quelqu'aliment peu convenable, etc., on doit faire cesser sur-le-champ cette cause déterminante.

On évitera l'excès du froid comme celui de la chaleur, et les transitions subites de l'un à l'autre.

On n'emploiera, pour les lotions locales journalières que j'ai recommandées, que de l'eau à une température modérée, plutôt fraîche que chaude néanmoins.

On ne perdra pas un moment pour faire rentrer les tumeurs qui sortiraient de l'anus, en usant des moyens que j'ai décrits : on parviendra à les contenir, tantôt en se couchant sur un lit assez consistant, ou mieux encore, sur une chaise longue ; tantôt en s'asseyant sur un coussin de crin garni et saillant, comme je l'ai indiqué.

On ne conservera aucun vêtement serré, spécialement sur la poitrine et le ventre.

On évitera de se coucher dans un lit très-mou et très-chaud, comme de s'asseoir sur un coussin de plumes ou qui pourrait occasionner au siége une grande chaleur.

Ce n'est pas au moment de l'accès qu'on doit écrire debout ; si l'on ne peut se dispenser du travail, je crois plus convenable de rester assis sur un coussin qui puisse prévenir la sortie des tumeurs.

La nourriture ne doit pas être beaucoup moins abondante, de peur de la constipation : seulement elle sera plus aqueuse et moins substantielle; on en éloignera plus spécialement encore toutes les substances irritantes, les légumes farineux, les vins extraordinaires, les liqueurs, les boissons chaudes.

On renoncera momentanément aux boissons et aux préparations glacées; les boissons seront plus abondantes et plus délayantes.

On redoublera de soins pour remédier à la constipation qui, fréquemment, mais non toujours, accompagne l'accès : si l'on recourt aux lavemens, on ne les emploiera qu'à une température très-modérée, et plutôt frais que chauds, mais non froids, si l'on ne veut pas s'exposer à la suppression.

On ne se livrera à aucun exercice violent qui pourrait occasionner quelque grave accident, la promenade à pied ou à cheval, au pas, étant alors le seul exercice qu'on puisse se permettre sans danger.

On se mettra, suivant le conseil du professeur Hildebrandt, à l'usage du tartrate de potasse à la dose d'un gros, répétée deux ou trois fois par jour : on pourra encore choisir, parmi les remèdes que j'ai indiqués, celui qui conviendrait le mieux dans la circonstance.

Le désir de conserver sa santé, doit engager à mettre, à cette époque surtout, beaucoup de modération dans ses passions, la colère, le chagrin violent, la terreur, ayant produit fréquemment dans de telles circonstances des métastases mortelles.

On oubliera, durant quelques jours, les travaux de l'esprit, pour se réduire, autant que possible, à végéter comme une plante.

Si quelque accident se développe, on y portera remède de la façon qu'il a été dit, en traitant de chacun de ces accidens.

Si, au contraire, la fluxion hémorroïdale était brusquement supprimée, et qu'il en résultât quelque symptôme grave, on la rappellerait suivant les règles que j'en ai tracées.

Il est, je pense, inutile de répéter qu'on devrait religieusement respecter le paroxysme, qui servirait de crise à quelque maladie grave.

En se conformant aux conseils que je viens de donner, en évitant soigneusement encore toutes les causes occasionnelles de paroxysmes que j'ai fait connaître précédemment, un hémorroïdaire peut compter raisonnablement sur une existence douce, moins souvent traversée par des maladies graves que celle des autres hommes, et qui lui permettra d'arriver, avec toutes ses facultés, jusqu'à la vieillesse la plus reculée. Il ne tiendra qu'à lui de trouver dans cette espérance une compensation aux maux passagers que pourraient lui causer des accès toujours rares, quand ils sont uniquement le résultat des besoins de l'économie, et jamais très-violens quand on a tout fait pour en éloigner les accidens ou pour les combattre, au moment qu'ils se déclarent.

ALBERTI, *Dissertatio de hœmorrhoïdariorum regimine et diœtâ. Halœ*, 1722.

— *Dissertatio* (resp. Schwartz) *de hœmorrhoïdum prœservatione. Halœ Magd.*, 1727. C. P., t. 167, n. 21.

§. III. *Règles particulières de conduite pour les femmes hémorroïdaires, spécialement pendant la grossesse et à l'âge du retour.* La même cause qui fait que les femmes sont plus souvent affectées d'hémorroïdes que les hommes, fait aussi qu'elles y sont bien plus rarement qu'eux assujetties pour long-temps et d'une manière périodique.

Tant que les femmes sont régulièrement soumises à l'écoulement menstruel, la fluxion hémorroïdale ne peut leur être nécessaire, à moins que, faisant une chère très-succulente, elles passent leur vie dans l'inaction et la molesse, sans vouloir y rien changer. Telle paraît avoir été la condition des femmes citées précédemment, dont les règles et les hémorroïdes paraissaient alternativement tous les quinze jours.

Quand on aura pu les engager à changer ce train de vie, et qu'on leur en aura fait adopter un plus convenable, il ne sera pas, généralement parlant, difficile de faire cesser la fluxion hémorroïdale. Pour cela, vers les époques du flux menstruel, on en favorisera le plein établissement par des frictions sur le bas-ventre, par des fumigations chaudes et aromatiques, par l'application des sangsues aux parties génitales, par la promenade à pied, à cheval, et habituellement, s'il est possible, par l'exercice modéré des fonctions génitales; car, règle générale, on ne saurait jouir de l'intégrité de son existence sans exercer la plénitude de ses fonctions.

Pendant qu'on favorise la fluxion utérine ou même qu'on la prépare, on fera tout pour faire cesser la fluxion hémorroïdale : on dissipera soigneusement la constipation par un régime humectant ou par le moyen de lavemens frais, dont on userait encore lors même que ce motif ne les rendrait pas nécessaires. Une femme hémorroïdaire doit rester le moins qu'elle pourra dans un lit très-chaud ou assise; elle aura soin de ne se reposer que sur un siége qui renvoie un peu de fraîcheur, comme sont ceux qui sont couverts de crin ou de maroquin : la compression au moyen du linge en mamelon, lui sera pareillement fort utile. Les lotions d'eau froide pure ou chargée de vinaigre, d'alun ou d'autres répercussifs, lui conviennent encore mieux qu'aux hommes, aussitôt que les vives douleurs, causées par l'inflammation, sont dissipées.

L'état de grossesse place les femmes dans d'autres conditions; la cessation d'une évacuation habituelle, donne lieu à la pléthore, et, de plus, les autres causes que j'ai détaillées précédemment, savoir : la compression exercée par la matrice dilatée, la constipation qui en est une suite, la stagnation du sang dans les vaisseaux hémorroïdaux, la gêne de tout le système digestif, tout concourt à les exposer aux hémorroïdes, et je pense que la moindre part des femmes y échappe dans ces circonstances.

Les femmes enceintes affectées d'hémorroïdes, ne sauraient donc guère espérer d'en être débarrassées avant d'être délivrées de leur fardeau; mais elles peuvent, par des soins et des attentions multipliées, rendre cette incommodité moins pénible à supporter. Pour cela, elles doivent, autant que possible, éviter les causes occasionnelles que j'ai fait connaître : elles ne resteront pas long-temps de suite assises, sur-tout occupées de travaux qui les forceraient à tenir le corps penché en avant. M. le professeur Hildebrandt leur recommande avec raison de quitter à cette époque le travail de l'aiguille et toutes les occupations qui exigent une situation semblable. L'exercice leur devient plus nécessaire que jamais, surtout celui de la promenade; elles doivent rester plus long-temps couchées que dans l'état ordinaire : il est même convenable que vers les derniers temps de la grossesse, elles se couchent plusieurs fois par jour, soit dans le lit, soit sur une chaise longue, ce qui échauffe moins. Ces précautions ont pour but de faciliter le retour du sang accumulé dans les vaisseaux des parties inférieures du corps, et de diminuer, autant que possible, soit l'afflux hémorroïdal, soit la formation et le gonflement des varices aux membres inférieurs.

Les femmes enceintes doivent, plus soigneusement encore que les autres femmes, éviter les vêtemens serrés et tout ce qui peut comprimer le ventre.

Elles préviendront la constipation, à laquelle leur état les expose, par les moyens les plus convenables : elles ne doivent cependant user des lavemens frais qu'avec beaucoup de discrétion, l'eau qu'elles emploieront à cet usage, devant à peine faire éprouver à la main un sentiment de fraîcheur ; mais elles useront avec liberté des lotions avec une éponge.

C'est à elles surtout qu'il importe de faire rentrer les tumeurs hémorroïdales aussitôt qu'elles sont sorties, et de les maintenir réduites par un des moyens que j'ai indiqués. Le défaut de ce soin causant un mal qui doit naturellement durer jusqu'à l'accouchement, les expose aux douleurs les plus cruelles.

Lorsque l'inflammation est très-forte, et que l'état général de la femme rend ce secours utile, la saignée du bras soulage quelquefois beaucoup les femmes enceintes.

Au demeurant, les pommades adoucissantes, le beurre, l'onguent populeum, celui de linaire, et tant d'autres dont j'ai déjà parlé, peuvent être employés pour diminuer l'irritation des parties.

Quand on a pris pendant la grossesse de telles précautions, il arrive rarement que les accidens soient exaspérés après l'accouchement; c'est néanmoins ce qui arrive quelquefois, soit par suite de la pression exercée par l'enfant, soit par l'irritation que causent les lochies ou des écoulemens plus ou moins âcres, soit encore par l'effet de l'état nerveux général, surtout quand les femmes ne nourrissent pas leurs enfans.

On ne peut employer encore ici que des moyens palliatifs, tant que cet état nerveux se prolonge. La nécessité de rester au lit sans mouvement, devient assez facheuse à cause de la chaleur qui en résulte; on y remédie de son mieux, et surtout on insiste sur les soins de propreté les plus exacts. M. le professeur Hildebrandt conseille de leur donner tous les jours, pendant leurs couches, deux doses (d'un gros chaque) de tartrate de potasse, et de leur faire employer des lavemens froids dès que les lochies auront cessé (ouvrage cité, §. 123).

DUPRÉ, *Ergo tumentibus puerperæ hæmorrhoïdibus fluentibus lochiis venæ sectio è cubito.* Paris, 1640.

A l'époque dite du retour, lorsque le système utérin perd la prédominance qu'il exerçait sur toute l'économie de la femme, les hémorroïdes deviennent souvent un supplément aux règles qui cessent de revenir avec exactitude. On doit, en général, favoriser cette fluxion, mais en se conformant aux avis que nous avons donnés pour prévenir ou dissiper les accidens : les femmes qui ont eu, en divers temps, des attaques d'hémorroïdes, y sont plus exposées à cette époque.

On a, pour juger la nécessité de conserver cette fluxion, les même données par lesquelles on en décide chez les hommes, et j'ai traité ci-devant cet objet avec tous les détails nécessaires.

CHAPITRE XVI.

TROISIÈME INDICATION GÉNÉRALE DU TRAITEMENT DE L'AFFECTION ELLE-MÊME. *Guérir radicalement.* J'en ai dit assez pour mettre en état de juger si l'on doit tenter de guérir définitivement les hémorroïdes: je vais donc exposer les moyens d'arriver sans danger à cette guérison, lorsqu'on a jugé qu'elle était possible, et faire d'abord connaître quelques règles générales sur lesquelles on établit le traitement.

Première règle générale. Ne tenter de guérir les hémorroïdes constitutionnelles qu'en agissant sur l'ensemble de l'économie, pour détruire les causes dont elles dépendent.

Deuxième règle générale. Ne jamais chercher à supprimer un accès qui vient de s'établir sous l'influence d'une cause générale; attendre que les mouvemens fluxionnaires soient accomplis et les efforts déterminans épuisés, sous peine de faire courir au malade de grands dangers.

Troisième règle générale. Ne chercher à guérir un paroxysme d'hémorroïdes critiques que lorsque la maladie primitive est terminée et que l'accès se prolonge par des causes locales et accidentelles.

On conçoit en effet que si l'on parvenait, par des moyens locaux, à supprimer la fluxion dans un de ces trois cas sans détruire la cause qui l'a produite, loin d'avoir fait gagner quelque chose à l'individu, on l'exposerait à tous les accidens des métastases : il est inutile, je pense, de dire que l'on ne doit pas songer à guérir radicalement un sujet avancé en âge, valétudinaire ou qui ne voudrait pas se soumettre aux règles de conduite seules capables de prévenir des suites fâcheuses.

Lorsque l'on a jugé que les hémorroïdes sont accidentelles et dépendantes d'une cause passagère, ou lorsque, après avoir reconnu qu'elles sont constitutionnelles, on croit pouvoir introduire dans l'économie les changemens suffisans, ou enfin lorsqu'on s'est assuré qu'il n'existe ni maladie ni prédisposition à une maladie grave dont les hémorroïdes pourraient être le préservatif, on peut avec sécurité tenter la cure radicale de cette incommodité.

Cette cure radicale peut être opérée, 1°. par un traitement rationnel; 2°. par un traitement empirique.

CHAPITRE XVII.

Traitement rationnel comprenant des moyens généraux et des moyens locaux. Les moyens généraux sont nécessaires lorsque l'affection existe depuis long-temps et s'est renouvelée fréquemment, que des causes prédisposantes ont agi longuement sur l'individu et le soumettent à un assujéttissement auquel il ne peut renoncer brusquement. Si l'habitude d'un écoulement de sang est déjà ancienne, elle a dû entraîner comme conséquence une diathèse pléthorique qu'il faut détruire avant de songer à supprimer les hémorroïdes, dans la crainte de voir l'irruption se faire sur un organe important et produire les résultats les plus fâcheux.

En traçant les règles de conduite à suivre pour un hémorroïdaire qui reste assujetti à cette incommodité, j'ai donné en même temps celles qui conviennent à l'homme qui voudrait s'en délivrer; et dans tous les cas où l'affection serait accidentelle, la guérison complète résulterait certainement de l'observation de ces règles : elles ne suffisent pas néanmoins pour contre-balancer une tendance constitutionnelle ou une habitude précédemment établie.

Il est une méthode d'appliquer la médecine au moyen de laquelle les anciens méthodiques ont opéré des miracles sur des maladies chroniques, où les autres médecins ne voyaient que des sujets de désespoir. Je veux parler de la *métasyncrise*, de ce que Cœlius Aurelianus, dans son latin barbare, appelait *recorporatio*, expression qu'on peut rendre par celles de *renouvellement du corps*. Cette méthode consiste à changer toutes les conditions physiques et morales où se trouvent les individus, en évitant, comme de raison, celles qui sont de nature à reproduire l'affection que l'on veut prévenir ; il en résulte des changemens analogues dans les mouvemens de la vie, et lorsque cette méthode est dirigée avec habileté, on peut en retirer de grands avantages. Pour en faire l'application à l'affection hémorroïdale, il faut reprendre les conseils que j'ai donnés précédemment, en songeant qu'il est nécessaire de les suivre avec rigueur ; et qu'au lieu que dans l'autre cas, on fait seulement des concessions sur ses habitudes ordinaires, dans celui-ci, au contraire, on doit changer entièrement toutes les conditions de sa vie. Trop peu de personnes toutefois sont en état de faire à leur santé les sacrifices nécessaires pour exécuter un pareil plan en totalité, et l'assujettissement qu'il en résulterait, pourrait, dans quelques cas, être plus fâcheux que l'affection hémorroïdaire elle-même : chacun, sur ce point, peut être seul juge de sa conduite, prévenu d'ailleurs que plus il se rapprochera des règles prescrites et plus il aura d'espoir de réussir.

Des remèdes convenablement choisis parmi ceux qu'on nomme altérans, parce qu'ils semblent agir en changeant peu à peu, soit la nature de nos liquides, soit les propriétés de nos solides, peuvent seconder efficacement cette guérison, et peut-être même y mériter la plus grande part. J'en rapporterai un seul exemple : M. M. de St.-M., Américain, âgé de dix-sept ou dix-huit ans, né de parens hémorroïdaires, habitant Paris depuis plusieurs années, était affecté d'hémorroïdes avec flux énorme, tellement douloureuses qu'elles lui causaient des défaillances au milieu des rues. Un médecin entreprit de le guérir, et pour cela le tint pendant dix-huit mois au lait, pour unique nourriture, lui faisant prendre en même temps des doses journalières de mercure doux (*muriate mercuriel doux*); il s'arrêtait dès que le remède portait à la bouche. Ce traitement fut suivi d'un tel succès, que M. de St.-M., âgé maintenant de soixante-dix ans, n'a jamais depuis éprouvé la moindre atteinte d'hémorroïdes, et qu'après une vie des plus laborieuses et des plus devouées aux travaux de cabinet, il jouit de toutes ses facultés morales et physiques, à un degré bien peu commun à tout âge.

Je ne sais si l'on doit ranger parmi les moyens de traitement rationnel, l'emploi de ce sel, doucement purgatif, préconisé dans la guérison des hemorroïdes par M. le professeur Hildebrandt. « Le *tartrate de potasse*, ou *tartre tartarisé*, dont l'action (dit M. Hildebrandt) est si éminente dans l'affection hémorroïdale, que je ne balancerais pas à la qualifier de spécifique, si cette expression ne me semblait déplacée (*Des hémorroïdes fermées*, page 114). Les tumeurs hémorroïdales (ajoute-t-il) diminuent déjà au bout de quelques jours d'usage de ce médicament, à moins qu'il n'y ait des circonstances majeures qui ralentissent la rapidité de son action. Il en est de même des douleurs, qui disparaissent en peu de temps, entre autres celles de la région de l'os sacré, ainsi que cette sensation de malaise dans le bas-ventre, qui tient à l'état de pléthore; enfin je ne connais point de médicamens qui agissent plus avantageusement dans le flux hémorroïdal, ainsi que dans le flux hépatique, que des observations réitérées me font regarder, avec le célèbre Richter, comme un flux hémorroïdal des intestins grêles.

» Je fais prendre de ce sel deux fois par jour, le matin à jeun, et le soir avant le coucher, à la dose d'un gros. Ce remède doit être continué pendant quelques mois, d'autant plus qu'au bout de chaque huitaine il est à propos de le suspendre pendant quelques jours. Je donne cette dose jusqu'à trois, et même quatre fois par jour, lorsque les tumeurs veineuses sont très-prononcées ou très-douloureuses; je n'en donne que deux scrupules par dose, lorsque les malades sont sujets au dévoiement.

» L'estomac supporte plus aisément ce médicament, lorsqu'on le combine à un extrait amer, à raison d'un scrupule par gros de ce sel, et à une eau légèrement aromatisée (l'eau de mélisse).

» Comment ce remède agit-il? je l'ignore; tout ce que je sais, c'est qu'il agit, et que l'action en est salutaire. »

A la p. 99 du même ouvrage, M. le professeur Hildebrandt dit: « Si l'on me demandait avec quoi je guéris les hémorroïdes fermées, je répondrais que c'est avec du *tartrate de potasse* et de *l'eau froide*. C'est par ces deux moyens seuls, joints au régime convenable, que je suis parvenu plusieurs fois à dissiper entièrement les tumeurs hémorroïdales; et dans beaucoup d'autres cas, où il n'était pas possible de les faire entièrement disparaître, je les ai du moins tellement diminuées, qu'il n'en est resté que de très-faibles traces, lesquelles, à la vérité, se tuméfiaient lorsqu'il y avait provocation, mais qui, cependant, cédaient aux mêmes moyens. »

On a recommandé, dans les mêmes vues, l'usage prolongé du quinquina en substance, celui des préparations ferrugineuses, etc. C'est à ce genre de remèdes qu'on doit rapporter l'emploi du poivre, qui a été dernièrement fort à la mode en Angleterre. Toute cette classe de remèdes, pris parmi les toniques les plus forts, conviennent lorsque les hémorroïdes sont un symptôme de débilité générale, et spécialement d'atonie du canal intestinal. Le médecin habile peut quelquefois en tirer un parti fort avantageux; mais on aurait grand tort de les appliquer à tous les cas, et sûrement il en résulterait de très-fâcheuses suites.

Les remèdes locaux doivent entrer pour beaucoup dans le traitement rationnel des hémorroïdes; en les employant lorsque tous les accidens sont dissipés, on doit se proposer de donner du ton à l'intestin et aux parties dont il est entouré, de faciliter, par conséquent, la circulation dans les vaisseaux qui s'y trouvent; les résolutifs, les toniques, et même les astringens, proprement dits, doivent être employés à propos. Les applications de vin, de vin aromatique, d'eau-de-vie pure ou camphrée, ont réussi à beaucoup de praticiens; mais je ne recommande que celles d'eau froide, parce qu'elles m'ont toujours paru infiniment plus efficaces que toutes les autres. On a vu que c'est l'opinion du professeur Hildebrandt, et de notre savant Chaussier (thèse citée).

Les eaux minérales ferrugineuses ou sulfureuses ont fréquemment de grands succès contre les hémorroïdes; mais spécialement contre les anciennes douleurs, ou dans les cas d'écoulemens passifs et de tumeurs indolentes.

ZACUTUS LUSITANUS, *Praxis admirand.*, l. II, obs. 73, (*Dolor hœmorrhoïdalis fonticulo in crure sanatus*), obs. 82.

ALBERTI, *De hœmorrhoïdariorum prudenti therapeiâ per acidulas et thermas. Halœ*, 1719.

DE BUCHNER, *Dissertatio de optimâ hæmorrhoïdas sanandi methodâ. Halæ*, 1747.

CHAPITRE XVIII.

Traitement curatif empirique des hémorroïdes. Ce traitement se compose de deux sortes de moyens : les premiers sont des préparations plus ou moins sagement combinées, que la médecine peut adopter, parce qu'elle est en droit de leur supposer des vertus, bien qu'on ne connaisse pas le mode suivant lequel elles opèrent : ce sont les onguens, ou applications nombreuses, vantées souvent avec trop d'emphase, et dont j'ai fait connaître précédemment une partie. Quant aux autres moyens, ils sont la honte de l'humanité ; car s'ils guérissent, ils attestent notre ignorance ; s'ils ne guérissent pas, ils accusent notre crédulité. Pour aucune maladie, néanmoins, on ne cite d'exemples aussi nombreux, et qui paraissent aussi irrécusables de guérison, par des amulettes ou des moyens analogues. J'en connais, pour mon compte, un assez grand nombre, que je ne suis pas médiocrement embarrassé de racouter ; car si les lecteurs refusaient d'y croire, j'en serais d'autant moins étonné, que je n'y crois pas moi-même. Comme il peut se faire, néanmoins, qu'un esprit plus aigu que le mien, trouve, dans les circonstances de ces faits, quelque moyen ou de les expliquer ou de les rapprocher d'autres faits connus ; j'en rapporterai quelques-uns avec la plus scrupuleuse exactitude.

Je dois déclarer, préalablement, qu'il me semble avoir donné quelques pages plus haut une clé, au moyen de laquelle on pourrait arriver à cette explication ; j'entends ce que j'ai dit du caractère nerveux d'une partie des accidens hémorroïdaires les plus graves.

En effet, pour guérir les hémorroïdes, il suffit, le plus souvent, de faire cesser ces accidens nerveux qui les entretiennent. Or, on sait qu'en général, les phénomènes nerveux de notre organisation sont soumis à une force existante en nous, inconnue dans son essence, rendue seulement apparente par ses effets ; c'est à cette force, mal à propos confondue avec l'imagination, parce que l'imagination la met fréquemment en jeu, que sont dues presque toutes les maladies nerveuses ; c'est elle qui les produit, qui les entretient, les renouvelle ou les fait disparaître, suivant des lois qu'il n'est presque jamais possible de reconnaître : c'est en faisant agir cette cause, sans doute, que l'imitation, que les passions produisent sur nous des effets si variés : la théorie des songes, des terreurs paniques, des apparitions, recevraient probablement de grands éclaircissemens de l'explication de cette cause.

J'ai des raisons de penser qu'une volonté ferme, qu'une raison solide, peuvent nous soustraire à l'influence des mouvemens dont je parle ; au lieu que les dispositions opposées nous en rendent les jouets : quels sujets nombreux et intéressans d'observations de ce genre se présentent à nous, depuis l'homme qui s'est rendu maître de la douleur, au point de la faire taire et de n'en plus ressentir l'aiguillon, jusqu'à celui qui se commande de s'éveiller précisément à l'heure qu'il a marquée d'avance ; depuis le guerrier intrépide, qui reste impassible sous le feu de cent machines meurtrières, jusqu'à l'enfant ou la femmelette, que l'aspect d'une araignée fait évanouir ! Combien de degrés divers et de différences très-marquées ! C'est (dans mon opinion du moins) en mettant en jeu cette puissance, que les magnétiseurs opèrent les miracles qu'ils racontent ; miracles tous produits sur des esprits mobiles, ou qui ont au moins un côté d'indécis.

Peut-être les idées que je présente ici paraîtront-elles obscures ou paradoxales ; mais, dans ce cas, où pourrais-je les placer plus convenablement ; et ne sont-elles pas bien dignes de former l'introduction d'une discussion sur les amulettes ?

Depuis que ceci est écrit, en relisant, dans l'Histoire des hémorroïdes de Trnka, le premier paragraphe du chapitre dans lequel il traite des amulettes, je trouve que ce savant écrivain avait eu une idée qui se rapproche de la mienne, sur l'emploi de ces moyens. « On ne peut, sans doute, en rien attendre (dit-il) lorsque le mal est entretenu par des vices importans, des solides ou des fluides ; mais, au contraire, lorsqu'il est produit par les nombreux accidens qui dépendent du système nerveux, on peut espérer que ces amulettes, soit par les effluves qu'elles envoient au corps malade, soit par les sentimens heureux qu'elles font développer (la joie, l'espérance, la gaité, la tranquillité), amèneront un nouvel état nerveux, sous l'influence duquel la circulation reprendra son équilibre, en sorte que l'affection hémorroïdale disparaîtra naturellement. »

Les motifs qui ont engagé l'auteur que je viens de nommer, à parler des amulettes, me portent donc à le faire pareillement ; mais au lieu de me borner à citer des témoignages comme il l'a fait, je dirai encore ce que j'ai pu recueillir moi-même de nouveau et d'intéressant sur ce point.

A. Galien rapporte que la pierre *hiéracite* (*lapis hieracites*) et la pierre d'Inde (*lapis indicus*) portées au cou, arrêtent le flux hémorroïdal. Paul d'Ægine répète la même chose (*De re medicâ*, *lib*. 7; *initium litteriæ* Δ). Aëtius, cet autre prince de la médecine, est plus positif encore, car il ajoute en avoir fait l'épreuve. La pierre *hiéracite*, dit-il, d'après Diogènes, en son Traité des pierres, est verdâtre, tirant sur le noir, et diversement tachée d'autres couleurs ; elle a la vertu de dessécher les hémorroïdes, en la portant attachée à la cuisse droite. La pierre d'Inde est jaunâtre, et paraît rouge quand elle est en poudre. (*Tetrabib.* 1, *serm.* 11, *c.* 30). Je pourrais citer un grand nombre d'auteurs modernes, qui ont partagé la même opinion ; mais la chose me paraît tout au moins inutile.

B. On a recommandé une émeraude, placée sur le nombril pour arrêter le flux excessif ; cependant Lanzoni convient qu'il a vainement essayé quatre fois de ce moyen (*Misc. nat. cur.*, dec. 3, anno 1, observ. 26).

C. La petite chélidoine (*ranunculus ficaria*, L.), dont j'ai déjà parlé. On a recommandé d'en porter en amulette (Trnka, §. 142). Stahl déclare qu'il n'en a jamais vu d'effet.

D. La racine de *cyclamen* portée entre les épaules. Les hommes doivent la choisir noire, et les femmes blanche. Trnka rapporte avoir appris deux exemples de guérison, par ce moyen, d'un de ses camarades, lequel ne put être guéri non plus autrement des récidives d'un flux excessif.

E. Les feuilles d'hellébore noir (*helleborus niger*, L.) en ceinture. Hartmann (*Pract. chymiatr.* p. m. 50) déclare s'en être servi plusieurs fois avec succès, pour modérer un flux excessif : les feuilles étant un peu contuses pour les amollir, on les enfile et l'on en fait une ceinture, que l'on place sur la peau. Platerus (*Prax.*, t. 3, p. 646) dit qu'on doit renouveler les feuilles à mesure qu'elles sèchent ; et Lanzoni (*Consult. med.*, 97 ; *Opp.* t. 2, p. 204) rapporte qu'une dame de Ferrare s'en était heureusement servie.

F. La renouée ou centinode (*polygonum aviculare*, L.) portée sous les aisselles. G. W. Wedel raconte qu'une femme de soixante-quatre ans, dont le teint était verdâtre (comme l'est ordinairement celui des hémorroïdaires), avait à la fois ses règles et des hémorroïdes. La première évacuation ayant cessé par les progrès de l'âge, l'autre continua avec de légères douleurs du dos et de l'hypocondre. Ce flux étant devenu excessif, et n'ayant point cédé à tous les autres remèdes, la malade se mit à porter de la centinode sous ses aisselles, et fut bientôt guérie (*Miscel. nat. cur.*, déc. 1, ann. 3, obs. 22).

G. La racine de scrofulaire (*scrofularia aquatica*, L.) portée contre la peau. Helwich (*Hist. morb. wratisl. l. c. p. m.* 173.) dit l'avoir employée vainement pour soulager un évêque. Lanzoni, cependant, prétend qu'il a vu plus d'une fois de bons effets produits par cette racine, suspendue en amulette entre les deux épaules.

H. L'orpin ou reprise (*sedum telephium*, L.; *fabaria*, *etc.*). La racine de cette plante, en amulette, est celle qu'on a le plus célébrée. L'illustre Stahl, néanmoins, dit avoir vu porter et appliquer des racines et des feuilles d'orpin ou de scrofulaire entières ou écrasées, bouillies ou rôties, sans qu'il en résultât le moindre soulagement. G. Wolfgang Wedel, au contraire, médecin savant, mais qu'on peut supposer trop crédule, s'est fait le champion outré de cette plante. Suivant cet auteur, aucun cas d'hémorroïdes ne résiste à ce moyen, bien qu'elles aient été exaspérées par d'autres remèdes; il en cite des exemples frappans : celui d'un grand seigneur hypocondriaque, tourmenté d'hémorroïdes fluentes et très douloureuses, que tous les remèdes et l'onguent de linaire même n'avaient pu soulager. Il fut guéri en une nuit. Un autre personnage respectable fut soulagé à en être stupéfait. On doit, dit-il, employer cette racine fraîche, et la pendre avec un fil entre les épaules, sans se soucier s'il s'y trouve plus ou moins de nœuds qu'il n'y a de tubercules à l'anus. A mesure que la racine se dessèche, toutes les tumeurs se flétrissent et disparaissent. Etmuller (*Collegium practic. hœmorrhoïd.*) dit avoir éprouvé l'efficacité de cette amulette sur un homme de lettres affligé d'hémorroïdes sèches, dont il fut très bien guéri. J. C. Goetz (*Annal. wratisl. Tent.* 14 ann. 1720, novemb., §. 4, art. 13) cite un comte de Metternich sujet aux attaques d'hémorroïdes sèches, qui se guérissait ainsi toutes les fois qu'il en était atteint. De même, M. Gerber rapporte s'être guéri d'hémorroïdes fluentes, avec des accès très-douloureux, en prenant chaque matin, durant deux mois de suite, une ou deux tasses d'infusion théiforme d'orpin mêlé à la scrofulaire, à la petite chélidoine et à la mille-feuille (*Misc. nat. cur.*, cent. 1 et 2, obs. 131). Thomas Bartholin dit, de son côté, qu'ayant employé cette amulette contre des tubercules, elle n'a rien produit (*Act. Hafn*, vol. 1, obs. 51). Voici maintenant ce que je puis ajouter aux faits compilés par Trnka : ayant appris de mon parent, dont j'ai rapporté précédemment la guérison, que le moyen par lequel il avait été guéri dans une seule nuit, étant l'application d'un sachet de soie rempli de petits corps allongés et durs, qu'on lui dit être les feuilles d'une plante qui croîssait sur les toîts de Naples, imaginant que ce pouvait être des feuilles de *sedum acre* ou vermiculaire, et voulant m'en assurer, j'écrivis à Naples, à M. le docteur Savaresi, médecin très-savant, ayant suivi notre armée dans l'expédition d'Egypte, et avantageusement connu par la publication de plusieurs ouvrages ou mémoires. Voici ce qu'il a bien voulu me répondre,

« Le *sedum telephium*, L., est de l'espèce de sedum dont les empiriques se servent à Naples pour guérir les hémorroïdes. Les Italiens l'appelent *fabaria*, *fava inversa*, *erba de' calli* (*herbe aux cors*). Elle est indigène dans le royaume de Naples, ainsi que dans toute l'Europe méridionale, et elle est fort accréditée dans le vulgaire pour ses vertus. En Italie, et surtout à Naples, on la cultive beaucoup, parce que tout le monde en emploie les feuilles pour guérir les cors aux pieds, et la racine pour faire passer les hémorroïdes. Les herboristes prônent beaucoup l'efficacité de cette racine contre cette dernière affection, et ils assurent qu'ils font des cures merveilleuses. Les médecins n'y ajoutent aucune foi, regardent cela avec mépris, et dédaignent de connaître ou de rechercher tout ce qui se sent un peu de l'empirisme ou de la médecine talismanique. Lorsque, dans ma jeunesse, je suivais des cours de botanique sous les célèbres professeurs Domin. Cirillo et Vinc. Petagna, je leur ai entendu dire du *telephium* que la faculté anti-hémorroïdale qu'on lui attribuait devait être regardée comme un conte de charlatans ou de vieilles femmes. Le second en parle positivement dans ce sens dans son excellent Traité de matière médicale végétale (*Della facolta delle piante*, p. 455. *Napoli*, 1796). Quoiqu'il en soit, voici ce que j'ai observé sur l'efficacité du telephium dans le traitement des hémorroïdes, malgré la prévention que m'ont transmise mes maîtres contre ce remède empirique.

» Dans l'automne de l'année dernière j'ai traité des hémorroïdes un de mes amis intimes, littérateur distingué, et employé supérieur au ministère des finances. Je ne suis parvenu, en employant tous les moyens connus pendant plus d'un mois, qu'à pallier ou à adoucir le mal, ce que tous les médecins de l'Europe obtiennent lorsqu'ils estiment convenable de guérir les hémorroïdes (chose que l'on tente quand on sait que la maladie est idiopathique et qu'elle paraît pour la première fois ; c'était précisément le cas dont je parle). Mon malade étant au désespoir par les fortes douleurs qu'il éprouvait de temps en temps, et qui l'empêchaient de vaquer à ses affaires, demandait à tout le monde des remèdes pour guérir sa cruelle maladie. Dans cet état, un de ses domestiques offrit de le guérir : il accepta avec empressement et se fit conduire chez un herboriste fameux : dans la boutique de cet homme on coupa, en présence du malade, une racine fraîche de *telephium* en treize morceaux à peu près égaux, de quatre à cinq lignes de longueur, d'autant de diamètre, et de forme cylindrique, car la racine est fusiforme, et on la coupe en faisant des sections parallèles à distances égales : on enfila ensuite tous ces morceaux par le centre, avec une petite ficelle, et on la lia par un nœud en formant une espèce de chapelet. L'herboriste le donna au malade, en lui prescrivant de le porter dans la poche de la culotte, ou le plus près possible de l'anus, jusqu'à ce que la racine fût sèche et qu'elle n'exhalât plus d'odeur (cette odeur est à comparer à celle de la moisissure ou de la terre mouillée). Mon ami crut que c'était une plaisanterie, et rit beaucoup; mais cherchant à être soulagé de ses douleurs, il voulut encore tenter ce moyen curatif qui lui semblait superstitieux, et devoir être peu efficace : il se décida donc à exécuter l'ordonnance. Au bout de trois ou quatre jours, les hémorroïdes avaient disparu comme par enchantement. Le malade, transporté de joie, se rendit chez moi : *Je veux t'apprendre*, me dit-il en riant, *un bon remède pour guérir les hémorroïdes, contre lesquelles la médecine échoue si complétement* ; et il me raconta tout ce que je viens d'exposer. On peut juger de mon étonnement, et que mon incrédulité se trouvait ébranlée. J'examinai la chose de près : j'allai voir l'herboriste et l'interroger : nous avons beaucoup parlé là-dessus, et nous nous sommes arrangés pour que je pusse continuer mes observations sur l'efficacité miraculeuse du *telephium*, que tous les médecins ridiculisaient comme je faisais auparavant, sans que nous nous donnions la peine d'observer ce que l'empirisme nous présente de bon et d'utile pour l'avancement de notre art.

» Mon ami porta le chapelet pendant environ quinze jours, et ne le laissa que lorsque tout fut sec. Maintenant il le garde chez lui comme un trophée ou comme un monument digne d'être vu et admiré, il s'est depuis lors écoulé neuf mois, et il n'a pas senti la moindre atteinte d'hémorroïdes.

» Il est nécessaire de rappeler à ce sujet que le docteur Chomel, dans son Traité sur la vertu des plantes usuelles, tom. 2, recommande comme un bon remède dans les hémorroïdes aveugles, l'application d'un onguent composé de beurre frais et de racine de *telephium* écrasée.

» Je m'occupe sans cesse de recueillir d'autres observations de ce genre que je m'empresserai de vous communiquer : je crois que mes expériences me conduiront à reconnaître que l'évaporation de la racine, ou l'émanation du principe aromatique, est ce qui opère le miracle ; car l'on est tenté d'appeler ainsi une guérison surprenante produite par des moyens simples et naturels, mais qui paraissent occultes, parce qu'on en ignore le principe : ces phénomènes d'ailleurs étant inexplicables et ne tombant pas sous les sens. »

Je ne sais point encore ce que d'autres observations auront pu faire découvrir à M. le docteur Savaresi sur la cause de l'efficacité du *telephium*. Si cette substance était la seule dont on eût à raconter des faits analogues, on pourrait croire effectivement qu'une exhalaison quelconque est ce qui la rend efficace; mais on attribue la même vertu à des objets qui ne peuvent envoyer aucune exhalaison; et l'on n'a plus de motifs pour admettre l'un de ces faits, que pour en admettre un grand nombre d'autres, puisqu'ils sont tous clairement exposés par ces hommes respectables; et qu'étant analogues entre eux, ils se prêtent un mutuel appui.

Depuis quelques jours, un de mes amis, âgé de trente-neuf ans, très-anciennement hémorroïdaire, éprouvait le commencement d'un paroxysme, à la suite de travaux de cabinet tellement assidus, qu'il y a passé presque toutes les nuits depuis un mois. Un tubercule douloureux s'était déjà développé en dehors du sphincter de l'anus, et le patient s'attendait à un accès complet. Cependant, ayant vu chez moi le détail des guérisons qu'on vient de lire, il a sur-le-champ envoyé chercher de la racine fraîche de *telephium*, dont il a mis une poignée dans chacun des goussets de sa culotte, sans les couper ni les enfiler, et sans autre attention que d'en secouer la terre. Dès le lendemain le tubercule avait disparu, et la sensibilité qui restait encore à la place n'a pas persisté plus de vingt quatre heures. Il est vrai que cet ami a employé conjointement la compression avec un linge, que j'ai recommandée précédemment; mais il n'en a pas moins continué le même genre de vie, passant encore toutes les nuits au travail, depuis cinq semaines que le fait est arrivé, et prenant plusieurs fois par jour du café très-fort. Il est vrai aussi que c'est un homme fort sobre, ne buvant que du vin trempé, jamais de liqueurs spiritueuses, et mangeant peu, quoiqu'il soit d'une complexion très-vigoureuse.

On comprend bien d'ailleurs que je ne recommanderais à personne une telle manière de vivre.

Un second fait également récent, mais bien différent, me paraît de nature à jeter quelque jour sur ces guérisons. M. C., un de nos médecins les plus instruits et les moins disposés à la crédulité, m'ayant entendu lire ce qui précède au sujet du telephium : Voici, me dit-il, une excellente occasion d'en faire l'expérience ; depuis un mois je suis tourmenté d'hémorroïdes qui, loin de diminuer mes incommodités habituelles, les ont beaucoup augmentées : je vais, en sortant, me procurer des racines de telephium, et vous saurez le résultat. La personne à laquelle s'adresse M. C. lui propose d'aller avec lui en cueillir dans les champs. On convient du lendemain ; mais un obstacle imprévu empêche de s'y rendre ; on prend un nouvel engagement pour le surlendemain ; mais alors les hémorroïdes avaient complètement disparu, et depuis il n'y a pas eu de ressentiment. Convenez, me dit M. C. en me revoyant, que nous l'avons échappé belle ; car si j'avais eu des racines de telephium dès le premier jour, nous nous serions crus bien fondés à les regarder comme la cause de ma guérison : *et voilà justement comme on écrit l'histoire.*

Des coïncidences semblables à celles-ci sont bien certainement ce qui a, dans le plus grand nombre de cas, fait la réputation de ces prétendus remèdes, et j'en ai rapporté cet exemple pour prémunir les lecteurs contre l'impression qu'ils pourraient recevoir des récits que mon impartialité ne me permet pas de supprimer.

H. On attribue communément en France, et principalement à Paris, aux marrons d'Inde, fruits de l'*œsculus hippocastanum*, L., la même propriété qu'en Italie on attribue au téléphium. On en raconte des cures tout aussi étonnantes que celle qui précède.

J'avais l'intention de garder le silence sur cette croyance populaire ; mais un médecin de mes amis me force en quelque manière d'insérer dans mon article la lettre suivante, dans laquelle il combat mon opinion, en racontant un fait que nous connaissons tous deux avec beaucoup d'exactitude, pour l'avoir plusieurs fois ouï de la bouche même de celui qui en est l'objet, homme très-véridique et d'une moralité bien connue :

« Le refus de parler des guérisons d'hémorroïdes obtenues à l'aide de marrons d'Inde portés dans la poche, n'est point aussi philosophique que vous le pensez. Ces faits, dites-vous, ne se lient en aucune manière à ce que l'on sait déjà ; ils semblent dépendre de facultés occultes qu'on ne peut admettre sans détruire tout l'édifice de sa raison ; ils ne prouvent d'ailleurs rien du tout, et seulement ils indiquent une coïncidence qui peut être tout-à-fait fortuite entre la guérison et l'emploi du remède prétendu ; faut-il dire pour cela : *post hoc ; ergo, propter hoc?* Enfin, dites-vous encore, quelles conséquences tirer de ces faits auxquels ne croiront pas vos lecteurs, puisque vous n'y pouvez donner croyance, vous qui connaissez ceux auxquels ils sont arrivés? » A tout cela je vais répondre : 1°. Il n'est point nécessaire qu'un fait soit lié avec des théories connues pour paraître intéressant, et s'il en était ainsi, on se bornerait à étudier ce que l'on connaît déjà, sans sortir d'un même cercle. 2°. Pourquoi vous embarrasser de facultés occultes? faites en sorte qu'elles ne le soient plus, ou arrêtez-vous au fait ; ne tentez enfin d'explication que lorsque vous en aurez les élémens, et ne vous embarrassez pas, dans votre ignorance, d'avoir un fait de plus dont vous ne connaissez pas la cause. 3°. Pourquoi voulez-vous à toute force qu'un fait prouve quelque chose? la coïncidence du remède prétendu et de la guérison se présente trop souvent pour être un pur effet du hasard : multipliez donc les observations pour arracher le secret de la nature ; tâchez du moins de vérifier si, comme vous le pensez, la nature du corps qui sert d'amulette n'est absolument pour rien dans les résultats qu'on voit arriver, et si tout est produit par la réaction d'une force, appartenant à celui-là même qui en éprouve les effets ; et si la chose est conforme à votre opinion, donnez-en la démonstration aux autres. 4°. Enfin, vous demandez quelle conséquence on peut tirer d'un fait qu'on ne saurait croire ; mais il y a loin du fait matériel aux hypothèses par lesquelles on chercherait à l'expliquer : les faits seront toujours admis quand ils seront appuyés de preuves suffisantes ; les explications viendront ensuite quand elles pourront. Dans tous les cas, s'il était démontré que l'on pût guérir la moitié ou seulement le quart des hémorroïdaires, en leur faisant porter dans la poche un ingrédient aussi innocent que des marrons, je verrais à cette démonstration de très-belles et de très-nombreuses conséquences, et vous aurez à vous féliciter de les rendre publiques. Toutes ces considérations m'engagent donc à faire ce que vous refusez, et à tracer les détails d'un fait qui vous est aussi bien connu qu'à moi : en le faisant, avec ma lettre, entrer dans votre article, vous en garantirez l'authenticité à vos lecteurs, en même temps que vous remplirez une lacune qui serait restée à votre travail.

« M. A. D., membre de l'Institut, de la classe des inscriptions et belles-lettres, frère d'un de nos plus célèbres auteurs dramatiques, et lui-même littérateur distingué, d'une complexion très-forte et bilioso-sanguine, né d'un père hémorroïdaire, avait plusieurs fois éprouvé, dans sa jeunesse, des accès irréguliers d'hémorroïdes. Vers l'âge de vingt-huit à trente ans, il fut attaqué d'hémorroïdes qui duraient depuis deux ans avec des douleurs atroces et un flux continuel tellement abondant, qu'il s'étonnait d'y pouvoir résister. Au plus fort de ses douleurs, se trouvant à la campagne dans une promenade de marronniers d'Inde, la maîtresse de la maison, madame de ***, le pressa de mettre des marrons dans sa poche, ce qui devait, disait-elle, le guérir : après avoir plaisanté de ce singulier remède, il finit par en ramasser cinq qu'il mit dans sa poche, par pure condescendance. Le lendemain, ne songeant plus à ces marrons, il fut agréablement surpris de ne pas ressentir, en allant à la garderobe, le renouvellement des douleurs qu'il avait coutume d'éprouver, et de souffrir beaucoup moins que de coutume. On peut imaginer que le souvenir des marrons revint à son esprit, et qu'il se garda bien de les jeter. En un mot, l'amélioration progressive fut si rapide, qu'au bout de trois à quatre jours il se trouva complétement guéri. Depuis lors, c'est-à-dire depuis vingt-six ou vingt-sept ans (il en a aujourd'hui cinquante-sept), il n'en a pas ressenti la moindre atteinte, et jouit habituellement d'une très-bonne santé, malgré des travaux de cabinet très-assidus, et sûrement bien des chagrins essuyés. »

Telle est la lettre que m'écrit un médecin de la Faculté de Paris, très-véridique, et qui rapporte d'ailleurs un fait que j'ai plusieurs fois entendu de la bouche de M. A. D. Ce médecin aurait pu ajouter, dans sa lettre, que les prétendus connaisseurs distinguent des marrons mâles qu'ils supposent convenir aux hommes, et des marrons femelles destinés pour les femmes ; suivant eux, les mâles sont ceux dont la tache formée par l'adhérence du placenta est ronde et très-large; mais cette distinction n'étant que le fruit d'une ignorance ridicule, puisque le maronnier d'Inde réunit les deux sexes dans la même fleur, il n'est pas besoin de joindre de nouvelles absurdités à des choses qui n'en sont déjà que trop souillées.

I. Le grate-cul, fruit de l'églantier (*rosa eglanteria*), porté dans la poche, jouit des mêmes vertus dans l'esprit de quelques personnes. M. le docteur Pantoli m'a dit connaître beaucoup un courrier, lequel prétend qu'il n'a pu se guérir autrement des hémorroïdes, et qu'il en est attaqué dès qu'il cesse d'en porter.

Au rapport de M. le docteur Vaidy, en Espagne on attribue la même efficacité à un morceau de la corne noire d'un taureau tué dans l'arène.

Pour terminer cette partie pénible de la tâche que je me suis imposée, je dois encore dire que Panaroli rapporte que Castelli son maître assurait avoir éprouvé que si l'on touchait des hémorroïdes avec une racine tuberculeuse de chondrille (*chondrilla juncea*, L.), elles sèchaient si celle-ci se dessèchait, ou se corrompaient si elle pourrissait ; en sorte qu'on doit avoir soin de pendre cette racine dans la cheminée après s'en être servi. T. Bartbolin dit avoir entendu le même Castelli raconter aussi ce fait (Trnka, §. 143, et *malad. de Bresl.*)

On a dit la même chose de plusieurs autres substances, les *myrobolans chebules*, un *morceau de bois de sureau*, etc., etc. : l'énumération pourrait en être encore longue. Cependant, si les conjectures que j'ai formées, se trouvent fondées, ces moyens, tout ridicules qu'ils soient, et même parce qu'ils sont très-ridicules, doivent quelquefois amener la guérison. Cette cause intérieure de mouvemens nerveux dont j'ai parlé devant être plus facilement mise en jeu par une opération à laquelle sont jointes quelques formalités propres à capter l'attention, que par une autre à laquelle manqueraient ces conditions.

HIPPOCRATES, *De hæmorrhoïdibus liber.*

KELLERTHALER, *Dissertatio de hœmorrhoïdibus. Basil.*, 1582.

PUOLLAMER, *Consilium de hæmorrhoïdibus. Bamb*, 1590.

CUNELIUS, *Dissertatio de hæmorrhoïdibus. Lipsiæ*, 1591.

NYMMANN, *Dissertatio de hœmorrhoïdibus. Witteb.*, 1594.

WAGNER, *Dissertatio de hœmorrhoïdibus. Basil.*, 1615.

SULZBERGER, *Dissertatio de hæmorrhoïdibus. Lips.*, 1616.

JUNTA, *Dissertatio de hæmorrhoïdibus. Argentorati*, 1654, C. P., t. 166, n. 6.

MEIBOMIUS, *Dissertatio de hæmorrhoïdibus. Helmst.* 1670.

FRANCUS, *Dissertatio de hœmorrhoïdibus. Heidelb.*, 1672.

FAUSIUS, *Dissertatio de hæmorrhoïdibus. Leyd.*, 1675.

— *Dissertatio de hæmorrhoïdibus. Ludg. Bat.*, 1675, C. P., t. 166, n. 5.

FROMMANN (J. C.), *De hæmorrhoïdibus. Nurenb.*, 1677, n. 12.

HARLIN, *Dissertatio de hæmorrhoïdibus. Tubingæ*, 1677, C. P., t. 166, n. 9.

PINCKER, *Dissertatio de hæmorrhoïdibus. Lugd. Bat.*, 1691.

HECKHELER, *Dissertatio de hœmorrhoïdibus. Argent.*, 1693, C. P., t. 166, n. 3.

ANGUISOLA, *Consilium de hæmorrhoïd. in Lautenbach. Fr.*, 1695.

MARCUS, *Dissertatio de hæmorrhoïdibus. Lugd. Bat.*, 1697.

SPIELMANN, *Dissertatio de hœmorrhoïdibus. Erfordiæ*, 1702, C. P., t. 166, n. 20.

GOTTSCHED, *Dissertatio de hæmorrhoïdibus. Regiom.*, 1703.

LOW, *Dissertatio de hæmorrhoïdibus. Edimb.*, 1707.

WIRBIZ, *Dissertatio de hæmorrhoïdibus. Lugd. Bat.*, 1708.

SANTORINUS, *Opusculum de hæmorrhoïdibus, cum Baglivii operib. Lugduni*, 1710.

JOHRENIUS, *Dissertatio de Philistinorum plagâ. Francof.*, 1715.

KAST, *Dissertatio de hæmorrhoïdibus. Argent.*, 1716, C. P., t. 166, n. 7.

ALBERTI, *Dissertatio practicæ de hæmorrhoïdibus. Halæ*, 1719.

CAMERARIUS (R. J.), *Dissertatio: alvus hæmorroussa. Tub.*, 1721.

WOYT, *Dissertatio de hæmorroïdibus. Halæ Magd.*, 1726, C. P., t. 166, n. 21.

WISLICENUS, *Dissertatio de hæmorrhoïdibus. Ienæ*, 1727, C. P., t., 166, n. 8.

WEDEL, *Dissertatio de hæmorrhoïdibus. Ienæ*, 1727.

PISTOR, *Dissertatio de hœmorrhoïdibus. Tubing.*, 1719.

WASSERMANN, *Dissertatio de hœmorrhoïdibus. Erfordiœ*, 1731, C. P., t. 166, n. 12.

KUBLER, *Dissertatio de hœmorrhoïdibus. Argent.*, 1742.

MOEBIS, *Dissertatio de hœmorrhoïdibus. Ienœ*, 1743.

HAMBERGER, *Dissertatio. Doctrina generalis de hœmorrhoïdibus. Ien.*, 1745.

SCHNELL, *Dissertatio de hœmorrhoïdibus. Ienœ*, 1745, C. P., t. 166, n. 1.

ROGERS, *Dissertatio de hœmorrhoïdibus. Edimb.*, 1749.

RUBLER, *Dissertatio de hœmorrhoïdibus. Argentorati*, 1742, C. P., t. 166, n. 11.

SEBIZ, *Dissertatio de hœmorrhoïdibus. Argent.*, 1674.

FRIZON, *Dissertatio de hœmorrhoïdibus. Argent.*, 1754, C. P., t. 166, n. 10.

GERBER, *Dissertatio de hœmorrhoïdibus. Vienn.*, 1756.

DEHAEN (Ant.), *Theses pathologicœ de hœmorrhoïdibus. Vindob*, 1759, *Comment. Lips.* IX, p. 339.

CARTHEUSER, *Dissertatio de profluviis alvi cruentis. Fr.*, 1760.

MANIALDUS (steph.), *De hœmorrhoïdibus. V. Haller, Bibliot. 5, pr.* 11, *p.* 205.

LETSCH, *Tentamen medicum de hœmorrhoïdibus. Lugd. Bat.*, 1761.

VERSCHUIR, *Dissertatio de hœmorrhoidibus. Lugd. Bat.*, 1764.

RICHTER, *Dissertatio de hœmorrhoïdibus. Wittemb.*, 1766, C. P., t. 166, n. 2.

DE SLABY, *Dissertatio de hœmorrhoïdibus. Viennœ*, 1767.

SIOHEN, *Dissertatio sistens casum hœmorrhoidalem. Upsal.*, 1768.

LANGGUTH, *Dissertatio de hœmorrhoïdibus. Wittemb.*, 1768, C. P., t. 166, n. 4.

STOCKHAUSEN, *Dissertatio de hœmorrhoïdibus. Helmst.*, 1770.

NEBEL, *Dissertatio non nulla de hœmorrhoïdibus. Heidelb.*, 1775.

STARK, *Dissertatio de hœmorrhoïdibus. Heidelb.*, 1775.

CLAXTON, *Dissertatio de hœmorrhoïdibus. Edimb*, 1777.

RAMSPERGER, *Dissertatio de hœmorrhoïdibus. Frib.*, 1778.

HEINSIUS, *Dissertatio de hœmorrhoïdibus. Argent.*, 1781.

REITTER, *Dissertatio de hœmorrhoïdibus. Viennœ*, 1782.

ROCHETTE, *Dissertatio de hœmorrhoïdibus. Monspel.*, 1783.

HEILBRONN, *Dissertatio de hœmorrhoïdibus. Lugd. Bat.*, 1784.

JAENICKE, *Dissertatio de hœmorrhoïdibus. Gott.*, 1791.

WERLE, *Dissertatio de fluxu hœmorrhoïdali. Duisburg.*, 1791.

BEELS, *Dissertatio de hœmorrhoïdibus. Lugd. Bat.*, 1790.

BITZIUS, *Dissertatio de hœmorrhoïdibus. Gott.*, 1793.

NURNBERGER, *Dissertatio de hœmorrhoïdibus earumque causis et curatione. Viteb.*, 1794.

TRNKA DE KRSOWITZ, *Historia hœmorrhoïdum, omnis œvi observata medica continens*, t. I, II, III, *Vindobonœ*, 1794 et 1795.
WEGSCHNEIDER, *Dissertatio de hœmorrhoïdibus. Helmst.*, 1795.
OPPENHEIM, *Dissertatio de hœmorrhoïdibus. Gott.*, 1798.
— *Tentamen de hœmorrhoïdibus. Gott.*, 1799.
KNEBEL, *Dissertatio de hœmorrhoïdibus. Marburg.*, 1799, 1800.
RECAMIER, Essai sur les hémorroïdes, présenté et soutenu à l'École de Médecine de Paris, an VIII (1800), in-8°.
WEYER, *Dissertatio de hœmorrho dibus. Wurceb.*, 1802. *Salzb. Med. chir. Zeitung.* VIII, *Ergänzungsb* 6, *p.* 76.
HEILMANN et WEYER, *Dissertatio de hœmor. Wirceburgi*, 1802.
ZOELNER, *Dissertatio de hœmorrhoïdibus. Witeb.*, 1807
DUMAY, Dissertation inaugurale sur les hémorroïdes. Paris, 1807. n. 49.
DUPUCH-LAPOINTE, Propositions sur le flux hémorroïdal; Dissertation inaugurale. Paris, 1808, n. 82.
LARROQUE (J.-B.), Dissert. inaugurale sur les hémorroïdes. Paris, 1810. n. 28. L'auteur l'a publiée deux ans après, augmentée sous le titre de Traité, etc., (*Voyez* ci-dessous).
ROUSSEL (A.), Dissertation sur le flux hémorroïdal. Paris, 1812, n. 176.
DE LARROQUE (J.-B.), Traité des hémorroïdes, un volume in-8, 271 pag. Paris, 1812.
LAVEDAN, Dissertation inaugurale sur les hémorroïdes. Paris, 1814, n. 194.
QUANDALLE, Dissertation inaugurale sur les hémorroïdes. Paris, 1815. n. 240.
SAUQUELIN DESPALLIÈRES, Dissert. inaug. sur les hémorroïdes. Paris, 1817, n. 142.

HÉMORROÏDES EXTRAORDINAIRES, *hœmorrhoïdum, insolitœ viœ*. On a toujours confondu, sous ce titre, des affections de toute espèce qui peuvent dépendre de la suppression des hémorroïdes, de la métastase, de la fluxion, ou de la déviation de l'hémorragie hémorroïdale. Or, il n'est aucune partie du corps qu'une semblable cause ne puisse affecter. On a, en conséquence, parlé d'hémorroïdes *des narines, de la bouche, du palais, de la gorge, de l'estomac, des oreilles, de l'utérus, des reins, de la vessie;* et l'on aurait eu sujet d'étendre encore davantage cette nomenclature. Cependant, je vais examiner les principaux cas de ces affections, et faire connaître ce qu'on en doit penser.

§. 1er. En commençant ce travail, j'ai défini l'expression hémorroïdes, et j'ai fait voir que, bien qu'elle fût essentiellement défectueuse, il était nécessaire de la conserver, parce qu'elle se trouvait consacrée par l'usage, et que la signification véritable en était oubliée ou du moins écartée, ce qui prévenait toute équivoque; mais je ne crois pas que l'on puisse indistinctement appliquer ces principes à tous les autres cas; les idées que rappellent naturellement le mot d'hémorroïdes ne permettront d'ailleurs jamais de l'appliquer à une maladie des narines, de l'oreille, de la bouche, quelque analogie qui puisse exister entre ces affections diverses. Il convient donc beaucoup mieux de les désigner sous le nom de *fluxions* ou *congestions sanguines*, caractère qui leur est commun à toutes, et qui se trouverait fort bien exprimé par le mot de *symphorême*, composé de συνφορέσις, *congestion*, et αἷμα, *sang*, que je me hasarde à proposer, en reconnaissant néanmoins que je n'ai pour cela aucun titre.

Au demeurant, je ferai remarquer, après Alberti, à l'occasion de toutes ces fluxions sanguines de diverses parties du corps auxquelles on a donné le nom d'*hémorroïdes*; 1°. qu'elles ne s'établissent jamais régulièrement, tant que les hémorroïdes proprement dites existent, ou qu'elles dérangent absolument, en s'établissant, le cours de celles-ci; 2°. qu'elles ne reparaissent plus quand les autres reprennent leur cours, et que tous les symptômes qui les accompagnaient s'appaisent; 3°. qu'elles dissipent, ou du moins soulagent beaucoup les accidens qui provenaient de la suppression des hémorroïdes, et qu'au contraire ces accidens sont singulièrement aggravés, quand elles-mêmes viennent à disparaître; 4°. qu'elles dépendent des mêmes causes que les hémorroïdes, et qu'elles surviennent spontanément dans les mêmes conditions d'âge, d'organisation et autres qui sont propres à celles-là; 5°. qu'il n'est, sous tous les rapports, aucune méthode plus convenable de les traiter que celle qu'il faudrait suivre pour les hémorroïdes; 6°. qu'elles remplacent les hémorroïdes troublées ou supprimées, ou qu'elles les continuent en quelque sorte; 7°. qu'il n'est aucun moyen naturel de les exciter plus certain que la suppression des hémorroïdes.

De ces remarques, je crois pouvoir conclure, avec Alberti, que ces fluxions sanguines ont véritablement lieu en remplacement des hémorroïdes, et qu'à juste titre on peut les nommer *hémorroïdes déplacées* (*insolitæ viæ hæmorrhoïdales*).

ALBERTI, *Dissertatio de hæmorrhoïdum insolitis viis. Halæ*, 1722.

§. II. *Hæmorrhoïdes oris, hæmorrhoïdes ex palato profluentes, hémorroïdes de la bouche ou du palais.* On a désigné, sous ce nom, dès la plus haute antiquité, les écoulemens sanguins de la bouche qui surviennent à l'occasion des suppressions d'hémorroïdes. Les seuls cas qui auraient pu légitimer, en quelque sorte, l'emploi de cette expression dégoûtante, comme le dit très-bien l'illustre P. Frank (*Nauseosum satis nomen*, epitom., t. V, p. 157), sont ceux où la fluxion sanguine aurait été compliquée de quelques accidens analogues à ceux qui accompagnent la fluxion hémorroïdale ordinaire. Tel est celui qui fait le sujet d'une dissertation soutenue à Erfurt, en 1722, par Zettermann, sous la présidence de Fischer. En voici le titre: *De hæmorrhoïdibus ex palato profluentibus.* « Un homme de lettres, âgé de trente-quatre ans, d'une constitution sanguine bilieuse, légèrement scorbutique, célibataire, rarement malade, n'ayant jamais eu d'hémorragies ni de maux de tête ; durant sa jeunesse, habitant l'Italie, il fait usage d'un régime très-excitant. Devenu adolescent, il va exercer la médecine en Pologne, où il est pris d'une sciatique qui le quitte bientôt, sans remède. Ayant fait alors des excès de boisson, il ressent des pincemens et comme des piqûres dans le rectum, et bientôt après éprouve tous les symptômes de l'hypocondrie : ventre paresseux, gonflé et tendu ; resserremens spasmodiques ; respiration difficile et profonde ; faiblesse des membres ; sommeil comateux et survenant au milieu des repas ; quelquefois aliénation passagère. Trois ou quatre médecins lui donnent ensemble des soins, et voient dans son affection une *maladie contagieuse* ; ils le traitent en conséquence par les alexipharmaques et les confortatifs, quoiqu'il demandât instamment la saignée dont il s'était déjà bien trouvé. On le fait garder, de peur qu'il ne se fasse saigner. Il guérit néanmoins, mais reste exposé, chaque printemps, aux mêmes incommodités, dont il se délivrait en se faisant pratiquer une saignée du pied ; il rendait alors par l'anus quelques cuillerées d'une mucosité blanchâtre, semblable à de la solution de gomme adragant.

« Une année, au retour du printemps, ayant toujours différé l'usage de la saignée, il se trouva après de grands travaux, le matin pris de vertiges qu'il n'avait jamais ressentis, et d'une pesanteur avec tension des membres supérieurs ; tout-à-coup, comme il déjeûnait plus par habitude que pour satisfaire l'appétit, il éprouva au *palais*, à un travers de doigt de la luette, une douleur aiguë, déchirante, qui bientôt fut suivie de l'apparition d'une tumeur noirâtre. Ayant pris un miroir, il vit une *veine* gonflée par le sang, et croissant de moment en moment, au point de faire craindre une suffocation. En la touchant avec la langue, elle se rompit, et il en coula deux cuillerées de sang très-fluide. Cet écoulement de sang s'arrêta (ce qui prouve suffisamment qu'il n'était point fourni par une veine dilatée ou variqueuse), puis revint à diverses reprises ; chaque évacuation était suivie d'un penchant insurmontable au sommeil. » On ne donne pas la suite de cette observation.

Je ne sais si l'on peut rapprocher de cette observation celle que Morgagni a consignée dans sa quatrième lettre, n°. 24. « Un charcutier, dans la force de l'âge, d'une bonne complexion et médiocrement gras, fut affecté tout-à-coup, et sans cause connue, d'un gonflement de la joue gauche qui s'étendait jusqu'au menton et à l'oreille. Cet accident ne l'empêcha cependant pas de se livrer à ses occupations domestiques, et de manger comme de coutume ; mais, le surlendemain au matin, après avoir bien dormi, il se leva tout-à-coup, et fit, avec grande agitation, trois ou quatre tours dans sa chambre, après quoi il s'assit ; et, comme on lui demandait ce qu'il éprouvait, il poussa quelques gémissemens, et mourut aussitôt. A l'ouverture du corps, on trouva le pharynx et toutes les parties postérieures du cou remplies de sang épanché. La membrane de la langue, des amygdales et du larynx était gonflée par une sérosité jaunâtre ; les veines jugulaires internes étaient fortement distendues par le sang ; les vaisseaux de la surface du cerveau et du cervelet étaient aussi remplis par un sang fluide, et nulle part on n'en trouva de concret ; une assez grande quantité de sérosité coula de dessous la pie-mère, de la cavité des ventricules et de celle du canal vertébral. »

J'ai remarqué, sur plusieurs personnes avancées en âge, des varices aux deux angles de la bouche, notamment sur un vieillard de quatre-vingt-deux ans, très-vigoureux, n'étant jamais malade, mangeant avec voracité, et faisant encore très-facilement plusieurs lieues à pied : il a, depuis quinze ou vingt ans, à chaque coin de la bouche, une varice bleuâtre grosse comme la moitié d'un pois. Jamais elles n'ont rendu de sang.

Moebius (*Fundament physiolog.*, c. 16) dit qu'on voit quelquefois des tumeurs semblables sous la langue et sur la lèvre inférieure.

Arnold. Bootius rapporte l'observation suivante relative au célèbre Jacq. Usserius, archevêque d'Armach. Etant âgé de soixante-quatre ans, depuis plusieurs années il rendait périodiquement deux ou trois fois du sang par la bouche, le plus souvent du côté gauche, mais cependant quelquefois du côté de la langue, des gencives, des deux lèvres et de l'intérieur des joues. Dans sa jeunesse, le sang coulait en abondance, jusqu'au point de compromettre sa vie, et s'arrêtait difficilement ; mais depuis long-temps la quantité en était modérée ; il coulait goutte à goutte sans interruption, jour et nuit, jusqu'à la fin du paroxysme, qui ne durait jamais moins d'un jour naturel, le plus souvent deux, quelquefois davantage. Il a fait jadis beaucoup de remèdes, dit Bootius ; mais il y a renoncé depuis qu'il a été averti par moi du besoin que la nature a de ce moyen d'évacuation, surtout avec un tempérament sanguin et bilieux, et avec sa manière de vivre, tellement privée d'exercice, que la fatigue des prières du dimanche le met tout en sueur ; tout son temps se passant à lire et à écrire. Le seul inconvénient qu'il éprouve de cette évacuation, c'est que, la nuit, le sang coule dans l'estomac, mais il le rend ensuite le matin.

Helwick (*Hist. morb. wratislav.*) cite deux exemples analogues. Le sujet de la première est un homme de trente ans, sujet, depuis trois ans, aux hémorroïdes; celui de la seconde, est une femme d'environ quarante ans, qui continuait à être bien réglée.

Pauli (même ouvrage) parle d'une jeune fille de dix ans, dont la lèvre supérieure enfla durant quelques années; il survint ensuite une fissure d'où le sang coulait abondamment. La suppression de cet écoulement occasionna une ophthalmie.

FISCHER, (respond. Zettermann) *Dissertatio de hœmorrhoïdibus ex palato profluentibus. Erfordiœ*, 1723.

— *Historia morborum wratislaviensium* (*hœmorrhoïdes et ex palato*), 1723.

— *Ephemerides naturœ curiosorum*, *déc.* III, *ann.* IV, *obs.* 102 (*per vomitum*).

— *Id.* *Id.* *ann.* IX, *obs.* 118 (*hœm. per os.*).

VOGEL, *Dissertatio de rarioribus quibusdam morbis* (*hœmorrhoïd. oris*). *Gottingœ*, 1762.

PORTAL, Cours d'anatomie médicale, t. III, p. 379 (*in faucibus, in tracheâ*).

§. III. HÉMORROÏDES DES NARINES, *hœmorrhoïdes narium*. Les Arabes sont, à ce qu'il paraît, les premiers qui ont ainsi nommé une affection des fosses nasales. Cette dénomination, admise par leurs commentateurs, a été adoptée par plusieurs hommes célèbres des derniers siècles. Joan. Costœus (*in Avicen.*) et Alexandre Benedictus (lib. 5, *De morb. cap.*, c. 10).

Valescus de Tarente dit que les hémorroïdes des narines sont des excroissances de chair contre nature, formées dans les narines; elles sont de deux espèces: les unes sont blanches, molles, indolentes, et pouvant être touchées; les autres, au contraire, sont dures, rouges ou brunes, diffèrent très-peu des tumeurs cancéreuses ou polypeuses. Marc-Aurèle Séverini, d'après Alex. Benedict., les compare au mamelon d'une femme; elles viennent des parties les plus élevées et les plus charnues des fosses nasales. Le même auteur blâme

Gab. Fallope d'avoir avancé qu'elles ne diffèrent des polypes que par la couleur ; et, conformément à ce que dit P. Bayrus (*Pract.*, lib. 5, c. 3), il établit que les hémorroïdes nasales sont des excroissances molles, indolentes, s'alongeant quelquefois au point de sortir des narines ; tandis que le polype est dur et formé d'une substance coriace comme la chair du polype marin ; il ajoute que ces affections ne diffèrent pas moins par la cure que par leurs apparences, le polype étant très-difficile à guérir ; tandis que les hémorroïdes cèdent avec une grande facilité (autant, dit-il, que j'en puisse juger par mon expérience) ; en sorte qu'il suffit de les inciser pour qu'elles s'effacent après qu'elles ont rendu beaucoup de sang, ainsi qu'il arriva à un religieux qui m'avait été adressé par François Romain, chirurgien, et Scipion Aversanus, phlébotomiste du couvent. »

On voit, par ce qui précède, que les prétendues hémorroïdes des fosses nasales ne sont que des polypes ou excroissances de ces cavités dont on connaît aujourd'hui plusieurs espèces parfaitement semblables à celles que décrit M. A. Severini. C'est donc au mot *polype* qu'on doit chercher ce qui s'y rapporte.

Schiewasser a, néanmoins, publié, sous la présidence d'Alberti, une dissertation sur un cas trop singulier pour ne pas en faire mention ; il est, d'ailleurs, très-possible que la coïncidence dont il s'agit se rencontre plus souvent qu'on ne s'en doute : elle a déjà plusieurs fois été signalée par d'habiles praticiens. Frommann (*Conser. prat. post.*, probl. 41, p. 450) demande s'il ne conviendrait pas d'exciter les hémorroïdes chez les personnes qui ont habituellement des douleurs à la gorge et des rougeurs à la face.

Sorbait (*Med. pract.*, tr. 1, c. 68) dit que les hémorroïdes conviennent dans la *goutte-rose*, à cause de la révulsion qu'elles produisent. L'expérience nous a démontré, ajoute-il, chap. 54, que l'ouverture des hémorroïdes est le meilleur remède de la *goutte-rose*.

F. Raym. de Fortis, B. Sylvaticus, et plusieurs autres disent la même chose pour des croûtes au visage, au nez, pour des polypes, etc. La Gazette de santé, n°. 21, année 1788, cite l'exemple d'une affection dartreuse de la face, alternant avec les hémorroïdes. Et Gilbert a rapporté un cas de guérison de varices à l'œil par des hémorroïdes (*Adversar. pract. pr.*, p. LXIX.)

Voici le fait rapporté par Schiewasser : « Un ecclésiastique âgé de trente-huit ans, sanguin-bilieux, d'une bonne constitution, robuste, gras et pléthorique, vivant splendidement et buvant beaucoup de vin de Hongrie, avait, depuis quelques années, des hémorroïdes aveugles et indolentes ; un empirique les fit rompre au moyen d'une fomentation avec la décoction de racines d'acacia ; il en coula beaucoup de sang. Quand le flux eut cessé, il survint de violentes douleurs néphrétiques qui furent remplacées par un transport et une congestion d'humeurs sur la poitrine, avec oppression et difficulté de respirer. Ces phénomènes furent dissipés par un saignement de nez : cependant la congestion s'établit au visage, et quoique les hémorragies nasales surviennent de temps en temps, il se forma à la face des tubercules sanguins nombreux : enfin il parut à l'aile gauche du nez, une tache rouge qui prit un grand accroissement, malgré les diverses applications spiritueuses ou autres, et malgré la compression ; la tumeur en vint bientôt au point de boucher la narine de ce côté, laissant à peine un étroit passage à droite. Elle ne produisait pas moins de gêne que de difformité, car au bout de trois ans, elle couvrait toute la bouche et une partie du menton; on craignait d'ailleurs qu'elle ne devînt cancéreuse, en sorte qu'on se décida à l'emporter. Le seul accident qu'on éprouva dans l'opération, fut une hémorragie causée par une artère dilatée; la plaie guérit très-bien. Le malade ne fut pas repris d'hémorroïdes, mais eut la figure couverte d'efflorescences sanguines et de goutte-rose; il devint encore sujet à une affection de la rate et à des douleurs précordiales jointes à un afflux de sang à l'intérieur, d'où résultait une pâleur subite avec perte de mémoire. Il est vrai qu'il continuait le même régime et l'usage abondant du vin de Hongrie. Ce malade n'a jamais douté, non plus que son médecin, que la suppression des hémorroïdes fût la cause de son mal. »

Je rappellerai que Morgagni cite, en paraissant l'approuver, l'ancienne opinion qui attribuait ces affections à l'écoulement d'une matière acrimonieuse venant de la tête (sans doute du haut des fosses nasales). Il raconte qu'en conséquence Mercurialis et Gavasseti ont guéri des personnes réduites à l'extrémité, par des maladies de poitrine, en les faisant tenir couchées sur le dos, et la tête penchée de manière que rien ne pût couler dans la poitrine et l'estomac : Aëtius a employé le même moyen. (Morgagni, *epist*. XXII, n°. 26.

ALBERTI (Mich.) (*resp. Schiewasser*), *Dissertatio de excrescentiâ nasi, cum hæmorrhoïdum anomaliis connexâ : cum figurâ. Halæ*, 1729. C. P., t. 167.

§. IV. HÉMORROÏDES DE L'UTÉRUS. *Hæmorrhoïdes uteri*. D'après ce que j'ai dit précédemment du mot hémorroïdes, dont il convient de se servir sans égard à l'étymologie, on se demande ce que ce peut être que des hémorroïdes de l'utérus. Hippocrate et Galien n'ont pas employé cette expression ; mais Celse (*lib.* 6, *cap.* 9, *sec.* III, *n*°. 3), l'auteur du livre *de Gynœceis*, attribué à Galien, Cœlius Aurelianus et Paul d'Égine s'en servent à diverses reprises ; ce dernier les décrit avec les remèdes qu'on y doit appliquer. Toutefois Aetius en rapporte, d'après Aspasie, une description plus précise et plus claire (*Tetrabibl.* IV, sermo 4, cap. 97).

« Des hémorroïdes, dit-il, se forment tantôt au col, tantôt au corps de la matrice, et quelquefois, quoique rarement, à l'orifice extérieur des parties. Il est plus facile de les reconnaître par le toucher que par l'inspection ; elles produisent les mêmes accidens que celles du siége ; et de plus, la stérilité et la pesanteur des lombes au temps des évacuations. Il ne faut pas toucher à celles qui sont variqueuses ou malignes ; les autres doivent être traitées comme celles de l'anus. »

On voit qu'il s'agit ici de tubercules ou d'excroissances que les anciens comparaient à celles du rectum ; ils ont même soin de distinguer parmi ces tumeurs celles qui sont variqueuses des autres, distinction qu'ils semblent ne pas avoir faite pour les hémorroïdes du siége.

La description que donne Aetius est trop précise pour ne pas mériter quelque confiance ; mais ce qui doit en inspirer surtout, c'est le résultat des observations de Morgagni : cet illustre scrutateur des altérations introduites dans nos corps par les maladies, décrit un grand nombre de tumeurs d'espèces différentes, qu'il a observées à la surface ou dans l'intérieur de l'utérus. Plusieurs de ces excroissances doivent être évidemment rapportées, d'après ses paroles, aux corps fibreux dont le développement dans les parois utérines est aujourd'hui bien connu ; mais plusieurs autres aussi, par l'aspect qu'elles présentaient, se rapprochaient plus ou moins des tumeurs hémorroïdales. On peut voir, à ce sujet, dans le grand ouvrage *De sedibus et causis morborum*, les lettres anatomiques VII, 17; XII, 2; XIX, 51; XXII, 18; XXIV, 11; XXXVII, 29; XXXVIII, 28; XLV, 16, 21, 23; XLVII, 14, 23, 28, 30, 34; XLIX, 8; LVI, 20; LXV, 8; LXVI, 8; LXX, 9.

Plusieurs des tumeurs que décrit Morgagni étaient celluleuses, et suivant ses expressions, vésicales; mais il est très-remarquable qu'il n'en ait pas vu de nature variqueuse, ce qui doit faire douter qu'il en existe jamais. Il n'est pas moins étonnant non plus, que toutes ces tumeurs soient si peu connues des anatomistes modernes, qui ont bien plus de moyens d'en déterminer la nature que n'en avait Morgagni; ils savent seulement aujourd'hui que des excroissances surviennent quelquefois dans ces parties, par l'influence de diverses causes, telles que des excès de jouissance, l'impression d'un écoulement acrimonieux, la compression exercée par la tête de l'enfant dans les derniers temps de la grossesse; mais rien de tout cela n'a des analogies bien marquées avec l'affection hémorroïdale. Il faut donc attendre sur ce point de nouvelles recherches, et dans le fait, la véritable nature des tumeurs hémorroïdales proprement dites, est connue depuis si peu de temps, que celle des végétations utérines a fort bien pu échapper.

Les végétations que l'on observe au contraire fort souvent aujourd'hui dans ces parties, sont dues au principe vénérien: suivant la remarque de M. le professeur Cullerier, elles se développent presque uniquement en dehors des parties, ou du moins fort près de l'orifice extérieur, ce qui sert à les distinguer de toutes les végétations d'une autre nature; elles sont d'ailleurs communément rugueuses à leur surface, tandis que les autres sont recouvertes par la membrane muqueuse, qui n'a point subi d'altérations.

Quant aux autres symptômes produits sur l'utérus par les hémorroïdes, j'ai parlé précédemment des douleurs que pouvaient occasionner des tubercules situés sur la paroi intestinale qui correspond au vagin, ou même dans l'épaisseur de la cloison commune, et je ne pense pas qu'il soit nécessaire d'ajouter encore à ce que j'en ai dit.

§. V. HÉMORROÏDES DE LA VESSIE, *hæmorrhoïdes vesicæ urinariæ.*

CHAPITRE Ier.

Comme on observe assez souvent dans la vessie des accidens plus ou moins semblables à ceux que présentent les hémorroïdes du siége, l'analogie conduisait naturellement à admettre les hémorroïdes de la vessie.

En effet, la vessie rend quelquefois périodiquement du sang, et des auteurs recommandables ont décrit des tumeurs qui s'y étaient développées, comparables à celles du rectum: d'un autre côté, les vaisseaux sanguins de la vessie ont des communications assez intimes avec ceux de l'anus; quelques veines se rendent même directement de ce viscère dans les principales branches de la veine porte, qu'on regardait jadis comme la source des hémorroïdes: les mêmes causes produisent les affections dont il s'agit dans la vessie et dans le rectum: enfin la vessie est assez souvent affectée, dans les cas d'hémorroïdes très-graves de l'anus, et surtout elle devient fréquemment le siége de métastases hémorroïdales, et remplace ainsi cette dernière affection. Aussi l'on voit que les anciens avaient admis cette dénomination. Voici comment en parle Cœlius Aurelianus : « Il survient à la vessie, aussi bien qu'à l'anus, à la matrice et aux parties génitales, des hémorroïdes qui répandent du sang par intervalles, ce que l'on doit prendre en grande considération. » Après avoir décrit les accidens qu'entraîne la suppression inconsidérée de cet écoulement, l'auteur ajoute que ces hémorroïdes, en se tuméfiant, donnent lieu à la *dysurie* ou à la *strangurie* (*Morborum chronic.*, lib. 5, cap. 4).

Les opinions de Cœlius Aurelianus ont été assez généralement adoptées, et l'on en trouve la preuve dans les ouvrages de plusieurs médecins célèbres du moyen âge, qui ont rapporté des observations de maladies qu'ils nommaient hémorroïdes de la vessie : il me suffira de nommer Hercules Saxonia, Sennert, Timæus, Rolfinck, Bartholin, Hæchsteter, enfin Hoffmann et l'illustre Stahl.

Les auteurs s'accordaient à reconnaître deux espèces d'hémorroïdes de la vessie. Les unes, disaient-ils, sont aveugles (*cæcæ*), c'est-à-dire sèches ; elles consistaient dans l'*infarctus* ou engorgement des vaisseaux sanguins de la vessie, seul ou associé à des varices dans l'intérieur, et spécialement au col de ce viscère. La seconde espèce, qu'ils nommaient *fluentes*, fournissaient, disaient-ils, tantôt du sang plus ou moins pur, et tantôt une humeur blanchâtre, quelquefois limpide, et quelquefois puriforme. Telles sont les données générales que présentent les récits des auteurs : or, ces premières notions nous suffisent pour reconnaître que l'on avait fait en tout cela une grande confusion, puisque l'on regardait comme identiques des maladies très-distinctes, mais qui peuvent s'associer mutuellement, et telle est la cause qui a fait rejeter la dénomination d'hémorroïdes de la vessie, depuis que la médecine a pris une marche plus sévère.

Depuis trente à quarante ans, en effet, elles n'ont guère été l'objet d'aucun ouvrage. Le nom en est à peine rappelé dans quelques synonymies générales.

Une semblable proscription convenait sans doute dans la disposition où sont maintenant les bons esprits de n'admettre pour bases de leurs connaissances que des faits démontrés par des observations claires, précises et réitérées.

La dénomination d'hémorroïdes, déjà défectueuse dans son acception ordinaire, le serait bien davantage en l'appliquant à une affection analogue de la vessie, si l'étymologie de ce *mot* n'était pas oubliée dans l'usage habituel, et si cet usage, devenu général, ne faisait pas une loi de le conserver, pour ne pas accroître les obscurités qui s'attachent déjà naturellement à la discussion des objets compliqués. Une autre raison qui me fait penser que l'on doit conserver le nom d'hémorroïdes de la vessie, c'est qu'il indique sur-le-champ l'extrême analogie qui se trouve entre cette affection et celle du rectum, dont le nom, passé dans le langage vulgaire, ne pourrait pas être changé : enfin ce nom est exempt de l'inconvénient qui résulterait de l'emploi de celui par lequel on désigne quelqu'un des accidens de cette affection, comme l'hématurie, le catarrhe vésical, la dysurie, etc. qui sont tous, comme je l'ai fait voir pour les hémorroïdes du siége, des phénomènes accessoires nullement caractéristiques; et comme l'on n'aurait point une idée complète de l'affection hémorroïdale du siége, si l'on n'y considérait qu'un écoulement de sang ou de mucosités, ou des tumeurs; on connaîtrait mal aussi l'affection de la vessie dont il s'agit, si l'on n'y voyait qu'une hématurie, un catarrhe vésical, etc. Au demeurant, si l'on voulait un nom significatif, j'espère que les détails dans lesquels je vais entrer permettraient de lui donner un sens convenable. Abandonnant donc ce soin aux personnes qui s'occupent spécialement de la nomenclature des maladies, je vais tâcher d'éclaircir les ténèbres dont celle-ci est encore enveloppée.

L'organitation de la vessie, la sensibilité du tissu dont elle est formée, le grand nombre de vaisseaux admis dans sa structure, la position qu'elle occupe à la partie la plus déclive du corps, au milieu d'organes très-irritables eux-mêmes, les fonctions de ce viscère qui le mettent sans cesse en contact avec un liquide irritant et acrimonieux, et l'assujettissent à des alternatives toujours renouvelées d'extension ou de resserrement, telles sont les principales causes naturelles qui exposent la vessie aux fluxions de toute espèce, et notamment aux fluxions sanguines.

Cette affection dans l'état de simplicité, indépendamment des phénomènes généraux propres à toutes les fluxions sanguines, et que j'ai exposés en parlant des hémorroïdes du siége, se manifeste par un sentiment de faiblesse des cuisses, avec tension spasmodique des fesses, du périnée et des testicules, pesanteur et douleur plus ou moins aiguë à l'hypogastre, au col de la vessie, et se prolongeant jusqu'au gland ; strangurie ou difficulté, quelquefois même ischurie ou impossibilité absolue de rendre les urines : la plupart de ces symptômes s'évanouissent, ou du moins sont diminués, si un écoulement de sang par l'urètre résulte de l'introduction du cathéter, ou s'établit spontanément ; ils deviennent surtout spécifiques, disent les judicieux auteurs de l'Histoire des maladies de Breslau, si le malade était sujet auparavant à une fluxion hémorroïdale qui soit supprimée; s'il n'a jamais rendu de calculs urinaires, et que la sonde n'en rencontre pas dans la vessie; s'il n'était antérieurement affecté d'aucune autre maladie de ce viscère; enfin si ces symptômes se renouvellent périodiquement.

Cette affection n'étant pas de nature à causer la mort, on a rarement l'occasion de constater l'état de la vessie : cependant, lorsque les sujets succombent à quelque autre maladie, on a peine à reconnaître la cause d'accidens très-graves dans les altérations légères qu'on rencontre. J'en vais rapporter un exemple remarquable : Un Anglais âgé de soixante ans, atteint d'une maladie du cœur, réclama mes soins : quoiqu'il fût obligé de garder le lit, étant enflé de tout le corps et prêt à suffoquer, un médecin qui l'avait traité jusque là continuait à le nourrir de viandes grillées et très-savoureuses prises en abondance; il lui avait prescrit d'ailleurs les vins les plus forts, et le malade buvait régulièrement par jour deux bouteilles de vin de Bordeaux, et une bouteille de vin de Madère. Mon premier soin fut de changer tout ce régime : la diète et quelques applications de sangsues à l'anus eurent bientôt dissipé les accidens, et le malade fut en état de sortir au bout de quinze jours : mais se croyant guéri, il ne voulut plus se soumettre aux privations qui pouvaient seules retarder les progrès d'une maladie incurable : il reprit son train de vie accoutumé, et en moins de trois mois les choses se trouvèrent dans le même état qu'à ma première visite : le pouls était plein, fort, très-régulier, et n'a pas cessé un seul instant d'avoir ce dernier caractère. Je mis ce malade à l'usage de la teinture de digitale dans une infusion de baies de genièvre, et je prescrivis une nouvelle application de sangsues à l'anus; elles furent mises au périnée. C'est alors qu'il éprouva tout-à-coup une rétention d'urine sans cause connue, avec tension spasmodique de l'hypogastre, et douleur vive s'étendant jusqu'au gland : il n'avait jamais éprouvé d'hémorroïdes ni de maladie des voies urinaires. Une sonde fut introduite dans la vessie : elle y pénétra facilement, nonobstant un léger obstacle vers la fin du canal : durant trois jours on fut obligé d'en renouveler l'introduction chaque fois que le malade voulait uriner. Des sangsues furent encore appliquées au périnée, et la rétention cessa d'elle-même peu-à-peu. Il ne sortit par l'urètre qu'un seul petit caillot de la grosseur d'une lentille. La même série de symptômes se renouvela un mois après, et se termina de la même manière. Cependant le malade ayant ensuite succombé par les progrès de l'affection principale, je fis l'ouverture du corps, conjointement avec MM. les docteurs Broussais et Villeneuve, chirurgien qui l'avait sondé ; j'examinai avec soin la vessie, qui se trouva dans un état d'intégrité parfaite ; seulement le col et les portions environnantes, notamment ce qu'on nomme le trigone, ainsi que le bulbe de l'urètre, étaient plus gonflés que de coutume ; on y voyait serpenter un nombre prodigieux de petits vaisseaux, desquels suintaient, en les coupant, quelques gouttelettes de sang : la membrane muqueuse, dans ces endroits, était plus rouge qu'ailleurs, mais sans nulle trace d'inflammation.

Il me semble qu'on ne peut méconnaître, dans ce que je viens de rapporter, les effets d'une fluxion sanguine sur la vessie, préparée par le régime incendiaire et l'habitude des boissons alcooliques, et déterminée probablement par les applications réitérées de sangsues, et par l'usage de diurétiques très-actifs, lesquels ont fait porter sur la vessie une fluxion qu'il eût été désirable de voir s'établir sur le rectum.

Phénomènes consécutifs de l'affection hémorroïdale de la vessie.

CHAPITRE II.

Hématurie, pissement de sang, mictus cruentus, mictus sanguineus. Le plus apparent de ces phénomènes et celui auquel on a donné le plus d'attention, est l'hématurie ou pissement de sang. Ce que j'ai dit à l'occasion des hémorroïdes du siége me dispense d'entrer ici dans de grands détails pour prouver que l'écoulement de sang n'est pas non plus ici l'affection principale, mais qu'il en est seulement une conséquence.

Il suffira de rappeler qu'au lieu de l'écoulement de sang il existe quelquefois un écoulement de mucosités blanches (*hemorrhoïdes vesicœ mucosæ*), et que plus souvent même il n'en existe d'aucune espèce (*hémorrhoïdes cœcæ*). Il faut donc ici, aussi bien que pour les hémorroïdes du siége, considérer l'hématurie comme un phénomène accessoire, comme un symptôme qui peut dépendre de plusieurs causes très-différentes, et conformément aux progrès de l'esprit d'observation qui ne s'arrête aux symptômes extérieurs que lorsqu'il est impossible d'aller plus avant, on doit remonter à la considération de la nature même de l'affection, puisqu'il est possible de la reconnaître.

Tantôt l'écoulement de sang dont il s'agit survient spontanément comme dans les hémorroïdes du siége; tantôt il est excité par l'introduction de la sonde. Dans le premier cas, les anxiétés, les douleurs que le malade éprouvait, s'appaisent à mesure que le sang coule, soit pur, soit mêlé à l'urine. Quand l'évacuation du sang n'est pas produite par les seules forces de la nature, il arrive souvent que le chirurgien, se mettant en devoir de sonder le malade tourmenté d'ischurie, voit couler tout-à-coup, par l'urètre, du sang pur et vermeil, dont la quantité varie depuis quelques gouttes jusqu'à une ou deux livres : ordinairement le malade est soulagé à l'instant par cette seule évacuation.

Malgré le désavantage où se trouvaient, par rapport à nous, les anciens, qui ne pouvaient se livrer à des recherches cadavériques, l'esprit d'observation que plusieurs d'entr'eux possédaient au plus haut degré, les avait conduits à reconnaître l'analogie de l'hématurie et du flux hémorroïdal. Bien que nul autre que Cœlius, dans le passage que j'ai cité, ne nomme l'affection qui nous occupe, hémorroïdes de la vessie, les plus célèbres d'entr'eux en ont parlé très-positivement dans ce sens. Ainsi, Aëtius dit en propres termes, d'après Archigènes, *quidam per circuitus quosdam sanguinem è renibus excernunt, simili modo ut in hœmorrhoïdibus in sede fieri consuevit* (*Tetrabib.* 3, sermo 3, c. 3). Il parle, un peu plus loin, des cas où le sang provient de la vessie. Paul d'Egine dit pareillement : *erumpit etiam sanguis sæpè ex renibus* (*et ex vesicâ*) *per circuitum, quemadmodùm in hœmorrhoïdibus* (*De re medic.*, lib. 3, c. 45). Mais le judicieux Arétée a surtout parfaitement décrit et les signes généraux de cette affection, et ses rapports avec les hémorroïdes du siége. Quelques personnes, dit-il, pissent du sang périodiquement, en sorte que ce flux est semblable à celui des hémorroïdes. La constitution des personnes sujettes à ces deux affections, est aussi la même ; elles sont pâles, nonchalantes, engourdies, sont dégoûtées, ont de mauvaises digestions. Quand elles ont rendu du sang, elles deviennent languissantes, leurs membres sont affaiblis, mais la tête est plus légère et plus libre. Arétée parle ensuite des inconvéniens qu'éprouvent ces personnes, lorsque le sang ne coule pas, ou lorsque le flux est inconsidérément supprimé (*De sig. et caus. diuturn. morb.*, lib. 2, c. 3).

Les anciens n'ignoraient pas que, dans le cas dont il s'agit, le sang ne provenait pas toujours d'une ulcération ou d'une déchirure des vaisseaux. Plusieurs d'entre eux disent qu'il provient de l'embouchure dilatée des veines, *per ampliores meatus venarum fluit.* Aucun, cependant, ne l'exprime aussi clairement qu'Actuarius, dont les ouvrages ont mérité d'être rangés parmi ceux des princes de la médecine : *sanguis promanat quùm venæ renibus adhærentes dirumpuntur aut eroduntur, vel earum oscula reserantur aut exsudant : nonnumquam ab ipsâ quoque vesicâ, ejusque collo cruor profluit* (Actuar. *medic.*, l. 1, c. 22).

La vérité de cette opinion a été démontrée, dans ces derniers temps, de manière à ne pas laisser de doute. Il n'est donc pas surprenant qu'en examinant les corps des personnes qui ont eu des hématuries hémorroïdaires, on n'y reconnaisse souvent aucune altération remarquable; seulement on trouve ordinairement les parois de la vessie épaissies près de l'embouchure de l'urètre. Le lacis, ordinairement vasculaire, qui entoure le col de la vessie, et le bulbe de l'urètre, sont plus développés que dans l'état naturel, les vaisseaux en sont rouges et très-visibles, et le tissu qui les unit paraît gonflé; un effet consécutif des congestions répétées, ou de l'orgasme auquel ces parties sont sujettes, soit qu'il ait été entretenu par l'exercice fréquemment réitéré de leurs fonctions, soit qu'il dépende de titillations répétées, ou de la fréquence des mouvemens fluxionnaires, c'est que le col de la vessie et les parois même de l'urètre, principalement dans la portion membraneuse de ce canal, perdent la faculté de revenir sur elles-mêmes, et restent constamment dans un état de demi-turgescence, qui leur donne l'aspect spongieux : cette remarque a spécialement été faite par M. le professeur Pelletan. Quelquefois on trouve des portions de la vessie éloignées du col, rouges et laissant voir des vaisseaux très-apparens ; mais il n'est pas possible de déterminer si ces vaisseaux ont contribué à donner le sang des écoulemens, et tout porte à croire qu'il est ordinairement fourni par ceux qui entourent le col de la vessie, et qui garnissent l'origine du canal.

L'hématurie hémorroïdale est naturellement le produit de l'exhalation de la membrane muqueuse des parties où siége la fluxion ; ce que j'ai dit à ce sujet, en parlant des hémorroïdes du rectum, me dispense d'y revenir maintenant, et d'examiner de nouveau si le sang qui coule est artériel ou veineux : mais il paraît que ce sang peut encore être fourni par les tumeurs qui existent quelquefois dans la vessie, et dont je vais faire connaître la nature. Il n'est pas de mon sujet de rechercher quelles sont les diverses causes qui peuvent aussi produire cet écoulement de sang, comme les ulcérations, et autres maladies que je ne dois pas examiner.

CHAPITRE III.

Tumeurs hémorroïdales de la vessie. L'existence de ces tumeurs dans la vessie, complète la ressemblance de cette affection avec celle du rectum. Ces tumeurs sont aussi de deux espèces : les unes étant celluleuses, et les autres variqueuses.

Première espèce. *Tumeurs celluleuses.* On peut voir, pour l'organisation de ces tumeurs, ce que j'en ai dit en traitant des hémorroïdes de l'anus. Peu d'auteurs ont dit en avoir observé dans la vessie ; j'ai vainement cherché à en découvrir moi-même, et aucun des anatomistes que j'ai consultés n'en a rencontré ; cependant l'illustre Morgagni ne laisse aucun doute à ce sujet. Il rapporte (article 33, lettre XXXIX) qu'une femme, d'environ quarante-neuf ans, affectée d'un flux de sang utérin, et d'un écoulement d'urine continuel, associés à beaucoup d'autres maux, étant morte à l'hôpital de Padoue, il trouva d'abord, au grand étonnement de tous les assistans, que, malgré le suintement continuel, la vessie était distendue par de l'urine aqueuse, et faisait une grande saillie. Les parois en étaient presque partout dures, blanchâtres, et épaisses d'un travers de doigt ; la face interne en était saine, parsemée en quelques points de petits vaisseaux sanguins très-apparens ; l'orifice de cette poche membraneuse, où l'on a coutume d'en trouver, n'en présentait aucun ; mais aux deux côtés de cet orifice se trouvaient deux prolongemens irréguliers, gros comme le bout du doigt, produits par la membrane de l'urètre, qui se trouvait épaisse, endurcie et blanche comme ces tumeurs.

Le même auteur a écrit, lettre XLII, n°. 13, qu'un homme de soixante ans, qui urinait lentement, mais sans douleur, avait, après sa mort, trois petits calculs lisses dans la vessie : la surface interne de ce viscère semblait recouverte d'un duvet très-fin, et à côté du col était un tubercule gros comme une fêve, et de la couleur de la vessie, en dehors et en dedans.

Il dit encore que sur le corps d'une femme il trouva dans la vessie, près de l'ouverture, deux petites tumeurs arrondies, déprimées, rougeâtres, comparables à des glandes (lettre LXX, n°. 3).

Enfin, ce grand observateur revient avec détails sur

cet objet, dans sa lettre XLI, n°. 12. « Il existe, dit-il, quelquefois dans la vessie, ou près de son col, des tubercules, sur lesquels des médecins habiles ont été trompés. Ruysch en rapporte un exemple; Drelincourt en a vu, aussi bien que Sylvius, Tulpius Smetius, Fabrice de Hilden; et, enfin, on en trouve des descriptions dans le *Sepulchretum* de Bonnet. »

Il n'est donc pas possible de mettre en doute l'existence de ces tumeurs, qui doivent cependant encore, à mon avis, faire le sujet de recherches anatomiques; mais ces tumeurs répandent-elles du sang? il n'est pas possible de le décider. Aucune des personnes dont parle Morgagni, n'en avait rendu avec les urines; il est donc à présumer que ce n'est qu'accidentellement, aussi bien que celles de l'anus, que ces tumeurs rendent du sang; cependant elles doivent assez fréquemment donner lieu à un accident qui les rend fâcheuses, et peut en faire ulcérer la surface; c'est lorsqu'étant assez alongées et assez minces pour s'engager dans le canal de l'urètre, elles y sont poussées par le courant des urines, et leur opposent un obstacle quelquefois insurmontable. Une tumeur ainsi engagée dans l'urètre, et continuellement serrée par le sphincter, peut finir par s'enflammer et s'ulcérer; elle laisse alors couler une sanie plus ou moins sanguinolente.

Il arrive quelquefois que l'angle antérieur du trigone vésical, ou de cette saillie triangulaire que l'on voit à la surface inférieure de la vessie, s'engorge et se développe en formant un petit tubercule, que Lieutaud avait regardé comme une disposition naturelle, et qu'il avait nommé *luette vésicale* (*uvula vesicœ*); placée immédiatement devant l'orifice de l'urètre, cette petite tumeur bouche ce canal comme une soupape, ou même s'y engage et donne lieu aux accidens que je viens de rapporter. Morgagni en cite des exemples (lettre XXXVII, n. 30; lettre XLVII, n. 18; lettre XLIII, n. 24, et dans l'épître LXVII, presque toute entière). M. le professeur Chaussier en a pareillement observé plusieurs.

Enfin, une autre espèce de tumeur celluleuse peut être formée, dans l'urètre, aux dépens de la membrane interne de ce canal, ou de celle de la vessie. Cette membrane, garnie de vaisseaux gonflés, repliée sur elle-même, s'engage dans le canal, de la même manière que les tumeurs dont je viens de parler, et comme j'ai dit que le faisait la membrane muqueuse du rectum dans les hémorroïdes du siége : irritée alors, soit par la pression du sphincter, soit par l'action trop violente d'un cathéter, elle peut devenir saignante ou s'ulcérer. Morgagni, encore, l'une des autorités sur lesquelles on peut le mieux choisir un appui, a observé plusieurs fois cette disposition (épitre XLII, n. 42; épitre LVI, n. 21; enfin, épitre LXX, n. 10). Sauvages en rapporte aussi divers exemples.

Deuxième espèce. *Varices et tumeurs variqueuses.* Les veines de l'intérieur de la vessie ne prennent jamais le développement considérable qu'on voit acquérir à celles du rectum; elles ne forment pas même, à proprement parler, de tumeurs variqueuses; leur calibre en entier se développe; celles qui n'étaient pas apparentes le deviennent; par cette dilatation, le tissu qui les unit s'engorge, et perd la faculté de se dégorger complètement; il en résulte une sorte de tuméfaction variqueuse, qui, lorsqu'elle se forme au col de la vessie, l'obstrue plus ou moins complètement, et rend nécessaire, comme je l'ai dit, l'introduction de la sonde, pour rétablir le cours des urines; des nodosités se montrent aussi sur ces veines, et c'était à la rupture de quelques-unes d'entre elles qu'on attribuait autrefois les hématuries. On sait aujourd'hui que cette idée est fausse, et que le sang produit par la rupture d'une varice, ne s'arrêterait point de lui-même, aussi facilement du moins qu'on voit les hématuries ordinaires s'arrêter.

Les lieux où l'on remarque le plus souvent la tuméfaction variqueuse, sont les environs du col de la vessie, et la portion membraneuse du canal de l'urètre; c'est là que viennent se rendre ces veines nombreuses qui ont la structure et le caractère des sinus; l'entrelacement qu'elles forment a été décrit, avec beaucoup de soin, par Santorini, sous le nom de pressoir du labyrinthe (*Observ. anat.*, c. x, p. 193).

Sur le col de la vessie et vers l'origine du canal de l'urètre, des veines nombreuses circulent au-dessous de la membrane; les injections fines ou l'inflammation en rendent apparentes une prodigieuse quantité jusque sur la prostate.

Les dilatations variqueuses des vaisseaux de la vessie se manifestent surtout dans les parties qui deviennent malades. Ainsi, dans le cas de cancer de la vessie, toutes les veines environnantes sont grosses et développées, comme il arrive ordinairement dans cette affreuse maladie.

Quelquefois une partie de la prostate, en se tuméfiant, fait dans la vessie une saillie considérable; c'est spécialement le troisième lobe de ce corps glanduleux qui prend ainsi du développement, et se trouve placé devant l'orifice de l'urètre, qu'il obstrue tout à fait dans quelques cas.

L'introduction de la sonde remédie facilement à l'interception des urines produite par cette cause; mais il peut arriver que le cathéter, heurtant contre ce corps dur et proéminent, blesse les vaisseaux, ordinairement fort dilatés, dont il est couvert, et occasionne ainsi une hémorragie. Morgagni a parlé, dans plusieurs de ses lettres, de cette disposition qui est fort commune (*Voyez* les épit. XLI, n°. 18; LXII, n°. 11; LXIII, n°. 24, etc.); elle donne quelquefois lieu à une erreur des lithotomistes, et M. Béclard, chef des travaux anatomiques de l'école de Paris, m'a rapporté en avoir vu plusieurs arracher ce lobe antérieur de la prostate, qu'ils avaient pris pour une fongosité. Au reste, il n'en résulte communément aucun accident.

Telles sont les diverses sortes de tumeurs dont la fluxion hémorroïdale peut favoriser le développement dans l'intérieur de la vessie, et qu'on doit regarder comme des complications naturelles de cette affection.

CHAPITRE IV.

Hémorroïdes vésicales blanches; hémorrhoïdes vesicæ albæ, mucosæ; pyuria viscida de Sauvages; catarrhe vésical des auteurs modernes, et spécialement de la Nosographie philosophique.

Au terme où j'en suis, il serait sans doute fastidieux de chercher à prouver que le catarrhe dont il s'agit, n'est qu'une complication des hémorroïdes de la vessie, et ne doit point être confondu avec cette affection; c'est encore un trait de ressemblance entre les hémorroïdes du siége et celles de la vessie.

Il n'est pas non plus dans mon plan de décrire cette maladie, aujourd'hui très-bien connue, et je ne dois m'attacher qu'à faire voir par quels liens elle peut être unie à l'affection hémorroïdaire vésicale.

Il est bien reconnu que tout ce qui porte sur la vessie une irritation prolongée, peut y devenir la cause d'une inflammation chronique, d'où résulte le catarrhe: or nulle cause n'agit plus puissamment en ce sens que la fluxion qui constitue l'affection hémorroïdaire. Ainsi, les deux cas suivans, rapportés par Detharding (*Dissertatio de hœmorrhoïdibus vesicœ mucosis*), en présentent des exemples frappans. Un sexagénaire était habitué depuis long-temps à des hémorroïdes dont il se trouvait bien ; cette fluxion ayant été supprimée par l'effet de grands chagrins, cet homme fut pris, après avoir éprouvé pendant un an divers accidens, d'une douleur obtuse du col de la vessie, à la suite de quoi il rendit par l'urètre un mucus gélatineux plus blanc que l'urine, et se précipitant, par le repos, au fond du vase. Comme il se trouvait soulagé toutes les fois qu'il avait une semblable excrétion, il la regarda comme salutaire, et refusa tous les remèdes qui lui furent proposés. Voici le second cas. Un homme illustre, sujet aux hémorroïdes sèches, en éprouva une suppression; aussitôt il fut affecté d'un spasme de la vessie, avec excrétion muqueuse, qui d'abord revenait par intervalles, mais qui bientôt, devenu habituel, donnait lieu à un besoin continuel d'uriner, avec des douleurs affreuses autour du col de la vessie.

Il est inutile que je raconte comment la nouvelle maladie dont ces deux personnages étaient atteints, finit par leur devenir funeste; je veux seulement tirer, de ces deux exemples, la preuve qui me paraît évidente, que le catarrhe vésical était là produit par le transport de la fluxion hémorroïdale sur le col de la vessie. On peut y remarquer subsidiairement encore, dans le premier cas, un écoulement muqueux remplaçant avec avantage (toutes choses égales d'ailleurs) une fluxion sanguine ; dans le second, un écoulement muqueux succédant à une fluxion sèche, ce qui sert à démontrer ce que j'ai dit plusieurs fois, que, dans tous ces mouvemens fluxionnaires, l'écoulement du sang, aussi bien que celui de mucosités, de pus, ou de tout autre liquide, ne doit être regardé que comme un phénomène secondaire.

Comme je ne traite pas ici spécialement du catarrhe de la vessie, je ne m'étendrai pas davantage sur ce point, qui n'entre dans mon sujet que comme un accessoire, je ferai seulement remarquer que s'il est impossible de guérir une maladie, tant que la cause qui l'a produite ne cesse pas d'agir, on doit mettre le plus grand intérêt à reconnaître les cas où la déplorable maladie, qu'on appelle catarrhe de la vessie, dépend de la fluxion hémorroïdale fixée sur ce viscère, attendu le caractère essentiellement paroxystique, c'est-à-dire, assujetti à des retours, de cette affection. N'est-ce point parce que l'on méconnaît communément l'action de cette cause, et que l'on ne prend pas assez de soin pour la détruire, que le catarrhe de la vessie résiste le plus souvent aux soins en apparence les mieux entendus? Comment, en effet, espérer que des remèdes pourraient guérir des désordres dont la cause serait sans cesse reproduite? Il est bien évident, que dans un tel cas, les premiers efforts doivent tendre à supprimer les mouvemens fluxionnaires dont il s'agit, ou plutôt, ce qui est bien plus facile, à les reporter sur des parties où ils ne puissent occasionner des accidens aussi funestes. Or, l'utérus, chez les femmes encore au temps d'être réglées, et l'extrémité du rectum pour les autres, aussi bien que pour les hommes, présentent les conditions les moins fâcheuses que l'on puisse trouver, soit pour la facilité du transport de l'affection, en raison du voisinage des divers organes, des liaisons de sensibilité et de sympathie qui existent entre eux, et des dispositions ordinaires de la nature à y porter les fluxions; soit pour la facilité d'y maintenir cette fluxion dans de justes limites d'intensité ; soit enfin pour la grande influence qu'elle peut exercer sur le reste de l'économie, quand elle est fixée sur ces parties importantes.

Il importe donc beaucoup de s'attacher à reconnaître si le catarrhe de la vessie dépend de l'affection hémorroïdale fixée sur ce viscère, et de distinguer pour cela très-soigneusement les caractères de cette dernière affection. Le trait caractéristique le plus important, après celui qu'on tirerait de la succession connue du catarrhe de la vessie aux hémorroïdes de l'anus ou à quelque autre fluxion analogue, serait d'être assujetti à des paroxysmes et à une sorte d'intermittence, comme l'est en effet très-souvent le catarrhe vésical. Or, cette disposition à l'intermittence n'appartient pas généralement aux affections catarrhales ; et, peut-être sans aucune exception, pourrait-on regarder comme produits par la fluxion hémorroïdale tous ceux qui montrent cette disposition. Il ne faut cependant pas oublier que l'intensité de quelques paroxysmes, ou leurs trop fréquentes récidives, portent, dans le tissu des parties, une altération qui prolonge les accidens sans aucun intervalle, et parconséquent peut effacer, plus ou moins complétement, toute trace de mouvemens paroxystiques. La même chose arrive dans les hémorroïdes du siége, comme je l'ai dit en son lieu ; et le second des deux cas, que je viens de citer, en offre un exemple. L'absence de ce caractère ne suffit donc pas pour décider qu'un catarrhe vésical dépend de la fluxion hémorroïdale, tandis que toutes les fois qu'on le rencontre, on peut, je crois, affirmer que la première de ces affections est un résultat de l'autre.

CHAPITRE V.

La dysurie, *la strangurie*, *l'ischurie*, et toutes les espèces de douleurs de vessie, sont des conséquences naturelles de la fluxion hémorroïdale ; il me semble donc peu nécessaire de m'arrêter longtemps sur cet article. Ces affections ne sont presque jamais considérées que comme les symptômes d'une maladie essentielle, à laquelle le praticien cherche toujours à remonter.

Il en est de même de l'inflammation aiguë de la vessie, qui peut se manifester sous l'influence de toutes les causes d'irritation fixées sur cet organe. Cette inflammation peut aller, dans ce cas, jusqu'à la gangrène, ainsi qu'il arriva au second des deux malades dont j'ai rapporté brièvement l'histoire. Il est facile de concevoir dans quel embarras se trouverait, au milieu de tous ces accidens divers, un médecin qui manquerait des données suffisantes pour distinguer ce qui est primitif ou essentiel, de ce qui n'est que consécutif et le produit d'une complication.

Le spasme douloureux de la vessie a trop d'analogie avec le spasme de l'anus, accident assez commun des hémorroïdes du siége, pour qu'il ne soit pas permis de le considérer comme pouvant être, dans quelques cas, le résultat de la fluxion hémorroïdale. On a imaginé de considérer ce symptôme comme un rhumatisme, expression vague, et presque toujours si mal définie, qu'elle s'applique à tout, sans peut-être convenir à rien. Je conviens, au reste, que cette partie de mon sujet est encore trop peu ou trop mal connue, pour qu'on puisse rien décider : j'attendrai donc de plus amples éclaircissemens sur ce point, le but spécial que je me propose ici étant de les solliciter.

En résumant ce qui précède, je crois pouvoir conclure que les hémorroïdes de la vessie consistent essentiellement en une fluxion sanguine, dont les complications naturelles dépendent et de la structure et des fonctions de l'organe affecté ; que le nom d'hémorroïdes est préférable, pour désigner cette affection, à tout autre, qui rappellerait une affection particulière de la vessie, et donnerait parconséquent, de celle dont il s'agit, une fausse idée : enfin, que si l'on veut employer un mot nouveau pour exprimer cette affection ; ce nom doit pouvoir s'appliquer aux affections analogues à celle-ci, et notamment aux hémorroïdes du siége.

CHAPITRE VI.

Causes. Elles sont *prédisposantes* ou *efficientes.* Dans l'une ou l'autre de ces deux séries ; il faut ranger, en premier ordre, tout ce qui peut occasionner des hémorroïdes du siége. Je me crois dispensé d'en renouveler le tableau, par le soin que j'ai pris de le tracer précédemment.

Causes prédisposantes. Indépendamment donc de celles qui préparent l'établissement des hémorroïdes, il faut noter la vieillesse ; l'abus des boissons irritantes, alcooliques ou autres, celui des substances diurétiques ; les excès vénériens, et spécialement ces titillations répétées, qui entretiennent pendant longtemps, dans les parties, un demi orgasme, qui n'est terminé par aucune crise ; l'habitude de retenir ses urines ; certaines dispositions originelles, dont la cause nous est inconnue, mais qu'en général on caractérise en disant que ces parties sont plus sensibles ou plus faibles ; et enfin toutes les affections naturelles ou maladives qui tendent à exalter la sensibilité des voies urinaires, ou bien à diriger sur elles quelque fluxion. Il faut surtout noter parmi ces causes les hémorroïdes du siége et les dérangemens de l'évacuation menstruelle, ou ceux qui signalent ordinairement l'époque critique des personnes du sexe.

Causes occasionnelles ou efficientes. J'ai dit, à l'occasion des hémorroïdes, que tout ce qui pouvait occasionner la suppression ou la rétropulsion d'une fluxion habituelle ou déjà existante, de quelque nature qu'elle fût, pouvait produire un paroxysme hémorroïdal chez les personnes qui s'y trouvaient disposées. Il en est de même pour les hémorroïdes vésicales; mais il faut joindre à ces causes toutes celles qui portent sur la vessie une action vive et irritante, comme l'usage des cantharrides, ou celui des substances résineuses; un excès de boisson, surtout pour une personne qui vit dans la sobriété; l'usage d'un emménagogue, ou d'un purgatif drastique, spécialement de l'aloës; une vive secousse; l'équitation, ou les mouvemens brusques d'une voiture; un coup; la présence dans la vessie d'un corps irritant, comme un calcul; l'inflammation accidentelle de quelque partie des voies urinaires; enfin la propagation, par voie de contiguité, de l'irritation des hémorroïdes de l'anus, lorsqu'elle est fort intense.

CHAPITRE VII.

Diagnostic et division des hémorroïdes de la vessie. Lorsqu'elles succèdent plus ou moins immédiatement à la suppression de quelqu'autre fluxion, et spécialement à celle des hémorroïdes du siége, il n'est pas difficile de les reconnaître. A tous les signes généraux des grands mouvemens fluxionnaires, tels que des anxiétés, un refroidissement général et subit, des frissons passagers, il faut ajouter les phénomènes qui marquent la direction spéciale de la fluxion sur la vessie, comme la pesanteur à l'hypogastre et au pubis se prolongeant dans la direction des uretères jusqu'aux lombes ; quelquefois, sans que les reins soient affectés, une rétraction du testicule, avec gêne des mouvemens de la cuisse, comme l'a observé Pierre Franck ; des douleurs cuisantes ou pulsatives au col de la vessie et à l'extrémité du canal de l'urètre ; de fréquentes envies d'uriner, accompagnées de strangurie, et quelquefois d'impossibilité de rendre les urines. Alors si, en introduisant la sonde, le chirurgien rencontre, auprès du col de la vessie, une sorte de resserrement causé par le gonflement des parois du canal ; si la sonde, franchissant cet obstacle, ne donne pas lieu à de vives douleurs, comme seraient celles de l'inflammation, et que le léger effort qu'il a fallu faire produise un écoulement de sang, à la suite duquel les accidens sont calmés et le cours de l'urine rétabli ; si, dis-je, toutes ces circonstances se rencontrent, on peut alors, sans hésiter, reconnaître l'affection dont nous nous sommes occupés. Ce premier jugement sera confirmé, si l'on voit se dissiper les accidens qui pouvaient dépendre de la suppression des hémorroïdes, et surtout si les premiers symptômes dont je viens de parler sont renouvelés au bout de quelque temps, suivant la marche qu'ont coutume de suivre les affections hémorroïdaires.

Les signes particuliers de chacune des complications, comme l'hématurie, le catarrhe, sont trop nettement caractérisés pour qu'il puisse exister aucune incertitude à ce sujet ; il serait bien plutôt à craindre que l'attention s'y portât toute entière, et qu'on négligeât, comme on l'a fait trop longtemps, l'affection principale, pour ne voir que ces phénomènes accessoires.

Les hémorroïdes de la vessie, comme celles du siége,

peuvent être constitutionnelles ou accidentelles ; elles peuvent dépendre d'une autre maladie, dont elles ne seraient qu'un symptôme ; enfin elles peuvent remplacer une autre affection, ou des mouvemens fluxionnaires d'une nature quelconque.

Pour ne pas répéter, je renvoie à ce que j'ai dit des moyens de distinguer ces différens caractères dans les hémorroïdes du rectum. Je dirai seulement, en passant, que ces distinctions sont applicables non-seulement aux hémorroïdes vésicales avec hématurie, mais encore à celles qui s'accompagnent d'écoulement blanchâtre, et même à celles qui n'en produisent aucun, preuve évidente que, dans la considération de cette affection, il ne faut pas s'arrêter à un seul symptôme.

Elles diffèrent encore, suivant qu'elles sont simples ou compliquées d'hématurie, de tumeurs celluleuses ou variqueuses, de catarrhe, de strangurie, dysurie, ischurie, de spasme, d'altération du tissu, etc., ou de plusieurs de ces accidens réunis.

CHAPITRE VIII.

Pronostic. Le pronostic des maladies des voies urinaires, toutes choses égales d'ailleurs, est toujours grave, parce que ces maladies sont ordinairement compliquées, et que, s'il est difficile de les reconnaître, il est trop souvent impossible d'y porter remède.

Ces règles générales sont parfaitement applicables au cas qui nous occupe. Dans le plus grand état de simplicité, les hémorroïdes de la vessie sont autrement fâcheuses que celles du rectum. Bien qu'on puisse citer quelques exemples rares de personnes qui ont conservé, jusqu'à la vieillesse la plus reculée, l'habitude périodique d'une fluxion paisible sur le col de la vessie, ou d'une excrétion sanguine ou muqueuse par l'urètre, qui n'ait jamais cessé d'être modérée, ces exemples sont malheureusement trop peu communs pour infirmer la règle générale. Il suffit, pour en juger, de se rappeler combien est délicate l'organisation de ces parties; de se figurer la longueur, l'étroitesse des canaux que l'urine doit parcourir sous peine de la vie, et que cependant le moindre gonflement, le plus petit caillot de sang peuvent obstruer; de songer enfin que, même sans les obstruer, un corps étranger, en y séjournant, devient le noyau de concrétions pierreuses que rien ne peut dissoudre.

Il est évident que, dans la division que j'ai faite des diverses espèces d'hémorroïdes de la vessie, celles qui sont constitutionnelles sont les plus fâcheuses, parce qu'elles offrent le moins de chances de guérison. Considérées néanmoins sous le rapport du pronostic, les premières divisions que j'ai établies ne sont point aussi tranchées qu'on le pourrait croire. Celles même qui ne sont survenues que sous l'influence d'une cause passagère, peuvent avoir laissé des traces de leur existence dans le tissu des parties, qui en rendent la guérison radicale impossible, à moins qu'on ne leur fournisse un continuel supplément.

Le pronostic est encore aggravé par les complications et les épiphénomènes, et varie suivant la nature de ces accidens; chacun d'eux pouvant entraîner des conséquences plus ou moins promptement funestes. Ainsi, quoique l'hématurie ou l'écoulement de sang, considéré isolément, soit un événement peu fâcheux en lui-même, la dépendance où ce symptôme se trouve d'un engorgement sujet à des récidives continuelles, peut le rendre tôt ou tard fatal, soit directement, parce que le malade périt épuisé par la perte du sang, soit indirectement, parce que les obstacles au cours du sang et des urines, augmentent graduellement et finissent par devenir insurmontables.

Il en est de même des tumeurs de diverse espèce développées dans la vessie sous l'influence de la fluxion hémorroïdale. Placées hors de la portée des yeux et des mains, elles se multiplient et croissent sans cesse; avec elles croissent tous les maux qu'elles peuvent occasionner.

Le catarrhe de la vessie, maladie naturellement si rebelle à tous les moyens médicaux, devient nécessairement incurable, quand la cause qui l'a produit se renouvelle sans cesse. Par l'effet d'une inflammation prolongée, le tissu des parties s'altère, perd les propriétés qui les mettaient en état de remplir les fonctions nécessaires à l'entretien de la vie, en acquiert d'autres qui ne peuvent en faire que le désespoir.

Les suites de l'inflammation aiguë de la vessie, du spasme douloureux, qui ne permet à ce viscère ni de se prêter à la dilatation, ni de se resserrer; celles enfin de toutes les autres espèces de douleurs dont la vessie peut être le siége, sont trop connues ou trop évidentes, pour qu'il soit nécessaire d'en parler plus longuement. Mais avant de passer aux indications curatives, pour justifier complètement le parti que j'ai adopté d'envisager, dans leur ensemble, toutes les conséquences de l'affection hémorroïdale de la vessie, je ferai remarquer combien on aurait une idée fausse de la gravité de cette affection, et, par suite, de l'importance que l'on doit donner au traitement, si l'on ne considérait ces diverses conséquences qu'isolément et une à une, soit que l'on s'arrêtât à l'hématurie, au catarrhe, au spasme, ou à tout autre épiphénomène.

CHAPITRE IX.

Indications curatives. Dans le traitement des hémorroïdes de l'anus, on peut mettre en balance les avantages et les inconvéniens de cette affection, et décider ensuite si l'on tentera de la guérir radicalement ou si l'on se contentera d'en modérer les symptômes en laissant subsister les mouvemens fluxionnaires. Il ne peut en être de même d'une affection qui, dans le plus grand état de simplicité, est toujours à la veille de produire des accidens mortels ; et que, d'ailleurs on peut, j'ose dire toujours, remplacer lorsqu'il est nécessaire par une fluxion analogue dont les bons effets sur l'économie ne sont pas moindres, et dont les inconvéniens particuliers n'ont point, en général, le même caractère de gravité.

Il résulte de ces premières réflexions qu'on doit toujours chercher à guérir les hémorroïdes de la vessie, en agissant néanmoins avec la prudence convenable, et en leur substituant les hémorroïdes du rectum, lorsque la chose paraît nécessaire, ou d'autres moyens subsidiaires si l'on ne pouvait déterminer la fluxion hémorroïdale vers l'anus.

Cette conclusion est fort différente de celle qu'on déduit de l'examen de l'hématurie considérée isolément, mais elle me paraît tellement résulter des faits considérés en totalité, que je ne balance pas à l'admettre : d'ailleurs, si l'on fait mention d'accidens graves, quelquefois même mortels, produits par la suppression d'hématuries constitutionnelles, c'est que toujours on avait négligé de les remplacer par quelqu'un des moyens que l'art peut avoir à sa disposition : je ne connais pas une seule exception à cette remarque.

Traitement de l'affection elle-même. Les indications sont de trois sortes :

Première. Détourner la fluxion portée sur la vessie.

Deuxième. Remédier à l'affection locale et au désordre occasionné par les complications.

Troisième. Prévenir les récidives.

1°. Les moyens qui peuvent détourner la fluxion portée sur la vessie, sont en même temps ceux qui peuvent prévenir les dangers de cette suppression, parce qu'ils offrent à la nature des supplémens convenables ; c'est d'abord la saignée générale, excellent calmant et qui rendra plus facile la mutation que l'on veut obtenir ; suivant la remarque d'Hoffmann, il convient de la pratiquer au pied pour conserver la direction descendante donnée par la nature aux mouvemens fluxionnaires, et favoriser encore l'établissement de la fluxion sur le rectum. L'application de sangsues à l'anus est un moyen plus direct de produire cet effet ; la façon la plus convenable pour parvenir à ce but, serait, après une première émission copieuse de sang, destinée à produire un effet général, de placer tous les jours, pendant une semaine ou deux, une ou deux sangsues, de manière à entretenir pendant tout ce temps, un écoulement léger, mais presque continu. Des faits analogues que j'ai observés, me portent à penser que cette pratique serait à peu près immanquablement suivie de succès.

Un moyen auxiliaire puissant qui serait peut-être même plus actif que le précédent, et, d'ailleurs, conviendrait mieux dans les cas où l'on ne voudrait pas exciter l'écoulement sanguin, serait l'application de ventouses sur l'anus même. La turgescence produite par l'action des ventouses, est tellement semblable, dans ses effets apparens, à celle de la fluxion hémorroïdale, qu'il ne me semble pas qu'on pût manquer de produire cette fluxion, par l'emploi réitéré de ce moyen. Je n'ai toutefois pas eu d'occasion de l'employer ; mais je ne crois pas que l'effet en soit douteux.

Après des dérivatifs aussi actifs que ceux qui précèdent, je renverrai, pour les détails relatifs aux autres, à ce que j'ai dit des moyens de rétablir la fluxion hémorroïdale supprimée ; on y verra ce qu'on doit attendre des applications et des fumigations émollientes, aromatiques, irritantes, des lavemens de diverses espèces, des suppositoires, etc.

Il ne faut pas croire néanmoins que ces moyens, que je présente ici comme secondaires, ne puissent être suffisamment efficaces quand ils sont employés avec habileté ; ainsi Quarin raconte qu'un moine accoutumé à un flux hémorroïdal salutaire, ayant marché par une grande chaleur et bu du vin avec excès, éprouva tout-à-coup un pissement de sang qui fut exaspéré par la marche et par l'administration de divers remèdes. Cependant, dit l'auteur, le malade ayant imploré mon secours, je lui ordonnai de s'asseoir sur un vase plein d'eau chaude, disposé de manière que la vapeur fut dirigée vers l'anus : je fis en même temps appliquer sur le pubis des linges trempés dans de l'eau très-froide. Par ce moyen, le pissement de sang s'arrêta au bout de deux jours, les vaisseaux hémorroïdaux se gonflèrent, je les fis ouvrir avec la lancette, et le malade fut bientôt guéri (*Animadv. pract. in divers. morb.*, c. I, p. 268 et sq.).

Dans la supposition peu probable que l'on ne put exciter les hémorroïdes du rectum, un autre moyen de remplacer la fluxion fixée sur la vessie, serait l'établissement d'un ou de deux vésicatoires aux cuisses, que l'on pourrait remplacer ensuite par un exutoire fixe.

Ne pouvant entrer ici dans les détails qui conviendraient à un traité complet sur cette matière, je me bornerai à ce que j'ai dit sur les moyens de détourner la fluxion portée sur la vessie, et content d'avoir posé le principe, je vais passer à la seconde indication du traitement.

2°. *Remédier à l'affection locale et au désordre occasionné par les complications.* Il suffit presque constamment d'établir des mouvemens fluxionnaires réguliers sur l'intestin rectum, pour faire cesser ceux qui s'étaient fixés sur la vessie, et cela en vertu d'une des lois les plus constantes de l'économie animale, observée déjà par Hippocrate, et exprimée en ces termes dans un de ses aphorismes : *Duobus doloribus simul obortis vehementior alterum obscurat.* Il faut néanmoins seconder, par des moyens appropriés, cette tendance heureuse ; ces moyens varient selon l'espèce d'accidens que l'on doit combattre.

Pendant la durée des paroxysmes, on est presque réduit à des adoucissans dirigés vers la vessie, donnés en boissons ou en applications destinées à diminuer la fluxion locale. Souvent les personnes affectées de ces maladies, présentent la réunion d'une extrême faiblesse et d'une égale susceptibilité nerveuse ; on combine alors pour leur usage, les toniques avec les calmans, les infusions de plantes amères, celles de fleurs de camomille, de feuilles d'oranger édulcorées avec les sirops d'opium, d'éther et autres semblables. Lorsqu'un état de débilité locale a succédé à des paroxysmes répétés, lorsque la vessie a perdu plus ou moins la faculté de se contracter, on doit substituer aux adoucissans et aux calmans, les boissons excitantes et froides, les décoctions de quinquina, d'écorce de chêne, de maronnier d'Inde, d'écorce de simarouba, acidulées et édulcorées ; les eaux minérales de toute espèce, en bains, en douches, en boissons, et tous les moyens analogues sur lesquels il ne convient pas que je m'étende davantage.

En indiquant ces moyens de traitement, j'ai supposé l'affection dans l'état de simplicité, mais on doit appliquer aussi aux complications les remèdes convenables; on trouvera à l'article *hématurie*, les règles à suivre, selon que cette hémorragie est active ou passive, selon qu'elle est due à l'exhalation de la membrane muqueuse, comme cela arrive dans le plus grand nombre de cas, ou qu'elle dépend de quelque lésion de tissu : ce serait m'exposer à des répétitions, que d'entrer à ce sujet dans de plus amples détails.

La médecine ne possède aucun moyen d'agir sur les tumeurs développées dans la vessie; la seule chose qu'on puisse se proposer, est de les empêcher de prendre plus de développement, et c'est principalement par les moyens hygiéniques et préservatifs, qu'on peut obtenir un semblable résultat. On avait imaginé, dit Lassus dans sa Pathologie chirurgicale, de guérir radicalement ces tumeurs par la compression constante d'une grosse sonde de gomme élastique, introduite dans l'urètre; mais ce moyen entretient trop d'irritation et devient insupportable à presque tous les malades.

Je ne dois non plus entrer ici dans aucun détail sur le traitement du catarrhe vésical produit par la fluxion hémorroïdale; je me bornerai seulement à insister sur la nécessité absolue de détourner de la vessie l'irritation qu'y produit la maladie, si l'on veut en obtenir la guérison; ce résultat une fois obtenu par les moyens que j'ai indiqués, le traitement du catarrhe est simplifié à tel point que, s'il n'existe pas de désorganisation des parties, le succès est presque assuré.

Les douleurs de la vessie dépendantes de la fluxion hémorroïdale, cessent naturellement par le déplacement des mouvemens fluxionnaires. Quoique je ne doive pas tracer les règles du traitement de ces accidens divers, je rappellerai que le spasme qui en est peut-être le plus grave, cède quelquefois comme par enchantement aux moyens les plus simples, tels qu'une application froide, l'introduction de bougies ; il est des cas, au contraire, où l'on est obligé d'employer les moyens les plus violens, comme les douches, les vésicatoires, ventouses, cautères, moxas.

Troisième et dernière indication du traitement : prévenir les récidives. Les affections hémorroïdaires étant essentiellement sujettes à des retours, il n'est point étonnant de voir celles de la vessie se renouveler avec une périodicité plus ou moins régulière ; le moyen le plus assuré de la prévenir, c'est encore d'établir un supplément au moyen des hémorroïdes du rectum ; il serait extrêmement imprudent de tenter la guérison des hémorroïdes constitutionnelles de la vessie, sans cette précaution. Il me paraît inutile de rapporter d'exemples des suites funestes que peut entraîner une pareille conduite ; je l'ai fait à l'occasion des hémorroïdes du siége, et les conditions se trouvent absolument pareilles.

Lorsqu'on est parvenu à obtenir cette fluxion supplémentaire, on n'en doit pas moins, aux approches des paroxysmes, redoubler d'attention et seconder la nature dans la nouvelle direction imprimée à ses mouvemens. Il convient, en conséquence, à ces époques, de pratiquer une saignée du pied, ou bien d'appliquer des sangsues à l'anus, de prendre quelques bains, et d'insister principalement sur ces moyens, si l'on reconnaît la moindre hésitation dans les déterminations du mouvement fluxionnaire, et que la nature, encore sollicitée par l'habitude ou par les altérations du tissu de la vessie, paraisse toujours disposée à porter la fluxion sur ce viscère.

Quant aux soins hygiéniques, ils se composent premièrement de tous ceux que j'ai déjà indiqués pour les personnes affectées d'hémorroïdes du siége; c'est ici le cas d'attacher plus d'importance encore à les observer, puisque la maladie à craindre est plus grave; il faut y ajouter l'exclusion absolue de tout ce qui peut, en particulier, irriter les organes urinaires, s'interdire toutes les boissons alcooliques pures et fortes, toutes les infusions excitantes chaudes, comme le thé, le café, le punch; les alimens qui portent spécialement leur action sur la vessie, comme le céleri, l'ail et autres semblables. Les personnes dont il s'agit ici, doivent éviter les exercices violens et inaccoutumés, spécialement l'équitation et le cahotement d'une voiture rude; renoncer à l'usage des siéges rembourés et chauds, qui produisent sur la vessie une irritation capable de rappeler la fluxion. Les passions vives, les affections tristes, qu'il n'est pas toujours possible d'éviter, portent encore sur ces parties une impression profonde; la vie trop sédentaire, et, pour cette raison, les longs travaux de cabinet, les veilles prolongées, ne sont pas moins nuisibles; et il n'est que trop connu que parmi les hommes de lettres les plus laborieux, un grand nombre ont succombé à des maladies de la vessie, et sûrement les hémorroïdes de cet organe tenaient dans ces maladies une place considérable. Les plaisirs vénériens et tout ce qui peut produire une vive irritation dans des organes en rapport immédiat avec la vessie, doivent être sévèrement interdits aux personnes affectées d'hémorroïdes de la vessie, ou chez lesquelles s'annonce une tendance à la récidive de cette affection.

Le régime préservatif doit être approprié à la constitution plutôt que tracé d'une manière générale : ainsi ce qui conviendrait à un sujet nerveux éminemment irritable et affaibli, serait contre-indiqué chez un individu sanguin, pléthorique et dans la force de l'âge : dans ce dernier cas, la nature possède de grandes ressources ; il suffit de modérer et de diriger convenablement ses forces : on doit, en conséquence, à peu près se borner à l'emploi des délayans et des adoucissans.

Il n'en est point de même chez les personnes que renferme l'autre catégorie ; tels sont à peu près tous les vieillards tourmentés depuis long-temps de cette affection ; un régime tonique, mais léger, leur convient ; les boissons amères et doucement excitantes, froides, lorsque néanmoins l'estomac peut les supporter ; les infusions de bourgeons de sapin, le quinquina, les eaux minérales ferrugineuses, le vin rouge vieux, les préparations balsamiques telles que le sirop de baume de Tolu, dont on se sert pour édulcorer les boissons, l'usage du lait, déjà recommandé par Hippocrate, spécialement celui de brebis et de chèvre.

Enfin, toutes les précautions que j'ai indiquées et recommandées à l'occasion des hémorroïdes du siége, doivent être mises en usage.

GRUVIUS, *Dissertatio de hœmouresi. Erford.*, 1692.

PISTOR, *Dissertatio de hœmorrhoïdibus vesicœ urinariœ. Tubing.*, 1729.

— (*Resp. Dannenberg*) *Dissertatio de hœmorrhoïdibus vesicœ mucosis. Tubing*, 1729. C. P., t., 167, n. 24.

JUNCKER, *Dissertatio de hœmorrhoïdibus. Halœ*, 1747.

DETHARDING (*resp. Knaud*), *Dissertatio de hœmorrhoïdibus vesicœ mucosis. Rostochii.* 1754, C. P., t. 167, n. 24.

— (*Resp. Frideric*) *Dissertatio de hœmorrhoïdibus vesicœ mucosis. Rostochii*, 1754, *V. Haller*, *Coll. diss. pr.*, t. VII, n. 269. C. P., t. 167, n. 23.

REICH, *Dissertatio de hœmorrhoïdibus vesicœ urinariœ rubris et mucosis. Giessœ*, 1770.

BARBENIUS, *Dissertatio de hæmorroïdibus vesicæ in genere et specie. Tirnav.*, 1777.

WELPER, *Dissertatio de hæmorrhoïdibus vesicæ. Ienæ*, 1783. *Doering* 1, pag. 185.

MYSING, *Dissertatio de hæmorrhoïdibus mucosis vesicæ urinariæ ab infantibus ortis. Ienæ*, 1795.

HÉMORROÏDES DES ANIMAUX, *hæmorrhoïdes bestiarum*. Les animaux sont-ils sujets aux hémorroïdes? Cette question ne pouvait être résolue que par l'observation; cependant elle n'a guère encore été soumise qu'à des raisonnemens.

L'illustre Morgagni a soutenu la négative : la raison qu'il en donne est tout à fait dans le sens des opinions mécaniques de Boerhaave : c'est que la position sur quatre pieds ne favorise pas l'afflux du sang dans les veines du rectum, comme il arrive dans l'homme dont le corps est presque toujours droit.

Cette raison n'est pas suffisante; mais elle est loin d'être sans valeur, ainsi qu'on a quelquefois affecté de le croire. Il n'y a pas de doute que la situation déclive des parties n'y favorise l'amas du sang : on peut s'en convaincre en essayant, alternativement, de laisser pendre ses mains, ou de les élever au-dessus de sa tête : on voit dans le premier cas, les veines des bras gonflées et très-saillantes, tandis que dans l'autre cas, elles se vident et disparaissent très-rapidement; il n'est personne, d'ailleurs, qui ne sache que la position horizontale diminue beaucoup la tension et les douleurs d'un membre engorgé; et quel médecin peut ignorer combien cette position du corps soulage dans les fluxions hémorroïdales? Les veines hémorroïdales doivent, plus que toutes les autres, être soumises à l'action de la pesanteur du sang, parce qu'elles sont très-longues et qu'elles sont dépourvues de valvules.

Néanmoins, comme l'a très-bien dit mon honorable

ami, M. le docteur Recamier, dont la Dissertation, publiée en 1800, a commencé en quelque sorte le cours des connaissances exactes sur les hémorroïdes : « Les animaux ne sont point non plus sujets aux autres genres d'hémorragies qui attaquent l'homme, notamment aux hémorragies nasales qui ont lieu par une partie plus déclive chez eux que chez lui. »

Il faut donc chercher une autre cause de cette différence, d'autant plus que si les animaux que nous pouvons observer sont en effet moins sujets que nous aux hémorragies, ils ne laissent pas d'en être affectés, comme il arrive dans ce qu'on appelle, spécialement pour les moutons, *le coup de sang*, *le sang de rate*, *le pissement de sang*, *etc.*

On a dit que les animaux étaient moins sujets à ces hémorragies que l'homme, parce que leur régime est plus régulier, que leur nourriture et leurs boissons sont toujours proportionnées à leurs besoins, etc. : mais cette assertion, contredite par ce qui arrive aux herbivores, c'est-à-dire, aux animaux qui sont soumis au régime le plus régulier, paraît une plaisanterie quand on l'applique à d'autres espèces, par exemple aux chiens, dont la plupart sont loin, comme on sait, d'être soumis à un régime de vie et d'alimentation tant soit peu régulier.

Quoique les raisons qu'on en a données ne soient nullement suffisantes, il paraît certain que les animaux sont très-rarement affectés d'hémorroïdes. M. le professeur Chaussier, dans la dissertation soutenue par Lavedan, dont j'ai fait plusieurs fois mention, dit : « Nous croyons avoir remarqué une fois ou deux des tumeurs hémorroïdales à l'anus d'un cheval ». Je croyais pareillement avoir fait cette remarque ; mais les éclaircissemens que j'ai reçus depuis, me portent à penser que je m'étais trompé. Ayant voulu prendre sur ce point des renseignemens positifs, je me suis adressé aux vétérinaires les plus instruits : l'un d'eux, M. Gohier, habile professeur dans cette école de Lyon, fondée par Bourgelat, m'écrivait ce qui suit : « Je crois que les hémorroïdes sont extrêmement rares dans les animaux. Quelques auteurs ont, à la vérité, désigné sous ce nom une maladie des chevaux, qui diffère beaucoup des hémorroïdes, ainsi qu'on peut le voir dans le premier volume des Mémoires et observations sur la chirurgie et la médecine vétérinaires, que j'ai publié en 1813, chez madame Huzard, à Paris ». La maladie dont parle M. Gohier, et qu'il a décrite, consiste en des tubercules noirs ou noirâtres, du volume, d'abord, d'une noisette, qui se montrent dans le corps de la peau ou dans le tissu cellulaire cutané, autour de l'anus, sous la queue, au fourreau, aux environs de la vulve, aux mamelles, et même à l'angle interne des yeux. C'est généralement à l'âge de deux ou trois ans que ces boutons commencent à paraître ; ils vont toujours en grossissant ; ils s'ouvrent et rendent un pus assez épais, et noir comme du cambouis. Quelquefois plusieurs de ces tumeurs se trouvent placées sous la peau, dans les endroits où elle est recouverte de beaucoup de poils, comme à la base des oreilles, aux yeux, aux aines ; elles ne se manifestent alors que par la saillie qu'elles forment, sans qu'on en puisse distinguer la couleur ; aux aines elles acquièrent assez souvent le volume d'un œuf de dinde : il s'en développe de bien plus volumineuses encore à l'intérieur du corps, tant autour, que dans la substance des viscères, des muscles et des glandes, surtout dans la cavité pelvienne. M. Gohier a vu un cheval qui avait sous chaque épaule différentes tumeurs de ce genre : dont les unes, un peu aplaties, étaient aussi grosses que ses reins ; le mouvement des membres antérieurs était très-gêné depuis longtemps, sans que l'on eut pu reconnaître, avant la mort, la cause de cette gêne. M. Huzard fils m'a dit avoir fait la même observation. Cette maladie, à ce qu'il paraît, n'attaque jamais que les chevaux et jumens dont la robe est grise ou blanche ; du moins M. Gohier ne l'a jamais vue sur ceux d'un autre poil ; personne ne l'a encore aperçue sur d'autres animaux que sur le cheval. Cette maladie ne paraît pas contagieuse, même au moyen de l'inoculation : elle est transmissible par voie d'hérédité, mais seulement aux animaux qui ont la robe grise ou blanche, comme leur père ou leur mère : on croit qu'elle a été portée dans quelques-uns de nos départemens par un étalon qui en était infecté. Les essais de traitement n'ont pas encore été assez nombreux pour être bien concluans, et l'excision des tumeurs, quand elles gênaient l'expulsion des matières fécales, a presque été le seul remède efficace. Pour de plus amples renseignemens on doit recourir au recueil cité précédemment, et dont j'extrais ces détails.

M. le professeur Gohier ajoutait dans sa lettre : « Les chevaux sont attaqués d'une autre maladie qui se rapproche davantage des hémorroïdes que celle-ci. C'est un boursouflement de couleur rose pâle qui se montre tout-à-coup à la face interne du rectum, et qui fait au dehors de l'anus une saillie plus ou moins considérable. Ce boursouflement qui ressemble assez à des tumeurs polypeuses, est souvent divisé en petites portions, du volume d'un petit œuf de poule. Il paraît être formé par une matière lymphatique interposée en très-grande quantité entre la membrane muqueuse et la membrane épidermoïde de la terminaison du rectum. Cette maladie ne paraît pas encore avoir été décrite. J'en ai toujours triomphé dans l'espace de peu de jours, par des mouchetures et même par l'excision suivie de fomentations aromatiques sur l'anus, et de lavemens de même nature. L'hémorragie, dans le cas d'excision, est très-peu considérable. » Ces tumeurs seraient-elles des *marisques* hémorroïdales?

Le savant médecin vétérinaire à qui je dois ces documens, a bien voulu en ajouter d'autres encore relativement aux chiens : je lui disais que j'avais plusieurs fois remarqué sur ces animaux des tumeurs qui m'avaient semblé des tubercules hémorroïdaux ; mais que n'ayant pu les examiner à loisir, je n'avais sur ce point que des présomptions : il me répond : « Sur plus de quatre mille chiens que j'ai déjà eu occasion de traiter, je n'en ai pas encore vu un seul affecté d'hémorroïdes. Le sang qu'il n'est pas rare de voir rendre à ces animaux, soit seul, soit avec des excrémens, est l'effet d'une dysenterie ou d'une inflammation des intestins et surtout du rectum, maladies assez souvent mortelles.»

On voit que toutes ces indications sont négatives et tendraient à prouver que les animaux qui vivent au milieu de nous ne sont point sujets aux hémorroïdes ; néanmoins, dans le mémoire précédemment cité, M. Gohier admet l'existence de cette affection chez les chevaux, en la faisant distinguer des tumeurs noires ; voici comment il s'explique (page 326) : « Les hémorroïdes se montrent, quoique bien rarement, sur des chevaux de toutes robes ; le siége est toujours à l'anus, tandis que les tumeurs noires dont il est question se développent dans beaucoup d'autres endroits du corps.

Il résulte donc de ce que je viens d'exposer que si

quelques-uns de nos animaux domestiques, et notamment les chevaux, sont sujets aux hémorroïdes, les cas en sont extrêmement rares, et doivent être soigneusement distingués de ceux des deux maladies que je viens de faire connaître d'après M. le professeur Gohier.

FIN.

TABLE DES MATIÈRES PAR CHAPITRES.

Fin de la Table des Matières.

www.ingramcontent.com/pod-product-compliance
Ingram Content Group UK Ltd.
Pitfield, Milton Keynes, MK11 3LW, UK
UKHW020258230726
13925UKWH00001B/116